实用临床护理指导手册系列丛书

实用临床心理护理指导手册

主　编　丁淑贞　吴　冰
副主编　苏丽萍　周　军　王丽莹　韩　莉
编　者（按姓氏笔画排序）：

丁淑贞	于　涛	王红微	王丽丽	石　娜
冉晓梅	付那仁图雅		付馨瑶	毕海佳
刘艳君	齐丽娜	孙石春	孙丽娜	李　丹
李　瑞	李世博	吴雅楠	谷　艳	张　彤
张　宏	张家翾	张黎黎	林朝虹	周　军
秦秀宝	董　慧			

U0255237

中国协和医科大学出版社

图书在版编目（CIP）数据

实用临床心理护理指导手册／丁淑贞，吴冰主编. —北京：中国协和医科大学出版社，2018.9

（实用临床护理指导手册系列丛书）

ISBN 978-7-5679-1044-7

Ⅰ. ①实… Ⅱ. ①丁… ②吴… Ⅲ. ①护理学-医学心理学-手册 Ⅳ. ①R471-62

中国版本图书馆 CIP 数据核字（2018）第 057577 号

实用临床护理指导手册系列丛书

实用临床心理护理指导手册

主　　编：丁淑贞　吴　冰
责任编辑：许媛媛　吴桂梅

出版发行：中国协和医科大学出版社
　　　　　（北京东单三条九号　邮编100730　电话65260431）
网　　址：www.pumcp.com
经　　销：新华书店总店北京发行所
印　　刷：北京玺诚印务有限公司

开　　本：710×1000　　1/16 开
印　　张：22.25
字　　数：420 千字
版　　次：2018 年 9 月第 1 版
印　　次：2018 年 9 月第 1 次印刷
定　　价：56.00 元

ISBN 978-7-5679-1044-7

前　言

随着医学的飞速发展以及人们对疾病认识观念的变革，护理心理学备受重视。护理心理学是护理学和心理学相结合产生的一门交叉学科，以现代医学观和整体化护理思想为指导，围绕技术应用型人才的培养目标，突出护理专业特点，将心理学基础理论和临床护理实践技术有机地融为一体，是护理学专业重要的应用性主干课程。具体来说，护理心理学就是将心理学的知识、理论、方法和技术应用于现代护理领域，研究在护理情境下，护理人员和患者的心理现象及其活动规律，护患关系以及各类患者的心理护理措施，解决护理实践中的心理问题。临床心理护理作为整体护理的核心内容之一，其作用在与患者的沟通交流中得到充分体现，而心理护理现已成为现代护理工作的重要组成部分。

为满足广大读者学习护理心理学的理论知识，提高职业心理素质，掌握临床心理护理实践技能的要求，根据实际需要，我们组织了具有丰富临床教学和管理经验的心理学专家及临床资深的专科护士，编写了这本《实用临床心理护理指导手册》。

本书内容面向临床心理护理工作需要，主要内容包括护理心理学基础、心理卫生与心理健康、心理应激与危机干预、心身疾病、心理评估、心理治疗、患者心理、心理护理、护士心理与护患关系、临床常见心身疾病的心理护理、特殊患者的心理护理。本书内容新颖，简明实用，重点强调临床实用性，具有很强的指导性。

本书主要作为临床护理人员的参考用书，也可供护理学专业本科、专科学生参考使用。

由于编者水平有限，本书难免存在不足及疏漏之处，敬请读者不吝指正，以便进一步修订和完善。

编　者

2018 年 6 月

目 录

第一章
概　　述

第一节　心理学概述

一、心理学的概念

心理学（psychology）的英文是由两个希腊文字"psyche"和"logos"组成，前者的含义是"心灵""灵魂"，后者的含义是"话语"或"理法"，两者合并指心理学是关于灵魂的科学。这是心理学的最早定义。直到1879年，德国学者威廉·冯特受到自然科学的影响，在德国的莱比锡大学建立了世界上第一所心理实验室。从此，心理学脱离哲学的范畴，成为一门独立的学科。

在此后的100多年里，心理学的概念随着社会经济发展的不同时期而有所变更，直到20世纪80年代，人们对心理学的概念才达成共识：心理学是研究人的行为与心理活动规律的科学，以描述、解释、预测和调控人的行为为目的，通过研究分析人的行为，揭示人的心理活动规律。其任务是揭示人的各种心理现象的本质，阐明其特点和规律，从而使人类对自己的心理活动具有充分的科学认识，为完善和发展人的精神世界提供科学依据。

二、心理现象

心理现象是指个体随时体验着的心理活动，是人脑对客观现实的反应。根据心理现象的发展逻辑与内在联系，心理现象分为心理过程和人格两个方面。

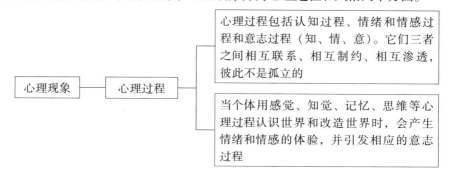

心理现象 —— 心理过程

心理过程包括认知过程、情绪和情感过程和意志过程（知、情、意）。它们三者之间相互联系、相互制约、相互渗透，彼此不是孤立的

当个体用感觉、知觉、记忆、思维等心理过程认识世界和改造世界时，会产生情绪和情感的体验，并引发相应的意志过程

续流程

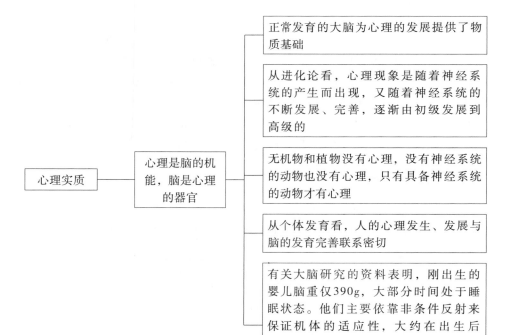

人格是构成一个人思想、情感及行为的特有统合模式，这个独特模式包含了一个人区别于他人的稳定而统一的心理品质

它既包括与先天遗传素质密切相关的、相对稳定的人格心理特征（如能力、气质、性格），又包括与后天环境及实践活动有关并随着环境变化而变化的人格倾向性（如需要、动机、兴趣、理想、信念、世界观），以及自我的调控系统——自我意识（自我认识、自我体验、自我控制）

三、心理实质

正常发育的大脑为心理的发展提供了物质基础

从进化论看，心理现象是随着神经系统的产生而出现，又随着神经系统的不断发展、完善，逐渐由初级发展到高级的

无机物和植物没有心理，没有神经系统的动物也没有心理，只有具备神经系统的动物才有心理

从个体发育看，人的心理发生、发展与脑的发育完善联系密切

有关大脑研究的资料表明，刚出生的婴儿脑重仅390g，大部分时间处于睡眠状态。他们主要依靠非条件反射来保证机体的适应性，大约在出生后2周出现条件反射。这种条件反射很低级，适应性很差，但却标志着儿童心理的发生

心理实质 → 心理是脑的机能，脑是心理的器官

续流程

心理实质

心理是脑的机能，脑是心理的器官

随着年龄的增长，脑重量也在增加。随着脑重量的增加，个体的心理活动逐渐丰富起来，从最初仅有听觉、视觉、运动觉，到知觉和表象的产生，之后又发展出言语和思维，想象力日渐丰富；情绪情感方面由最初简单的哭与笑的反应，发展到较为复杂的情感体验的产生；其行动出现了随意性，自我意识也得到发展

十二岁时，儿童脑的平均重量是 1400g，已达到成人的水平。此时心理发展基本成熟，逻辑思维占主导地位，并能运用道德观念来评价事物的是非与好坏。由此可见，脑的发展、完善是个体心理发展与成熟的物质前提

心理是对客观现实的主观能动的反映

健全的大脑为心理现象的产生提供了物质基础，但是大脑只是从事心理活动的器官，有反映外界事物产生心理的功能，心理并不会凭空产生，而是客观事物作用于人的感觉器官，通过大脑活动而产生的

人的心理反应带有主观性。人脑中所形成的客观事物的映象，虽然与客观事物相似，但却不是客观事物本身。人的心理活动的内容是客观的，但其形式是主观的，由于每个人的经验不同，世界观与人格不同，或者当时的心态不同，对同一事物的反映也不同

人脑对客观世界的反映不是镜子似的机械的、被动地反映，而是一种积极的、能动地反映。心理反应具有选择性，人对客观世界的反映是根据主体的需要、兴趣、任务而有选择地进行的

人在改造客观世界的过程中，能主动地把客观现实反映到主观世界中来，又能通过实践活动使主观变成客观的现实，使之符合人的需要和意愿，并不断推动人类社会的发展和进步

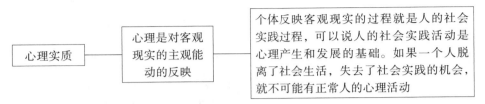

续流程

| 心理实质 | 心理是对客观现实的主观能动的反映 | 个体反映客观现实的过程就是人的社会实践过程，可以说人的社会实践活动是心理产生和发展的基础。如果一个人脱离了社会生活，失去了社会实践的机会，就不可能有正常人的心理活动 |

第二节 护理心理学概述

一、护理心理学的概念

护理心理学是护理学和心理学相结合的一门交叉学科，是将心理学知识、理论和技术应用于现代护理领域，研究心理因素与健康和疾病之间的关系，研究护理领域中有关人的健康和疾病的心理活动规律及其相应的最佳心理护理方法的学科。

护理心理学既是护理学的分支，也是心理学的分支。从护理学的角度来看，护理心理学研究护理学中的心理行为问题，例如，各类患者的心理特点及心理行为变化规律，护士的职业心理素质等；从心理学的角度来看，护理心理学研究如何把心理学的系统知识和技术应用于护理学的各个方面，例如，在临床护理工作中如何有效应用心理学理论和技术对患者实施心理干预等。

二、心理学在护理中的重要作用

掌握患者的心理状态、情绪变化、性格特点以及社会背景等因素在疾病的治疗与康复过程中所产生的影响，并加强心理咨询，以提高疗效，已日益受到广大医护人员的重视。对于护理专业人员来说，深入探讨"护理心理学"这门学科的性质、范畴与内容，以及任务等理论体系的特点，以明确护理心理学在护理专业中的重要作用是完全必要的。

护理学同其他学科一样，随着人类对客观世界的认识和科学技术的发展，已经有了很大的进展。社会科学与自然科学在这门学科中的相互渗透日益明显，国外高等护理教育将心理学、社会学、人类学、教育学列为基础课程。有些大学护理系的教学大纲中明确提出："护理学是属于社会科学范畴的一门进展较快的学科"。从"护理学"的范畴与内容看，它包括基础护理、护理技术操作、临床护理、护理科学管理、心理卫生、专科护理、护理科普等方面，任何一方面的内容都与护理心理学的研究任务相关。心理学的应用在护理工作中所具有的广泛内容，也体现了护理学这门学科与社会科学的横向联系。护理学的创始人南丁格尔曾提出："人是各种各样的，由于社会职业、地位、民族、信仰、生活习惯、文化程度的不同，所得的疾病与病情也不同，要使千差万别的人都能达到治疗或康复所需要的最佳身心状态，本身就是一项最精细的艺术。"这一阐述概括了护理工作的性质与任务及其特点。不少人把护理工作看作医疗工作的附属部分，有的医师也仅仅希望护士能执行他们的医嘱，有些护士也认为，完成打针、发药等具体事项，就算尽到了自己的职责，这种观念显然是片面的。国际护士学会规定护士的权利与义务为"保持生命，减轻痛苦，促进健康"。护士的任务是帮助患者恢复健康，并提高人民的健康水平（指身心两方面的健康）。

当前，现代医院管理的模式以临床护理管理而言，较突出地反映在传统的以"疾病为中心"的护理正在向以"患者为中心"的整体观念的责任制护理转变，其中心目标是为了解决护士只注意自己的分工职守而忽视患者整体情况的传统习惯，使之转变为以整体观点对待患者，进行身心两方面的护理。指导思想是在完成治疗计划的全过程中，及时地掌握患者的心理状态，注意患者所患疾病相关的社会因素与心理因素，并及时护理其不利于治疗的各种心理反应。护士与患者的关系是一个整体的、全面的、连贯性的护患关系。针对上述现代护理学的进展，逐步认识到适应这一转变的重大意义，在教学改革中，重视心理学、伦理学、自然辩证法等社会科学的课程设置是完全必要的。当然，还必须重视理论与实践的结合，将心理学在护理实践中广泛应用。

三、护理心理学的研究对象

护理心理学的研究对象	患者和亚健康人群	患者和亚健康人群的心理是指他们的感知觉、注意、记忆、思维、性格、情绪等各种心理现象
		研究和掌握他们的心理状态和心理活动规律，如各年龄期和不同性别患者的心理特点，不同系统疾病、不同疾病阶段、不同职业、不同地域、不同民族患者的心理活动规律，这将有助于护理人员了解患者，有效地帮助患者进行自我心理调节；有助于护理人员针对各类患者的个性特点，采取有效的心理护理措施

续流程

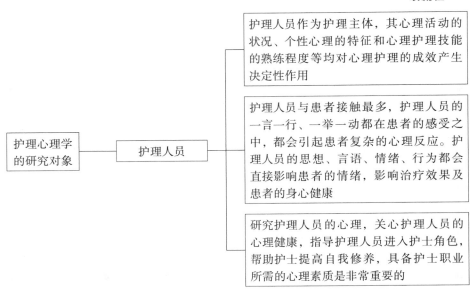

护理心理学的研究对象 —— 护理人员

护理人员作为护理主体，其心理活动的状况、个性心理的特征和心理护理技能的熟练程度等均对心理护理的成效产生决定性作用

护理人员与患者接触最多，护理人员的一言一行、一举一动都在患者的感受之中，都会引起患者复杂的心理反应。护理人员的思想、言语、情绪、行为都会直接影响患者的情绪，影响治疗效果及患者的身心健康

研究护理人员的心理，关心护理人员的心理健康，指导护理人员进入护士角色，帮助护士提高自我修养，具备护士职业所需的心理素质是非常重要的

四、护理心理学的研究任务

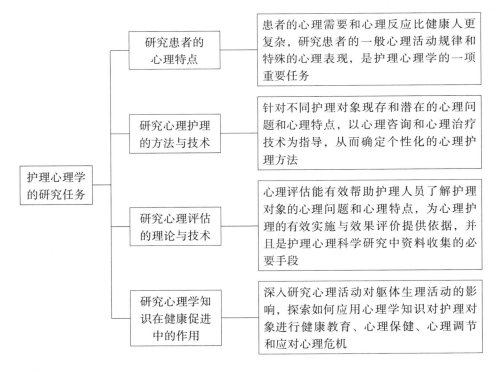

护理心理学的研究任务

研究患者的心理特点

患者的心理需要和心理反应比健康人更复杂，研究患者的一般心理活动规律和特殊的心理表现，是护理心理学的一项重要任务

研究心理护理的方法与技术

针对不同护理对象现存和潜在的心理问题和心理特点，以心理咨询和心理治疗技术为指导，从而确定个性化的心理护理方法

研究心理评估的理论与技术

心理评估能有效帮助护理人员了解护理对象的心理问题和心理特点，为心理护理的有效实施与效果评价提供依据，并且是护理心理科学研究中资料收集的必要手段

研究心理学知识在健康促进中的作用

深入研究心理活动对躯体生理活动的影响，探索如何应用心理学知识对护理对象进行健康教育、心理保健、心理调节和应对心理危机

续流程

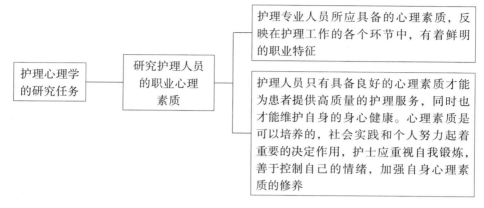

五、护理心理学的研究原则

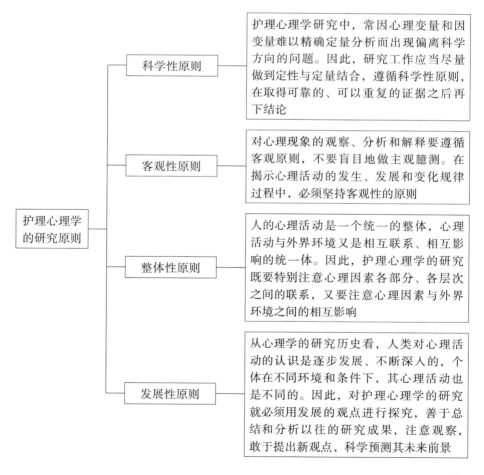

续流程

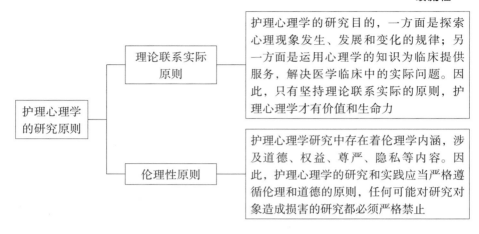

护理心理学的研究原则	理论联系实际原则	护理心理学的研究目的，一方面是探索心理现象发生、发展和变化的规律；另一方面是运用心理学的知识为临床提供服务，解决医学临床中的实际问题。因此，只有坚持理论联系实际的原则，护理心理学才有价值和生命力
	伦理性原则	护理心理学研究中存在着伦理学内涵，涉及道德、权益、尊严、隐私等内容。因此，护理心理学的研究和实践应当严格遵循伦理和道德的原则，任何可能对研究对象造成损害的研究都必须严格禁止

六、护理心理学的研究方法

1. 观察法

观察法是指研究者通过直接观察、记录研究对象（个体或团体）的行为活动，从而揭示心理行为活动规律的方法。观察法是科学研究史上最原始、应用最广泛的一种方法，也是护理心理学研究中比较常用的方法之一，被广泛应用在心理评估、心理咨询、心理治疗中。

根据是否预先设置情境，可将观察法分为自然观察法和控制观察法。

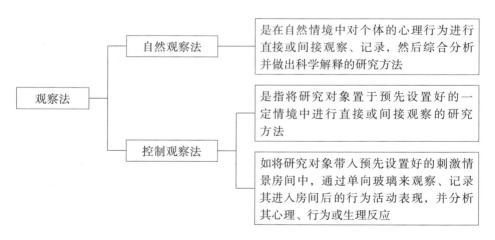

观察法	自然观察法	是在自然情境中对个体的心理行为进行直接或间接观察、记录，然后综合分析并做出科学解释的研究方法
	控制观察法	是指将研究对象置于预先设置好的一定情境中进行直接或间接观察的研究方法
		如将研究对象带入预先设置好的刺激情景房间中，通过单向玻璃来观察、记录其进入房间后的行为活动表现，并分析其心理、行为或生理反应

2. 调查法

调查法是指通过问卷或晤谈等方式获得资料并加以分析研究的方法。

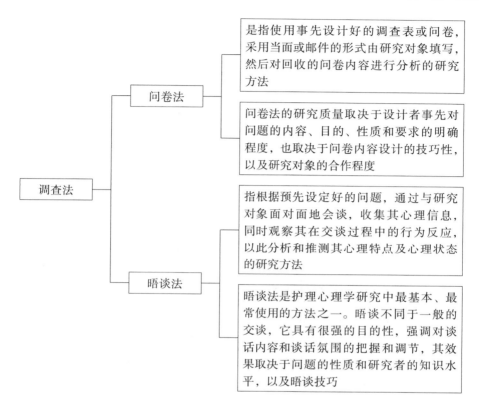

调查法 —— 问卷法 —— 是指使用事先设计好的调查表或问卷，采用当面或邮件的形式由研究对象填写，然后对回收的问卷内容进行分析的研究方法

问卷法的研究质量取决于设计者事先对问题的内容、目的、性质和要求的明确程度，也取决于问卷内容设计的技巧性，以及研究对象的合作程度

晤谈法 —— 指根据预先设定好的问题，通过与研究对象面对面地会谈，收集其心理信息，同时观察其在交谈过程中的行为反应，以此分析和推测其心理特点及心理状态的研究方法

晤谈法是护理心理学研究中最基本、最常使用的方法之一。晤谈不同于一般的交谈，它具有很强的目的性，强调对谈话内容和谈话氛围的把握和调节，其效果取决于问题的性质和研究者的知识水平，以及晤谈技巧

3. 测验法

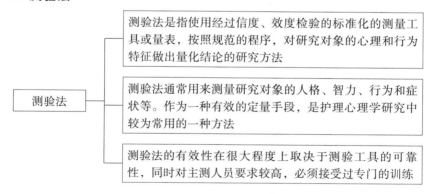

测验法 —— 测验法是指使用经过信度、效度检验的标准化的测量工具或量表，按照规范的程序，对研究对象的心理和行为特征做出量化结论的研究方法

测验法通常用来测量研究对象的人格、智力、行为和症状等。作为一种有效的定量手段，是护理心理学研究中较为常用的一种方法

测验法的有效性在很大程度上取决于测验工具的可靠性，同时对主测人员要求较高，必须接受过专门的训练

4. 实验法

实验法是指在控制的情境下，系统地操作某一实验变量，使相应的心理行为现象产生或改变，进而对其进行分析研究的一种方法。它是科学研究中进行因果研究的最主要的方法。根据研究目的和手段的不同，可分为自然实验法和实验室实验法两种。

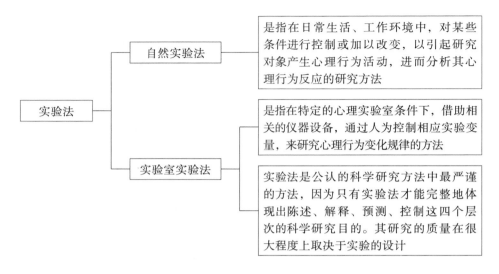

七、护理心理学的学习意义

1. 有助于适应医学模式的转变

护理工作与其他医疗工作一样，也是受一定的医学模式制约的。回顾我国护理科学的历史，考察护理界的现状，可以看出，我国的护理工作基本上是在生物医学模式的规范之中实行的功能制护理。

有助于适应医学模式的转变

按不同功能进行分工操作的护理制度起源于工业上的流水作业分工制，有的负责量体温，有的负责数脉搏，有的负责打针，有的负责送药等。这种做法确实可以节省人力，而且有益于提高某一环节的护理质量。但是，却忽视了人的社会因素和心理活动

目前护理界所倡导的整体护理，就是要求医护人员在临床实践中不仅要看到疾病，注意到功能，而且要把患者视为完整的身心统一的活生生的人；不仅看到患者这一单一个体，还要了解与他所患疾病有关的社会关系

责任制护理，就是责任护士对所护理的患者做到全面负责，即从生理、心理与社会诸方面进行全面护理。其特点是以患者为中心，由责任护士对患者的身心健康实施有计划、有目的的整体护理，即患者从入院到出院由专人负责全面计划和实施护理

护理人员不是医嘱的机械执行者，护理也不仅是对患者机体的护理，而是强调心身整体护理，要对患者的生理、心理、社会和家庭生活等全面了解，以调动患者主观能动性，使之在生理、心理方面都处于接受治疗的最佳状态

续流程

有助于适应 医学模式的 转变	在责任制护理的护理程序中提出了以下三项护理内容：一是要以患者为中心，与患者建立相互信任的关系；二是对患者的态度要和蔼可亲，对患者提出的任何问题都能耐心地解释；三是要善于做好患者的思想工作
	在护理全程中，实施心理护理，使患者处于有利于治疗与康复的最佳状态，这些也正是护理心理学的指导思想和最终目标。因此，可以说护理心理学是现代医学护理模式的需要，也可以说护理心理学推动着护理学、护理事业的发展

2. 有助于提高护理服务质量

有助于提高 护理服务 质量	了解患者心理活动发生、发展的规律，心理状态对疾病演变过程的影响，以及针对各种不同心理状态采取的不同护理措施
	预测患者的各种心理变化，主动、有针对性的开展工作
	重视患者良好心理状态的重要性，认真实施心理护理，为患者消除或规避各种不良刺激因素，努力为患者创造有利于健康的心理环境
	形成身心之间的良性循环，促进疾病向健康方向发展，从而大大提高护理质量

3. 有助于培养良好的心理素质

有助于培养 良好的心理 素质	护理人员服务的对象是社会各阶层的民众，特别是患病的人，他们既有一般人的心理特点，又有疾病后病态的特殊表现，且因人而异
	面对患者千姿百态的心理表现，以及复杂繁琐的护理需求，护理人员应具备良好的心理素质，如稳定而宁静的心境，谦和而文静的风度与气质，敏锐的感知观察力，准确快速的记忆力，敏捷的思维力与丰富的想象力，精确的语言表达能力，丰富的情绪感染力，以及良好的沟通能力等
	护理人员也是生物的人、社会的人，有性格特征，同样受其自身生理、心理变化的影响，同样因工作环境、家庭、社会信息的刺激而出现各种心理变化及情绪反应。若处置不当，一定程度上会对护理工作及其质量带来负面影响
	从事与适应护士职业，做好护理工作，护理人员必须有意识地调节和改变自我，不断注重培养和优化自己的职业心理素质。在护理心理学的理论指导下，在实践中刻苦磨炼，强化训练，努力使自己成为业务技术精湛、心理素质优良、知识结构合理的护理工作者

第三节 护理心理学的发展概况

一、护理心理学发展简史

1. 护理心理学的萌芽

护理心理学
的萌芽

- 以现代心理学和护理学为基础,护理心理学逐步形成并快速发展。19 世纪中叶南丁格尔在英国创立了第一所护理学校,标志着护理工作从此走上科学发展之路

- 直至 20 世纪 40 年代,实验科学快速发展,与之相应的科学实验技术成为自然科学各领域研究的基本方法

- 生理学、生物学、微生物学、病理学等基础医学研究日新月异,最终促成生物医学模式及其指导下护理学的形成。期间广泛实施以疾病为中心的功能制护理,主要协助医生诊断和执行医嘱

- 但南丁格尔早已认识到环境对患者的影响,她指出:"护理工作的对象,不是冷冰冰的石块、木头和纸片,而是有热血和生命的人类。"她认为消极的环境可以影响患者的情绪状态,应通过丰富的刺激让患者从情绪上得到恢复,此为心理护理的最早萌芽

- 但由于受生物医学模式的局限,护理心理学始终处于潜在的蒙眬状态

2. 护理心理学的形成

护理心理学
的形成

- 20 世纪 40~70 年代是生物医学模式走向顶峰并开始逐渐衰退,被生物-心理-社会医学模式所取代的阶段,也是护理心理学逐渐形成并得到认可的阶段

- 1948 年世界卫生组织(WHO)提出健康的定义是:"健康不仅是没有身体上的疾病和虚弱状态,还要有良好的心理状态和社会适应能力",即生物-心理-社会的现代医学的观点,为人们提出了一个重新认识人类健康与心理-生理-社会环境之间关系的观点

- 生物-心理-社会医学模式提出以后,在护理领域进一步强化了人是一个整体的观念。它要求医学把人看成是一个多层次、完整的连续体,在健康和疾病问题上,要同时考虑生物、心理和社会各因素的综合作用

续流程

护理心理学的形成	在现代医学模式的指导下，临床护理工作也适应医学模式的转变由功能制护理转变为系统化整体护理，改变了以往护理只注意局部而忽略整体，只注意患者的生理变化而忽视患者的心理变化，只注意疾病生物性而忽略身心的统一性，将护理对象视为生物体而忽略护理对象的社会性
	护理模式的转变与现代心理学理论和技术的高速发展促进了护理心理学的形成，并为其发展奠定了基础、创造了条件，使心理护理在整体护理模式中占据了重要位置，成为整体护理的重要组成部分
	但是，这一时期心理护理工作主要还是针对患者，工作范围仅局限于医院，护理心理学还隶属于医学心理学范畴

3. 护理心理学的发展

护理心理学的发展	进入20世纪80年代以后，随着人类物质文明的发展，人们不仅对身体舒适的要求不断提高，而且要求心理上的舒适和健全
	1980年美国护理学会将护理概念更新为"护理是诊断和处理人类现存的和潜在的健康问题的反应"。这里的"反应"既有生理的又有心理的，是发生在整体的人身上的
	同时又提出了护理任务是"促进健康、预防疾病、协助康复、减轻痛苦"，提出护理对象包括已经患病的人；尚未患病，但可能会患病的人；未患疾病但有"健康问题"的人
	这一切不仅反映了现代护理的进展，更推动了护理心理学的建设和发展。在护理临床中，广大护理人员学习心理学知识、研究人的心理与行为、参与心理护理实践、探索心理援助方法的积极性空前高涨
	此阶段是护理心理学全面、快速发展的时期

二、国外护理心理学的发展概况

1. 强调心身统一，心理学融入护理实践

强调心身统一，心理学融入护理实践	自20世纪70年代后期以来，医学思想发生了巨大变化，新的医学模式的提出使护理工作内容不再是单纯的疾病护理，而是以患者为中心或以人的健康为中心的整体护理
	它包括个性化护理、程序化护理、文化护理、宗教护理等护理形式，其中临床心理护理是整体护理的核心内容，在充分的护患沟通中得以体现

续流程

护理学科的迅速发展和护理实践的不断变革，使得作为护理学重要组成部分的护理心理学也得到了前所未有的发展

国外护理心理学主张：把疾病与患者视为一个整体，把"生物学的患者"与"社会心理学的患者"视为一个整体，把患者与社会及其生存的整个外环境视为一个整体，把患者从入院到出院视为一个连续的整体

自 20 世纪 50~60 年代美国学者提出护理程序的概念之后，护理学科获得了革命性的发展，1973 年美国恩格尔（Engel G. L.）教授提出的生物-心理-社会医学模式进一步强化了以"患者为中心"的全新护理观念

在临床护理实践中，以护理程序为核心，对患者生理、心理、社会等方面的资料进行全面评估，进而做出护理诊断，制订护理计划，实施护理措施。以患者为中心的整体护理思想带来了护理实践领域的一系列变化

强调心身统一，心理学融入护理实践

护理工作的主动性增加，从被动的疾病护理转变为护士围绕患者的需求、运用护理程序系统地护理患者，从生理、心理、社会及文化等方面对患者实施整体护理

护理工作除了执行医嘱和各项护理技术操作之外，更多地侧重对人的研究，进一步认识心理、社会状况和文化对患者病情转归和健康的影响

护士的角色不仅仅是患者的照顾者，更多的是担当患者的教育者、咨询者和患者健康的管理者，患者有机会参与对其治疗和护理方案的决策等

为了提高护理专业人才适应人类健康事业发展需要的能力，一些发达国家和地区在逐步普及高等护理教育的同时，根据现代护理人才的培养目标对专业教育的课程设置及人才的知识结构进行了大幅度的调整，特别强调护士应具有丰富的包括心理学在内的人文社会学科知识

欧美等发达国家的护理教育，在课程设置中显著增加了心理学课程的比重。美国四年制专科护理教育的课程体制中平均有近百学时的心理学课程内容，包括普通心理学、生理心理学、社会心理学、变态心理学、临床心理治疗学等，培训中特别强调护患关系及治疗性沟通对患者心身康复的重要性及护士的沟通技能训练

日本护士入学后，首先接受的是"人间的爱"的教育，使他们懂得爱的内涵及如何去爱别人，然后要学习许多包括心理学在内的人文社会科学课程

2. 应用心理疗法开展临床心理护理

```
应用心理疗
法开展临床
心理护理
```
将心理疗法应用于临床心理护理实践，成为国外护理心理学研究的一个重要特点

国外主张应用于临床心理护理的心理疗法有音乐疗法、松弛训练法、认知行为疗法、森田疗法等

在应用心理疗法进行心理护理的过程中，国外比较突出强调实用效果，许多研究采用心理量表进行对照测验，取得了肯定的效果

3. 开展量性和质性研究

```
开展量性和
质性研究
```
运用量性研究揭示患者及其家属和护士自身的心理特点、心理干预策略和心理护理效果评价，为国外护理心理学研究的主要方法

此外，质性研究也越来越广泛地应用于心理护理理论与实践研究，其研究方法是以参与观察、无结构访谈或深度访谈来收集患者资料，从患者非普遍性陈述中、从个案中获得印象和概括的过程

分析方式以归纳法为主，强调研究过程中护士自身体验，主要以文字化描述为主

这些研究的开展提高了护理心理学的科学性和实践价值，对学科发展起到了极大的推进作用

三、国内护理心理学的发展概况

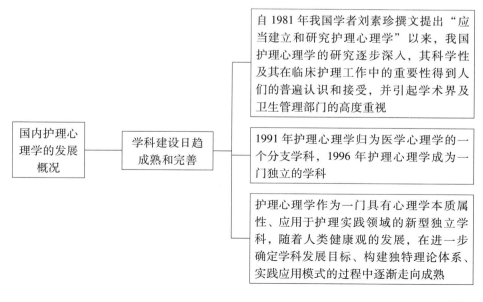

```
国内护理心
理学的发展
概况
```
```
学科建设日趋
成熟和完善
```
自 1981 年我国学者刘素珍撰文提出"应当建立和研究护理心理学"以来，我国护理心理学的研究逐步深入，其科学性及其在临床护理工作中的重要性得到人们的普遍认识和接受，并引起学术界及卫生管理部门的高度重视

1991 年护理心理学归为医学心理学的一个分支学科，1996 年护理心理学成为一门独立的学科

护理心理学作为一门具有心理学本质属性、应用于护理实践领域的新型独立学科，随着人类健康观的发展，在进一步确定学科发展目标、构建独特理论体系、实践应用模式的过程中逐渐走向成熟

续流程

```
国内护理心
理学的发展
概况
```

学科建设日趋
成熟和完善

在 20 世纪 80 年代初期，责任制护理
的引入和实施对我国护理教育的发展
产生了深刻的影响，多层次护理教育
中逐步增加了护理心理学内容，并由
最初的知识讲座很快过渡为系统讲授
的必修课程

同时，国内各种不同类型的研讨会、学
习班的举办，各护理期刊开设心理护理
栏目，刊登具有指导意义的学术文章，
《护理心理学》教材及学术专著陆续出
版，为护理心理学的普及和专业教学提
供了基本保障

经过多年教学、临床实践和专题研究，
一支心理学理论扎实、临床实践经验丰
富、科研学术水平较高的教学专业人才
队伍已初步形成

1995 年 11 月，中国心理卫生协会护理心
理学专业委员会在北京成立，护理心理
学领域有了国内最高层次的学术机构，
也标志着我国护理心理学的学科建设步
入了新的历史发展时期

科研活动的
广泛开展

随着医学模式的转变，临床护理已由单
纯的生理护理转变为身心整体护理，护
理心理学的地位和作用日益突出

广大临床护士积极开展临床心理护理
的应用研究，探索患者的心理活动共
性规律和个性特征的各类研究设计，
取代了既往千篇一律的经验总结，前
瞻性研究逐渐增多，对心理诊断、心
理护理程序、心理评估体系以及护士
人才选拔和培养的研究也得到了进一
步重视和加强

续流程

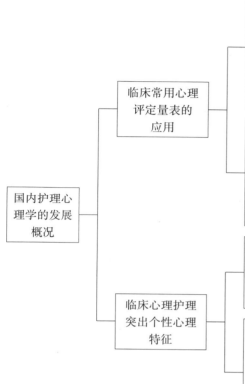

临床常用心理评定量表的应用是目前护理心理学研究的热点，通过心理卫生评定量表对群体、个体心理和社会现象进行观察，并对观察的结果以数量化的方式进行评价和解释，是心理卫生工作者客观精确地评估被测群体和个体的心理特征和行为特点的手段之一

心理评定量表在心理护理评估中的广泛应用，使心理护理临床工作和理论研究更具有科学性和可操作性，用客观量化替代主观评价并以此作为制订干预对策的依据，关注干预质量与效果，已成为我国临床心理护理的一个发展方向

随着护理心理学理论及心理护理方法研究的不断深入，近年来逐步开展了临床心理护理个案研究，特别是认识到突出个性心理特征在心理护理中的重要性

不同气质与性格的患者对疾病承受能力、反应方式及在病房里的表现、社会角色和社会经历的不同，疾病的心理活动规律也有极大差异，护士在掌握了患者一般心理活动规律后，对千差万别的个体应实施有针对性的个性化护理

第二章
护理心理学基础

第一节　心理现象及实质

一、心理现象

心理现象	心理现象是心理活动的表现形式。人们无论从事什么活动都伴随有心理现象。人的心理现象就是人们时时刻刻体验着的心理活动。在心理活动的支配与调节下，我们才能进行各种活动，实现活动的目的
	心理过程包括认知过程、情绪情感过程和意志过程，其中认知过程是最基本的心理过程，情绪情感和意志在认知过程的基础上产生，认知过程又受情绪情感和意志的影响。人格包括人格倾向性、人格心理特征和自我意识三个方面
	心理过程和人格是心理现象的两个不同方面，二者既有区别又相互联系、互相制约。一方面，心理过程是人格形成和发展的基础；另一方面，人格又制约和调节心理过程的进行，并在心理活动过程中得到表现

二、心理实质

辩证唯物主义的观点认为，心理的实质有两个方面：①心理是脑的功能；②心理是对客观世界的主观能动的反映。

1. 心理是脑的功能

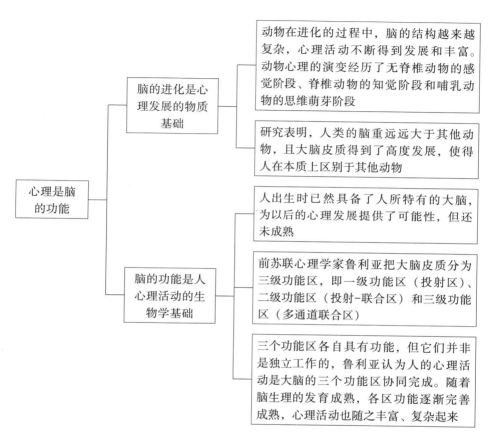

2. 心理是客观现实的反映

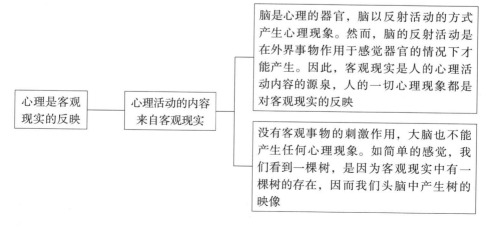

续流程

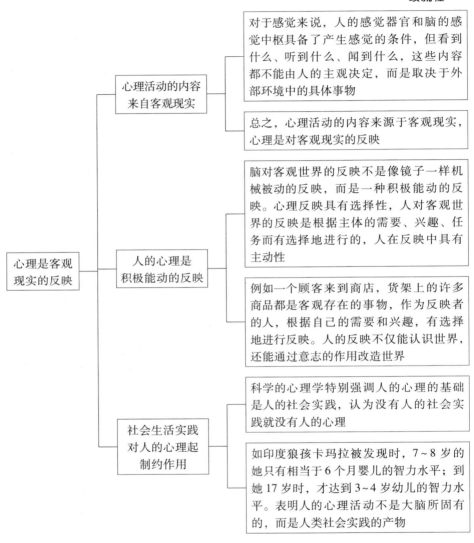

| 心理活动的内容来自客观现实 | 对于感觉来说，人的感觉器官和脑的感觉中枢具备了产生感觉的条件，但看到什么、听到什么、闻到什么，这些内容都不能由人的主观决定，而是取决于外部环境中的具体事物 |
| | 总之，心理活动的内容来源于客观现实，心理是对客观现实的反映 |

（心理是客观现实的反映）

| 人的心理是积极能动的反映 | 脑对客观世界的反映不是像镜子一样机械被动的反映，而是一种积极能动的反映。心理反映具有选择性，人对客观世界的反映是根据主体的需要、兴趣、任务而有选择地进行的，人在反映中具有主动性 |
| | 例如一个顾客来到商店，货架上的许多商品都是客观存在的事物，作为反映者的人，根据自己的需要和兴趣，有选择地进行反映。人的反映不仅能认识世界，还能通过意志的作用改造世界 |

| 社会生活实践对人的心理起制约作用 | 科学的心理学特别强调人的心理的基础是人的社会实践，认为没有人的社会实践就没有人的心理 |
| | 如印度狼孩卡玛拉被发现时，7~8岁的她只有相当于6个月婴儿的智力水平；到她17岁时，才达到3~4岁幼儿的智力水平。表明人的心理活动不是大脑所固有的，而是人类社会实践的产物 |

第二节 心理过程

一、认知过程

1. 感觉

感觉是人脑对直接作用于感觉器官的客观事物的个别属性的反映。通过感觉我们可以了解客观事物的个别属性，例如，颜色、大小、形状、气味、硬度，也可以感受到有机体的舒适、冷热、饥渴、疼痛等。这些个别属性作用于人体的眼、耳、鼻、舌、身等感觉器官，人脑就会产生视觉、听觉、嗅觉、味觉、机体觉等相应的感觉。通过各种感觉我们能够识别事物的各种属性以及我们身体内部发生的变化。

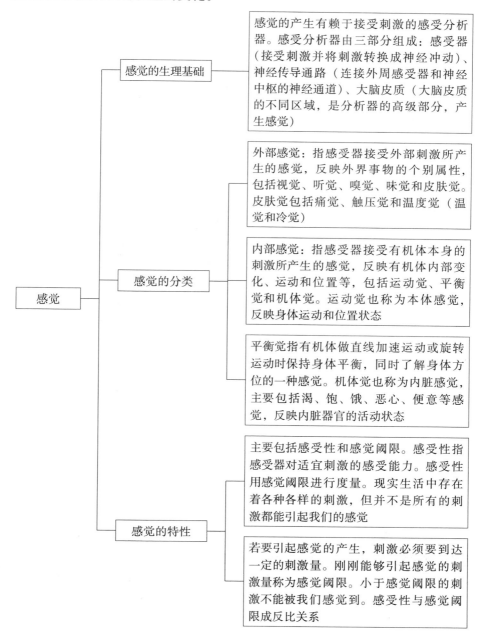

感觉

感觉的生理基础：感觉的产生有赖于接受刺激的感受分析器。感受分析器由三部分组成：感受器（接受刺激并将刺激转换成神经冲动）、神经传导通路（连接外周感受器和神经中枢的神经通道）、大脑皮质（大脑皮质的不同区域，是分析器的高级部分，产生感觉）

感觉的分类：
外部感觉：指感受器接受外部刺激所产生的感觉，反映外界事物的个别属性，包括视觉、听觉、嗅觉、味觉和皮肤觉。皮肤觉包括痛觉、触压觉和温度觉（温觉和冷觉）

内部感觉：指感受器接受有机体本身的刺激所产生的感觉，反映有机体内部变化、运动和位置等，包括运动觉、平衡觉和机体觉。运动觉也称为本体感觉，反映身体运动和位置状态

平衡觉指有机体做直线加速运动或旋转运动时保持身体平衡，同时了解身体方位的一种感觉。机体觉也称为内脏感觉，主要包括渴、饱、饿、恶心、便意等感觉，反映内脏器官的活动状态

感觉的特性：
主要包括感受性和感觉阈限。感受性指感受器对适宜刺激的感受能力。感受性用感觉阈限进行度量。现实生活中存在着各种各样的刺激，但并不是所有的刺激都能引起我们的感觉

若要引起感觉的产生，刺激必须要到达一定的刺激量。刚刚能够引起感觉的刺激量称为感觉阈限。小于感觉阈限的刺激不能被我们感觉到。感受性与感觉阈限成反比关系

续流程

```
                                    ┌─────────────────────────────────┐
                                    │ 感受性分为绝对感受性和差别感受性， │
                                    │ 感觉阈限分为绝对感觉阈限和差别感觉 │
                                    │ 阈限                             │
                                    └─────────────────────────────────┘
                                    ┌─────────────────────────────────┐
                                    │ 在临床护理中要充分重视患者感受性的 │
                                    │ 个体差异。感受性可以因为刺激物的性 │
                                    │ 质、持续时间、相互作用以及机体状态 │
                                    │ 和实践等因素而发生改变            │
                                    └─────────────────────────────────┘
                                    ┌─────────────────────────────────┐
                                    │ 感觉适应：刺激物持续作用于感觉器官 │
                                    │ 引起感受性变化的现象称为感觉适应。 │
                                    │ 感觉适应可以使感受性提高，也可以使 │
                                    │ 感受性降低                       │
                                    └─────────────────────────────────┘
                                    ┌─────────────────────────────────┐
                                    │ 感觉对比：同一感觉器接受不同刺激而 │
                                    │ 使感受性在性质和强度上发生变化的现 │
   ┌──────┐        ┌──────────┐     │ 象叫作感觉对比，可以进一步分为同时 │
   │ 感觉 │────────│ 感觉的特性 │────│ 对比和继时对比。不同刺激同时作用于 │
   └──────┘        └──────────┘     │ 同一感觉器而使感受性发生变化的现象 │
                                    │ 叫作同时对比                     │
                                    └─────────────────────────────────┘
                                    ┌─────────────────────────────────┐
                                    │ 感觉后像：作用于感受器的刺激停止以 │
                                    │ 后，感觉仍然在短时间内不消失的现象 │
                                    │ 叫作感觉后像                     │
                                    └─────────────────────────────────┘
                                    ┌─────────────────────────────────┐
                                    │ 补偿与发展：人的感受性有很大的发展 │
                                    │ 潜力，通过专门训练和生活实践，感受 │
                                    │ 性可以得到充分的发展             │
                                    └─────────────────────────────────┘
                                    ┌─────────────────────────────────┐
                                    │ 联觉：一种感觉触发另一种感觉的现   │
                                    │ 象叫作联觉，是各种感觉相互作用的   │
                                    │ 结果                            │
                                    └─────────────────────────────────┘
```

2. 知觉

知觉是人脑对直接作用于感觉器官的客观事物的整体属性的反映。感觉是对客观事物某一属性的反映，而知觉则是人脑对客观事物多种属性及其关系的反映。比如，当看到一个苹果时，我们的视觉、味觉、嗅觉、触觉等多个感受器要协同作用，综合感知苹果的颜色、形状、味道、重量等属性，通过知觉获得事物的整体印象。

知觉 —— 知觉的分类 —— 根据知觉中主导感受器的不同，把知觉分为视知觉、听知觉、嗅知觉、味知觉等。根据知觉的对象不同，还可以把知觉分为物体知觉和社会知觉

物体知觉：对物质或物质现象的知觉，例如，对自然界中生物、化学、机械、物理等现象的知觉。任何事物都具有空间、时间和运动的特性，因而物体知觉又分为空间知觉、时间知觉、运动知觉

社会知觉：是对人的知觉。包括对他人的知觉、对自己的知觉（自我知觉）和对人与人之间关系的知觉（人际知觉）

知觉的特性 —— 知觉的选择性：我们生活的外界环境复杂多样，在某一时刻我们不可能对同时作用于我们感觉器官的所有刺激进行感知，而是有选择性地将其中的某一刺激作为我们感知的对象，把其他同时存在的刺激作为知觉的背景，这种现象叫作知觉的选择性

知觉的对象和背景是相对而言的，二者在一定条件下可以相互转换。当注意力从一个客观事物转移到另一个客观事物时，原来的知觉对象便成为背景，原来的背景便成为知觉的对象。知觉的选择特性使个体能够排除无关刺激的干扰，而把注意力集中在重要刺激上，更有效地认识客观事物

知觉的整体性：我们知觉的事物由不同的部分组成，具有多种属性，但人们并不是把知觉的对象感知为个别的、孤立的几部分，而是把它作为一个统一的整体

当我们感知一个熟悉的事物时，即使只感知了事物的部分特征或个别属性，也仍然可以借由经验判知其他的特征，产生整体性的知觉，这种现象叫作知觉的整体性

续流程

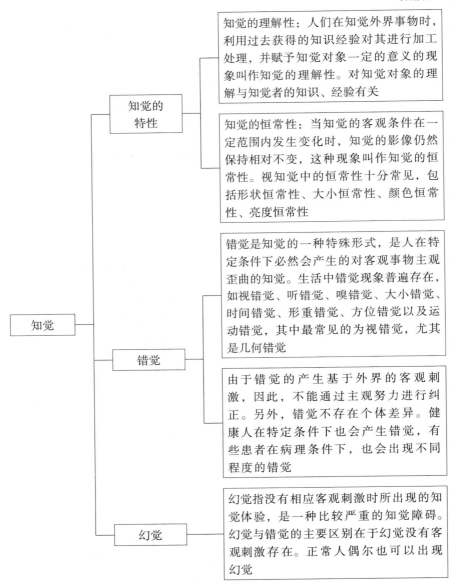

知觉 —— 知觉的特性 —— 知觉的理解性：人们在知觉外界事物时，利用过去获得的知识经验对其进行加工处理，并赋予知觉对象一定的意义的现象叫作知觉的理解性。对知觉对象的理解与知觉者的知识、经验有关

知觉的恒常性：当知觉的客观条件在一定范围内发生变化时，知觉的影像仍然保持相对不变，这种现象叫作知觉的恒常性。视知觉中的恒常性十分常见，包括形状恒常性、大小恒常性、颜色恒常性、亮度恒常性

错觉 —— 错觉是知觉的一种特殊形式，是人在特定条件下必然会产生的对客观事物主观歪曲的知觉。生活中错觉现象普遍存在，如视错觉、听错觉、嗅错觉、大小错觉、时间错觉、形重错觉、方位错觉以及运动错觉，其中最常见的为视错觉，尤其是几何错觉

由于错觉的产生基于外界的客观刺激，因此，不能通过主观努力进行纠正。另外，错觉不存在个体差异。健康人在特定条件下也会产生错觉，有些患者在病理条件下，也会出现不同程度的错觉

幻觉 —— 幻觉指没有相应客观刺激时所出现的知觉体验，是一种比较严重的知觉障碍。幻觉与错觉的主要区别在于幻觉没有客观刺激存在。正常人偶尔也可以出现幻觉

3. 感觉与知觉的关系

感觉和知觉是不同又不可分割的两种心理过程，人对客观事物的反映是从感觉和知觉开始的，感觉和知觉是认知的开端，是认识世界的重要途径，一切高级复杂的心理活动均以感觉和知觉为基础。

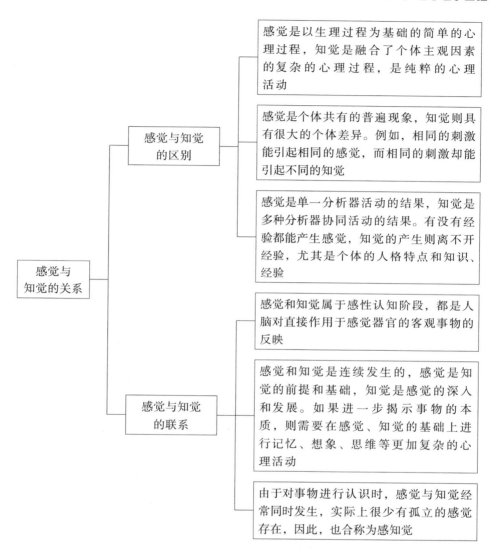

感觉是以生理过程为基础的简单的心理过程，知觉是融合了个体主观因素的复杂的心理过程，是纯粹的心理活动

感觉是个体共有的普遍现象，知觉则具有很大的个体差异。例如，相同的刺激能引起相同的感觉，而相同的刺激却能引起不同的知觉

感觉是单一分析器活动的结果，知觉是多种分析器协同活动的结果。有没有经验都能产生感觉，知觉的产生则离不开经验，尤其是个体的人格特点和知识、经验

感觉和知觉属于感性认知阶段，都是人脑对直接作用于感觉器官的客观事物的反映

感觉和知觉是连续发生的，感觉是知觉的前提和基础，知觉是感觉的深入和发展。如果进一步揭示事物的本质，则需要在感觉、知觉的基础上进行记忆、想象、思维等更加复杂的心理活动

由于对事物进行认识时，感觉与知觉经常同时发生，实际上很少有孤立的感觉存在，因此，也合称为感知觉

4. 记忆

记忆是人脑对过去经验的反映。记忆对人的心理的发展具有重要意义。人们感知过的事物、体验过的情绪、思考过的问题、做过的动作都会在大脑中留下印象。通过记忆，人们可以对知识经验进行积累。没有记忆，人的心理也无从发展。从信息加工的观点来看，记忆是人脑对有关信息进行编码、加工、储存和提取的过程。

（1）记忆的种类

记忆的种类

根据记忆的内容

可以将记忆分为形象记忆、语词记忆、情绪记忆和动作记忆

形象记忆：是将感知过的事物以表象的形式存储在头脑中。当感知过的事物离开之后，事物的具体形象会留在我们的头脑中，这种"直观性"的形象称为表象。例如，对一个人容貌的记忆

语词记忆：也称为抽象记忆或逻辑记忆，是个体对概念、定理、公式、判断、推理等内容的记忆

情绪记忆：是对过去体验过的情绪或情感的记忆。这种记忆大多一次形成并且经久不忘。例如，医师对第一次给患者做手术时出现的紧张情绪的记忆

动作记忆：是对过去经历过的身体运动状态或动作的记忆。动作记忆的一个显著特征是动作一旦学会并达到一定的熟练程度，就会保持相当长的时间。例如，游泳、骑自行车等

根据信息在人脑中保持时间的长短

感觉记忆：也称为瞬时记忆或感觉登记，指当感觉刺激消失后，头脑中仍然保持瞬间映像的记忆。感觉记忆的保持时间极短，为 0.25~2 秒

不同内容的感觉记忆容量不同。例如，视觉信息的记忆容量要比听觉信息的记忆容量大。感觉记忆的信息编码是以信息的物理特性来进行的，具有形象生动的特性。如果感觉记忆中的信息受到注意便会进入短时记忆系统，否则便会很快消失

短时记忆：也称为操作记忆或工作记忆，是信息保存在 1 分钟以内的记忆。短时记忆的信息编码以言语的听觉形式为主，也存在视觉编码和语义编码

续流程

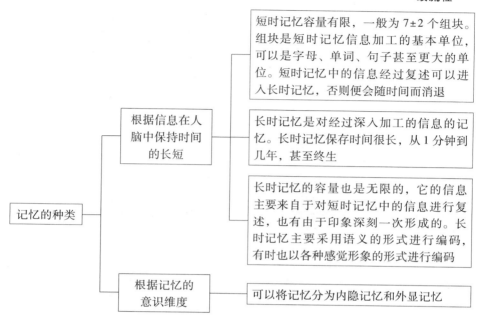

记忆的种类

根据信息在人脑中保持时间的长短

- 短时记忆容量有限，一般为7±2个组块。组块是短时记忆信息加工的基本单位，可以是字母、单词、句子甚至更大的单位。短时记忆中的信息经过复述可以进入长时记忆，否则便会随时间而消退

- 长时记忆是对经过深入加工的信息的记忆。长时记忆保存时间很长，从1分钟到几年，甚至终生

- 长时记忆的容量也是无限的，它的信息主要来自于对短时记忆中的信息进行复述，也有由于印象深刻一次形成的。长时记忆主要采用语义的形式进行编码，有时也以各种感觉形象的形式进行编码

根据记忆的意识维度

- 可以将记忆分为内隐记忆和外显记忆

（2）记忆的过程：一个完整的记忆过程包括识记、保持、再认和回忆3个阶段。按照信息加工的观点进行描述就是信息的输入、存储和提取过程。

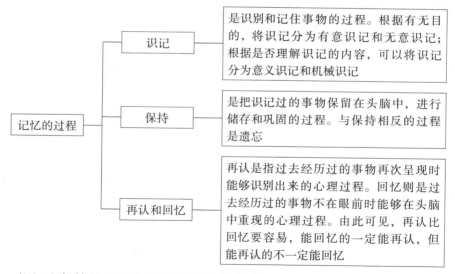

记忆的过程

识记

- 是识别和记住事物的过程。根据有无目的，将识记分为有意识记和无意识记；根据是否理解识记的内容，可以将识记分为意义识记和机械识记

保持

- 是把识记过的事物保留在头脑中，进行储存和巩固的过程。与保持相反的过程是遗忘

再认和回忆

- 再认是指过去经历过的事物再次呈现时能够识别出来的心理过程。回忆则是过去经历过的事物不在眼前时能够在头脑中重现的心理过程。由此可见，再认比回忆要容易，能回忆的一定能再认，但能再认的不一定能回忆

识记和保持是再认和回忆的前提和基础，再认和回忆是识记和保持的表现和结果。

（3）遗忘

遗忘

遗忘不是所记忆的信息完全丧失，而是对所保持的信息不能顺利地再认和回忆，或者发生错误的再认和回忆。遗忘是大脑对信息进行自动加工的结果，可以分为暂时性遗忘和永久性遗忘

一般情况下对所学知识的遗忘是消极不利的，但也有一些遗忘具有积极有利的意义，比如忘记不良的情绪有利于心理健康

德国心理学家艾宾浩斯（H. Ebbinghaus）于 1885 年发表了著名的《论记忆》，最先研究并提出了遗忘的规律，得出了著名的"遗忘曲线"

艾宾浩斯指出遗忘的进程是不均衡的，表现为先快后慢的特点。也就是遗忘在学习之后立即开始，并且遗忘的过程最初进展得很快，以后逐渐缓慢。学习材料的性质和数量，学习的程度，学习材料的序列位置以及学习者的态度等都对遗忘的发生有影响

为了提高记忆的效果，应该注意以下问题：首先，要明确识记的目的和任务。这有利于调动一个人识记的积极性、主动性和针对性。例如，在其他条件相同的情况下，有意识记的效果好于无意识记；识记任务具体、明确，识记效果较好

我们在学习的时候有意识地去识记两三遍，其效果要好于漫不经心地阅读十遍

其次，要注意识记材料的数量和性质。例如，有意义的材料的识记效果比无意义的材料的识记效果好，直观形象的材料的识记效果比抽象材料的识记效果好，视觉材料的识记效果比听觉材料的识记效果好，容易的材料比困难的材料的识记效果要好

要结合遗忘的规律，做好复习。学习之初遗忘较快应当加强复习，还要尽量避免前摄抑制和倒摄抑制对学习的影响。中间材料容易遗忘，开头语的内容容易记忆，因为前面识记的内容会对后面识记的内容有干扰作用，称前摄抑制；后面识记的内容可影响前面识记内容的保持与回忆，称倒摄抑制。另外，还应采取有效的识记方法以便提高学习效率

有研究显示，情绪状态对人的识记效果存在影响。积极的情绪状态有利于人的识记效果，而消极的情绪状态则使识记效率降低

在临床护理工作中，护理人员要注意不同年龄和不同疾病患者的记忆的特点，要耐心对待，例如老年人、伴有记忆障碍的神经和精神疾病患者

5. 思维

思维是人脑对客观现实间接和概括的反映，反映客观事物的本质及其规律性联系。思维是在感知的基础上实现的，是人类认知过程的高级阶段。间接性和概括性是思维具有的两个基本特征。间接性指思维能够借助于某些媒介，在大脑中对不在眼前的事物进行加工和反映。概括性指通过提取同一类事物共同的本质特征以及事物间的必然联系来反映事物。思维的概括性使得人们能够通过事物的外在表象和特征来认识事物的本质和规律。思维的间接性和概括性是相互联系的。由于人具有概括性的知识、经验，所以能够间接地反映事物。例如，医师能够感觉概括性的医学理论，借助于检查，经过思考，间接地对病情做出诊断。若护士发现患者面色苍白、呼吸急促、脉搏细速、四肢湿冷，可以根据临床经验判断患者此时可能处于休克状态。

（1）思维的种类

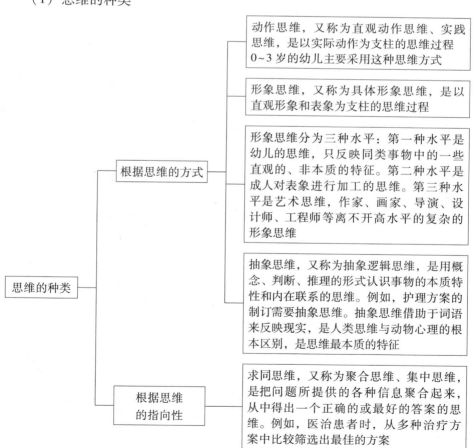

续流程

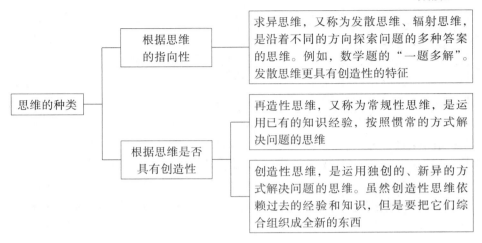

（2）思维的过程：通过分析、综合、比较、分类、抽象、概括、具体化和系统化等方法对事物和信息进行加工的过程。

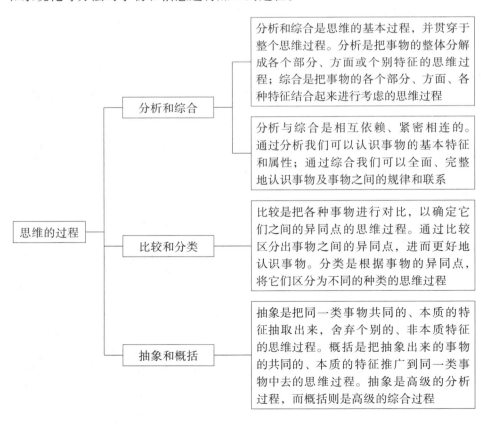

续流程

思维的过程	具体化和系统化	具体化是把抽象和概括出来的一般理论、原理和概念与具体事物联系起来的思维过程。通过具体化，我们可以利用一般的原理去解决实际问题，用一般的理论指导实践活动。系统化是把已有的知识归入某种序列，使知识组成一个统一整体的过程。分析、综合、比较和分类是进行系统化的基础

（3）思维与问题解决

思维与问题解决	思维主要体现在问题解决的过程中，问题解决是思维的普遍形式。一般从发现问题到解决问题经历发现问题、分析问题、提出假设和检验假设四个过程
	发现问题是问题解决的开始阶段，善于发现问题才能及时地、更好地、正确地解决问题。是否能及时、准确地发现问题取决于一个人的动机、需要、知识经验和认识水平
	分析问题是对明确提出的问题进行综合分析，抓住问题的关键。问题分析得越透彻，越容易解决。一个人的知识经验影响问题的分析过程，解决问题的关键是找到解决问题的原则、方法和途径。一个人思维越灵活，知识、经验越丰富，提出的解决问题的假设就越合理，问题越有可能解决
	最后，提出的解决问题的假设需要通过智力活动和实践进行检验
	问题解决受到诸多因素的影响，例如，问题的性质、问题呈现的方式、知识、经验、动机和个性等因素

6. 想象

想象是人脑对已有表象进行加工改造，形成新形象的心理过程。想象以感知过的事物的形象为基础，例如，当我们读"天苍苍，野茫茫，风吹草低见牛羊"这句诗时，脑海中会浮现出一幅湛蓝的天空、一望无垠的草原、微风吹动的牧草和若隐若现的牛羊的草原美景。也许我们从未到过草原，但这幅图画却是由我们熟悉的蓝天、草地、微风、牛羊等记忆表象组合而成的。

人脑不仅能产生过去感知过的事物的形象，还能产生过去从未感知过的事物的形象。例如，我们读《西游记》时脑海中会出现孙悟空的形象，服装设计师设计一套新的服装时，在脑中呈现出的新服装的形象等都是想象的表现。通过想象产生的新形象被称为想象表象。

根据想象时有无目的性，可以将想象分为无意想象和有意想象。

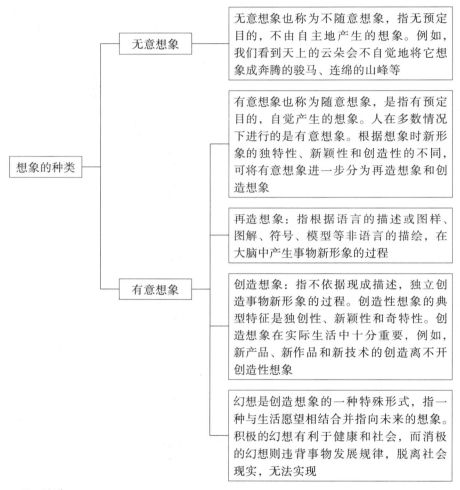

想象的种类

无意想象：无意想象也称为不随意想象，指无预定目的，不由自主地产生的想象。例如，我们看到天上的云朵会不自觉地将它想象成奔腾的骏马、连绵的山峰等

有意想象：有意想象也称为随意想象，是指有预定目的，自觉产生的想象。人在多数情况下进行的是有意想象。根据想象时新形象的独特性、新颖性和创造性的不同，可将有意想象进一步分为再造想象和创造想象

再造想象：指根据语言的描述或图样、图解、符号、模型等非语言的描绘，在大脑中产生事物新形象的过程

创造想象：指不依据现成描述，独立创造事物新形象的过程。创造性想象的典型特征是独创性、新颖性和奇特性。创造想象在实际生活中十分重要，例如，新产品、新作品和新技术的创造离不开创造性想象

幻想是创造想象的一种特殊形式，指一种与生活愿望相结合并指向未来的想象。积极的幻想有利于健康和社会，而消极的幻想则违背事物发展规律，脱离社会现实，无法实现

7. 注意

注意是心理活动对一定对象的指向和集中。尽管注意是一种非常重要的心理机制，但它却不是一种独立的心理过程，而是认知、情绪、情感和意志等心理过程的共同的组织特性，是各种心理活动发生的必要条件。注意是伴随心理过程出现的，离开了具体的心理活动，注意就无从产生和维持。注意的对象包括外部的事物、人内在的心理活动和机体状态。例如，感觉到疼痛，意识到情绪的变化以及意志坚持的程度等都是注意指向内部对象的表现。

（1）注意的分类：根据注意有无预定目的和意志努力的程度。

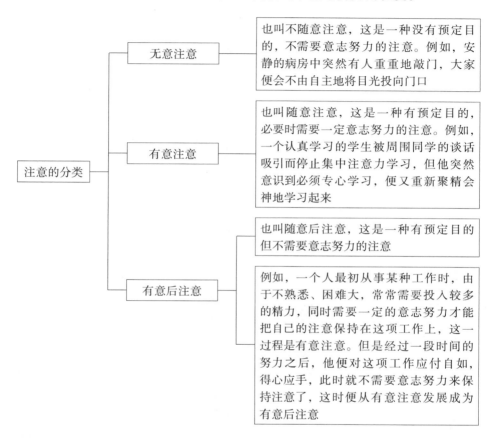

（2）注意的品质：注意有 4 种品质，即注意的广度、注意的稳定性、注意的分配和注意的转移，这是衡量一个人注意力好坏的标志。

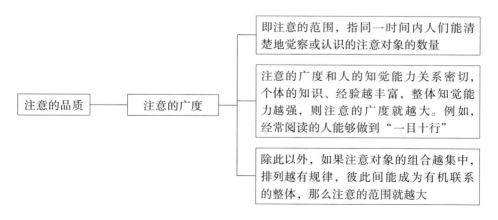

续流程

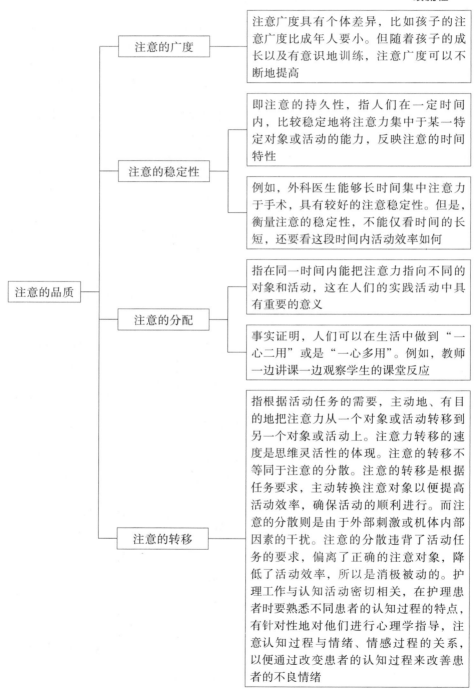

注意的品质

注意的广度 —— 注意广度具有个体差异，比如孩子的注意广度比成年人要小。但随着孩子的成长以及有意识地训练，注意广度可以不断地提高

注意的稳定性 —— 即注意的持久性，指人们在一定时间内，比较稳定地将注意力集中于某一特定对象或活动的能力，反映注意的时间特性

—— 例如，外科医生能够长时间集中注意力于手术，具有较好的注意稳定性。但是，衡量注意的稳定性，不能仅看时间的长短，还要看这段时间内活动效率如何

注意的分配 —— 指在同一时间内能把注意力指向不同的对象和活动，这在人们的实践活动中具有重要的意义

—— 事实证明，人们可以在生活中做到"一心二用"或是"一心多用"。例如，教师一边讲课一边观察学生的课堂反应

注意的转移 —— 指根据活动任务的需要，主动地、有目的地把注意力从一个对象或活动转移到另一个对象或活动上。注意力转移的速度是思维灵活性的体现。注意的转移不等同于注意的分散。注意的转移是根据任务要求，主动转换注意对象以便提高活动效率，确保活动的顺利进行。而注意的分散则是由于外部刺激或机体内部因素的干扰。注意的分散违背了活动任务的要求，偏离了正确的注意对象，降低了活动效率，所以是消极被动的。护理工作与认知活动密切相关，在护理患者时要熟悉不同患者的认知过程的特点，有针对性地对他们进行心理学指导，注意认知过程与情绪、情感过程的关系，以便通过改变患者的认知过程来改善患者的不良情绪

二、情绪和情感过程

1. 概述

情绪和情感是人对客观事物的态度体验及相应的行为反应。如当人们看一场感人的电影时，会激动得落泪；回想往事的时候，有时会哑然失笑；遇到违背社会公德的人和事，会义愤填膺；经过艰苦的思索，攻克一道难题，就会满心欢喜。这种伴随着认识活动产生的喜、怒、哀、乐等心理现象属于人的情绪和情感过程。

（1）情绪和情感的维度与两极性：情绪的维度是指情绪所固有的某些特征，主要指情绪的动力性、激动性、强度和紧张度等方面。这些特征的变化幅度又具有两极性，每个特征都存在两种对立的状态。

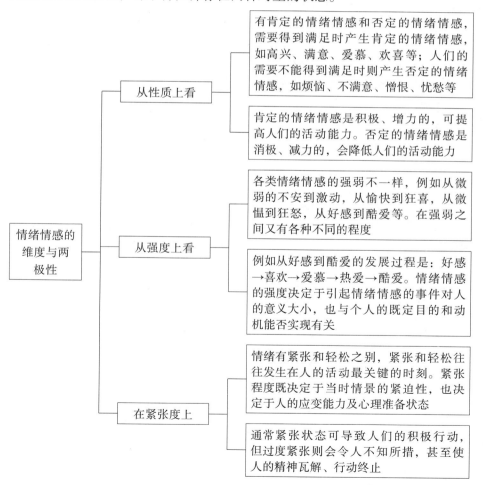

情绪情感的维度与两极性

从性质上看
- 有肯定的情绪情感和否定的情绪情感，需要得到满足时产生肯定的情绪情感，如高兴、满意、爱慕、欢喜等；人们的需要不能得到满足时则产生否定的情绪情感，如烦恼、不满意、憎恨、忧愁等
- 肯定的情绪情感是积极、增力的，可提高人们的活动能力。否定的情绪情感是消极、减力的，会降低人们的活动能力

从强度上看
- 各类情绪情感的强弱不一样，例如从微弱的不安到激动，从愉快到狂喜，从微愠到狂怒，从好感到酷爱等。在强弱之间又有各种不同的程度
- 例如从好感到酷爱的发展过程是：好感→喜欢→爱慕→热爱→酷爱。情绪情感的强度决定于引起情绪情感的事件对人的意义大小，也与个人的既定目的和动机能否实现有关

在紧张度上
- 情绪有紧张和轻松之别，紧张和轻松往往发生在人的活动最关键的时刻。紧张程度既决定于当时情景的紧迫性，也决定于人的应变能力及心理准备状态
- 通常紧张状态可导致人们的积极行动，但过度紧张则会令人不知所措，甚至使人的精神瓦解、行动终止

（2）情绪与情感的区别与联系

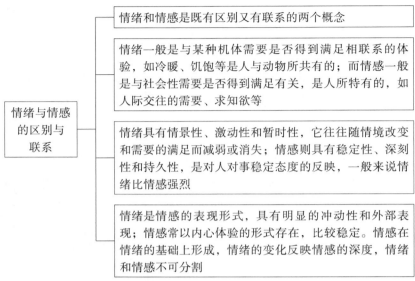

2. 情绪的外部表现和生理变化

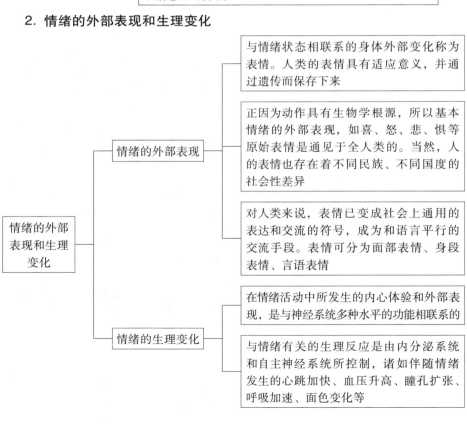

3. 情绪理论与生理机制

情绪有许多理论，起源于种种假设，强调不同的问题，而且在形式的正规性和对实验事实的依赖性上各不相同。

情绪理论与生理机制

詹姆斯-兰格理论

> 詹姆斯（James W）提出情绪是对身体变化的知觉，是先有机体的生理变化，而后才有情绪。所以悲伤由哭泣引起，恐惧由战栗引起，并不是我们悲伤了才哭，生气了才打，害怕了才发抖

> 该理论的核心内容是，由环境引起的内脏活动导致了情绪。兰格（Lange C）对情绪的发生提出了同样的解释，认为情绪是内脏活动的结果

> 他尤其强调情绪与血管变化的关系，他指出："血管运动的混乱，血管宽度的改变，以及各个器官血流量的改变，乃是激情的真正的原因。"

> 这一理论最先认识到了情绪与机体变化的直接关系，强调了自主神经系统在情绪产生中的作用。但这一理论忽视了中枢神经系统的调节控制作用，存在一定的片面性

坎农-巴德理论

> 坎农（Cannon W B）的理论曾被称作丘脑学说、应激理论或神经生理理论。坎农认为，情绪的中枢不在外周神经系统，而在中枢神经系统的丘脑，并且强调大脑对丘脑抑制的解除，使自主神经活跃起来，加强身体生理的反应，而产生情绪

> 1934 年，巴德（Bard P A）扩展了坎农的丘脑情绪理论。所以，人们通常把他们的观点称为坎农-巴德理论。丘脑学说存在着历史局限性，它忽视了外周变化的意义以及大脑皮质对情绪发生的作用

情绪的认知理论

> 情绪认识理论由美国心理学家沙赫特和辛格提出。认为情绪的产生有两个不可缺少的因素：一是个体必须体验到高度的生理唤醒；二是个体必须对生理状态的变化进行认知性的唤醒

情绪状态是由认知过程、生理状态、环境因素在大脑皮质中整合的结果。这可以将上述理论转化为一个工作系统，称为情绪唤醒模型

20世纪50年代，阿诺德（Arnold M B）提出了情绪的认知评价学说，认为刺激情境并不直接决定情绪的性质，从刺激的出现到情绪的产生之间有一个对刺激情境的估量、评价过程

情绪的认知理论

这种认知评价过程往往以过去的经验和情境刺激对个体的作用为依据，当机体对环境刺激的评估结果是"好""坏"或"无关"时，个体分别以趋近、回避或忽视的具体情绪做出反应

阿诺德强调这种评价过程发生于生理反应、情绪体验和行为变化之前。评估常以直觉和自然评估为主，以经过考虑的价值判断作为补充。因此，虽然属于同一刺激情境，由于对其认知、评价不同会产生不同的情绪反应

情绪理论与
生理机制

心理是脑的机能，情绪的产生和调节依赖于中枢神经系统复杂的生物学机制。继坎农的丘脑学说之后，许多心理学和生理学家开展了大量的有关中枢神经系统功能与情绪发生和调节关系的研究，认为脑的网状结构和边缘系统的功能特点与情绪、情感的联系密切

情绪脑机制的
有关理论

林斯利（Lindsley D B）总结了前人在神经生理学方面的研究成果，提出了以网状结构为核心的情绪激活学说。他认为，脑干上行网状激活系统接受着来自外周和内脏的各种感觉冲动，经过下丘脑的整合之后，再弥漫投射到大脑，激活大脑皮质，调节睡眠、觉醒和情绪状态

情绪的边缘学说是由帕佩兹（Papez J W）和麦克林（Maclean）提出的。他们认为边缘系统与情绪的自主神经系统反应和情绪体验关系密切，大脑的边缘皮质、海马、丘脑和下丘脑等结构在情绪体验和情绪表现中具有重要作用

4. 情绪状态

情绪状态指在某种事件或情景的影响下，一定时间内所产生的情绪活动的综合表现。其中最典型的情绪状态有心境、激情和应激三种。

情绪状态

心境

心境是指比较微弱而持久的情绪状态。心境具有弥漫性，它不是关于某一事物的特定体验，而是以同样的态度体验对待一切事物

心境的持续时间有很大差别，依赖于引起心境的环境和主体的人格特点。一般情况下，重大事件所致心境的持续时间较长，如失去亲人可使人产生较长时间的郁闷心境

心境的产生原因很多，生活的顺境和逆境、工作的成功与失败、人际关系是否融洽、个人的健康状况、自然环境的变化等，都可成为引起某种心境的原因

心境对人的生活、工作、学习、健康有很大影响。积极向上、乐观的心境，可提高人的活动效率，增强信心，对未来充满希望，有益于健康

消极悲观的心境，会降低人的活动效率，使人丧失信心和希望，经常处于焦虑状态，有损于健康。人的世界观、理想和信念决定心境基本倾向，具有调节心境的重要作用

激情

激情是指一种强烈的、暴发的、为时短暂的情绪状态。激情通常由对个人具有重大意义的事件引起，如重大成功后的狂喜，惨遭失败后的绝望，亲人猝死所致极度悲伤，突如其来的危险造成的异常恐惧等，都是激情

激情状态往往伴随生理变化和明显的外部行为表现，例如，盛怒时全身肌肉紧张、双目怒视、怒发冲冠、咬牙切齿、紧握双拳等

续流程

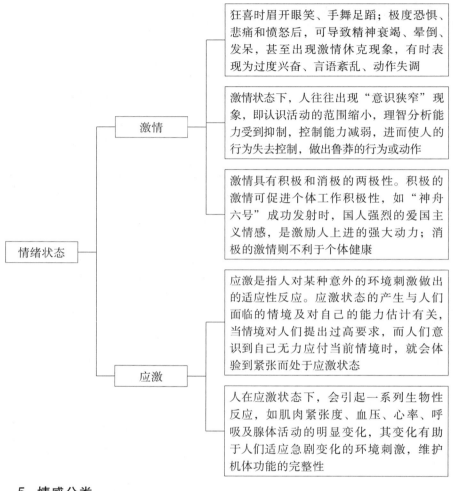

狂喜时眉开眼笑、手舞足蹈；极度恐惧、悲痛和愤怒后，可导致精神衰竭、晕倒、发呆，甚至出现激情休克现象，有时表现为过度兴奋、言语紊乱、动作失调

激情状态下，人往往出现"意识狭窄"现象，即认识活动的范围缩小，理智分析能力受到抑制，控制能力减弱，进而使人的行为失去控制，做出鲁莽的行为或动作

激情具有积极和消极的两极性。积极的激情可促进个体工作积极性，如"神舟六号"成功发射时，国人强烈的爱国主义情感，是激励人上进的强大动力；消极的激情则不利于个体健康

应激是指人对某种意外的环境刺激做出的适应性反应。应激状态的产生与人们面临的情境及对自己的能力估计有关，当情境对人们提出过高要求，而人们意识到自己无力应付当前情境时，就会体验到紧张而处于应激状态

人在应激状态下，会引起一系列生物性反应，如肌肉紧张度、血压、心率、呼吸及腺体活动的明显变化，其变化有助于人们适应急剧变化的环境刺激，维护机体功能的完整性

情绪状态 — 激情、应激

5. 情感分类

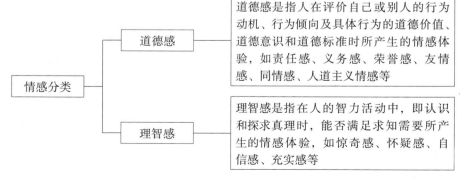

道德感是指人在评价自己或别人的行为动机、行为倾向及具体行为的道德价值、道德意识和道德标准时所产生的情感体验，如责任感、义务感、荣誉感、友情感、同情感、人道主义情感等

理智感是指在人的智力活动中，即认识和探求真理时，能否满足求知需要所产生的情感体验，如惊奇感、怀疑感、自信感、充实感等

情感分类 — 道德感、理智感

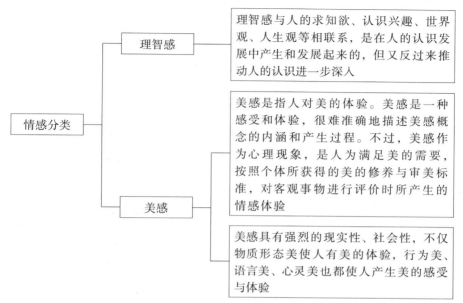

续流程

| | | 理智感与人的求知欲、认识兴趣、世界观、人生观等相联系，是在人的认识发展中产生和发展起来的，但又反过来推动人的认识进一步深入 |

三、意志过程

意志是个体自觉地确定目的，并根据此目的支配和调节自身的行动，克服种种困难，努力实现既定目的的心理过程。

现实生活中人们的行为总是带有目的性。我们会根据实际情况，利用对客观规律的认识，在头脑中首先确定行动的目的，之后根据客观情况选择有效的方法，并组织行动，最终实现目的。例如，有些人在入职以后立志要成为一名合格的护士，在确定了目标之后，她们刻苦学习，不断实践，提升自己的业务水平，护理患者时表现出足够的耐心，克服患者对护理工作的不理解，最终得到患者的理解和认可。在临床实际工作中，她们的意志得到充分的体现。

1. 意志的特征

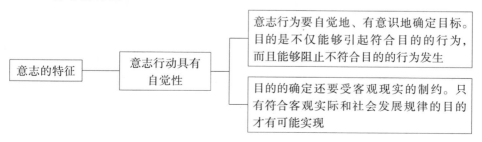

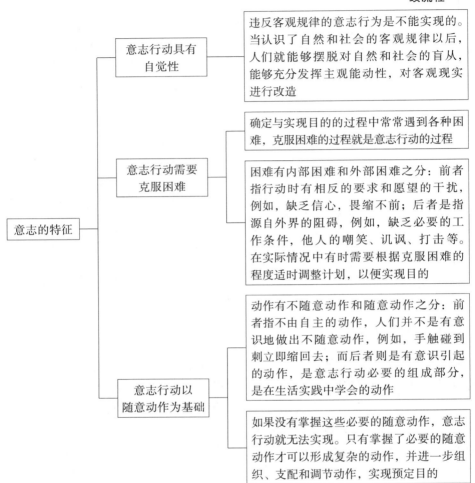

2. 意志的品质

每个人的意志品质的表现各不相同，有人意志坚强，有人意志薄弱。坚强的意志是克服困难、实现目的的重要保障。意志具有 4 个方面的基本品质。

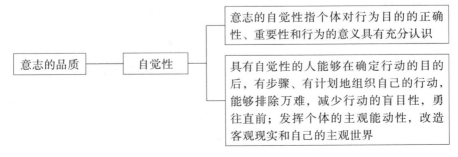

续流程

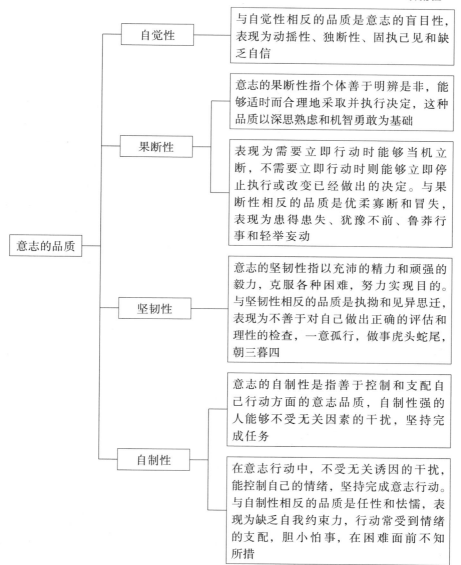

3. 意志与认知、情绪、情感的关系

意志与认知过程和情绪、情感过程关系密切，相互影响，相互渗透。认知过程是意志形成的前提，意志过程对认知过程进行促进和调节。情绪和情感既可以促进意志行为，也可以阻碍意志行为。而意志行为对情绪和情感也起到调节作用。

第三节 人 格

一、概述

人格一词源于希腊语"persona"，原指演员戴的面具及扮演的角色。后来演变为心理学上的人格（personality），即一个人在人生舞台上的种种表现。人格目前尚无统一的定义，较常用以下定义：人格是一个人整体的心理面貌，是具有一定倾向性的，比较稳定的心理特征的总和。"一定倾向性"即指趋向和选择，即在日常生活、工作、学习中，个体经常表现出的某种选择和趋向，如个体要求什么，喜爱什么，憧憬什么或回避什么等。人格可表现出人与人之间的差别。

1. 人格的结构

人格的结构	人格倾向性	人格倾向性是人对客观环境的态度和行为积极性的特征，包括需要、动机、兴趣、信念和世界观等
	人格心理特征	人格心理特征是在人格结构中，经常、稳定、具有决定意义的成分，包括能力、气质、性格等，即处理事物的水平、方式和方向
	自我意识	是个体对所有属于自己身心状况的意识，包括自我感知、自我认识、自我分析、自我评价、自我体验、自我调控等。是人格系统的自动调节结构，如自我意识失调，会导致人格障碍

2. 人格的特征

人格的特征	稳定性与可变性	人格不是指一时的心理现象，而是在较长时间的社会实践中，在适应或改变客观世界的过程中经常表现出来的心理特征。正是人格的这种稳定性特点，才能把一个人与另一个人从心理面貌上区别开来
		人格具有稳定性特点，并不排斥人格的可变性。人的现实生活是十分复杂多变的。因此，作为人的生活历程形成的人格特征，也必然随着现实的多样性和多变性而发生或多或少的变化

续流程

```
                                    ┌─────────────────────────────────┐
                                    │ "人心不同，各如其面"。人格表现是个 │
                                    │ 别化的，具有独特性。这种独特性除了 │
                      ┌─────────────┤ 受生理活动、神经系统活动的影响外， │
                      │             │ 也与接触的外界刺激的具体性有关     │
                      │             └─────────────────────────────────┘
                      │             ┌─────────────────────────────────┐
                      │             │ 人的独特性并不排斥人与人之间心理上 │
           ┌──────────┤             │ 的共同性，诸如某一个群体、某一个阶 │
           │独特性与共同性├─────────┤ 级或某一个民族具有共同的典型的人格 │
           │          │             │ 特征                             │
           │          │             └─────────────────────────────────┘
           │          │             ┌─────────────────────────────────┐
           │          │             │ 这种心理上的共性是在一定的群体环境、│
           │          └─────────────┤ 社会环境、自然环境中逐渐形成的，并 │
           │                        │ 具有稳定性和一致性，它制约着个人的 │
           │                        │ 独特性特点                       │
           │                        └─────────────────────────────────┘
           │                        ┌─────────────────────────────────┐
           │                        │ 人格是由许多心理特征组成的，这些成 │
           │              ┌─────────┤ 分或特性是错综复杂地交互联系、交互 │
           │              │         │ 制约而组成的整体                 │
           │              │         └─────────────────────────────────┘
┌────────┐ │          ┌───┤         ┌─────────────────────────────────┐
│人格的特征├─┤          │人格的整体性│ 人格具有多层次性、多维度性、多侧面 │
└────────┘ │          │         ├─────────┤ 性，并有低级与高级、主要与次要、主 │
           │          │         │         │ 导与从属之分，是一个复杂的系统     │
           │          │         │         └─────────────────────────────────┘
           │          │         │         ┌─────────────────────────────────┐
           │          │         │         │ 这种整体性首先表现为人格内在的统一、│
           │          │         └─────────┤ 使人的内心世界、动机和行为之间保持 │
           │          │                   │ 和谐一致。其次，个别的心理特征也只 │
           │          │                   │ 有在人格的整体中，在与其他人格心理 │
           │          │                   │ 特征的联系中才有确定的意义         │
           │          │                   └─────────────────────────────────┘
           │          │                   ┌─────────────────────────────────┐
           │          │                   │ 人格既有生物属性，也有社会属性。在 │
           │          │                   │ 考虑人格的本质是社会性的同时，也不 │
           │    ┌─────┤                   │ 能不考虑人格带有自身的生物学烙印。 │
           └────┤生物制约性与├────────────┤ 人的生物属性是人格形成的基础，影响 │
                │社会制约性│              │ 着人格发展的道路和方式，影响着人格 │
                │         │              │ 行为形成的难易                   │
                │         │              └─────────────────────────────────┘
                │         │              ┌─────────────────────────────────┐
                │         │              │ 但也不能把人格完全归结为先天的或遗传│
                │         └──────────────┤ 的属性。如果只有人的生物属性而脱离人│
                │                        │ 类社会实践活动，不可能形成人的人格。│
                │                        │ "狼孩"的例子就充分说明了这一点     │
                │                        └─────────────────────────────────┘
```

3. 人格的形成、发展及其影响

人格的形成与发展离不开先天遗传与后天环境的共同作用。人格形成的过程是在一定的社会文化背景下，通过与环境的相互作用，由自然人转化为社会人的过程。综合来看，后天环境主要通过家庭、学校、社会对人格产生影响。

（1）家庭因素：家庭是人所接触的第一个环境，是最早向儿童传播社会经验的场所。家庭的各种因素，例如家庭氛围、结构、教养方式、子女出生顺序及其在家庭中的作用等对人格的形成具有重大的塑形作用。

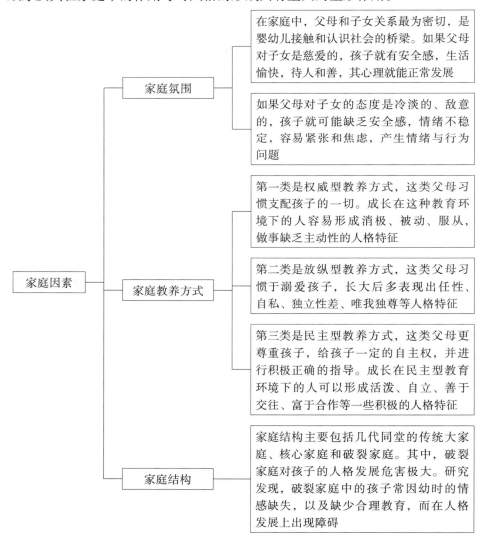

家庭因素

家庭氛围
- 在家庭中，父母和子女关系最为密切，是婴幼儿接触和认识社会的桥梁。如果父母对子女是慈爱的，孩子就有安全感，生活愉快，待人和善，其心理就能正常发展
- 如果父母对子女的态度是冷淡的、敌意的，孩子就可能缺乏安全感，情绪不稳定，容易紧张和焦虑，产生情绪与行为问题

家庭教养方式
- 第一类是权威型教养方式，这类父母习惯支配孩子的一切。成长在这种教育环境下的人容易形成消极、被动、服从，做事缺乏主动性的人格特征
- 第二类是放纵型教养方式，这类父母习惯于溺爱孩子，长大后多表现出任性、自私、独立性差、唯我独尊等人格特征
- 第三类是民主型教养方式，这类父母更尊重孩子，给孩子一定的自主权，并进行积极正确的指导。成长在民主型教育环境下的人可以形成活泼、自立、善于交往、富于合作等一些积极的人格特征

家庭结构
- 家庭结构主要包括几代同堂的传统大家庭、核心家庭和破裂家庭。其中，破裂家庭对孩子的人格发展危害极大。研究发现，破裂家庭中的孩子常因幼时的情感缺失，以及缺少合理教育，而在人格发展上出现障碍

续流程

家庭因素	出生顺序	家庭中子女出生顺序及其在家庭中的地位和作用也会影响孩子人格的形成和发展。艾森伯格的研究认为，长子或独子具有更多的优越感
		儿童在家庭中越受到重视，其人格发展越倾向于自信、独立。反之，则会形成盲从、依赖、优柔寡断、不善交际的人格特征

（2）学校因素

学校因素	儿童接受学校教育的时期是人格形成的关键阶段。在学校中不仅可以掌握一定的科学文化知识，而且也能掌握一定的道德标准，学会为人处世的方式，并形成自己的人格
	通过学校的课堂教学，学生一方面掌握知识，另一方面培养良好的学习习惯、严密的组织性和纪律性
	班集体的互动合作对儿童人格的发展十分必要。在班集体中感受到温暖、被尊重的学生，往往更积极乐观，对生活充满信心；相反，遭到排斥、否定会形成敌意、自卑感等
	教师的榜样作用、期望和对学生的管理方式均影响学生的人格发展。勒温（K Lewin）等人把教师管理学生的方式划分为三种类型：放任型、专制型和民主型
	在放任型的管理方式下，教师不控制学生行动，不指导学生学习方法，并且经常迁就学生的要求，学生可能表现出无组织、无纪律的倾向
	在专制型管理方式下，包办学生的一切学习活动，采取专制作风，全凭个人好恶对学生赞誉、诋毁，学生则可能表现出情绪紧张、冷漠或带有攻击性，教师在场时毕恭毕敬，不在场时秩序混乱缺乏自制性
	在民主型的管理方式下，尊重学生的自尊心，重视学生集体的作用，根据客观情况进行表扬或批评，学生则更容易情绪稳定、积极、态度友好
	另外，保持良好的同伴关系能够促进人格的健康发展。班级内人际交往正常的学生往往情绪更稳定，充满幸福感而乐于助人；反之，被孤立、疏远的学生因无法与大家融洽相处而感到失意，可能形成一定的人格问题或缺陷

（3）社会实践

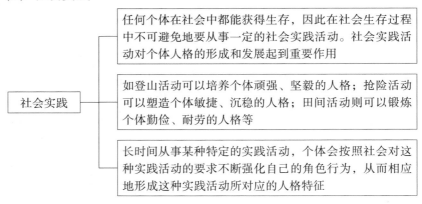

社会实践 —— 任何个体在社会中都能获得生存，因此在社会生存过程中不可避免地要从事一定的社会实践活动。社会实践活动对个体人格的形成和发展起到重要作用

如登山活动可以培养个体顽强、坚毅的人格；抢险活动可以塑造个体敏捷、沉稳的人格；田间活动则可以锻炼个体勤俭、耐劳的人格等

长时间从事某种特定的实践活动，个体会按照社会对这种实践活动的要求不断强化自己的角色行为，从而相应地形成这种实践活动所对应的人格特征

4. 人格理论

人格是研究个体心理差异的领域，有着异常复杂的心理结构。下面介绍几种有代表性的人格特质理论，这些人格理论从不同角度描述了人格的结构。

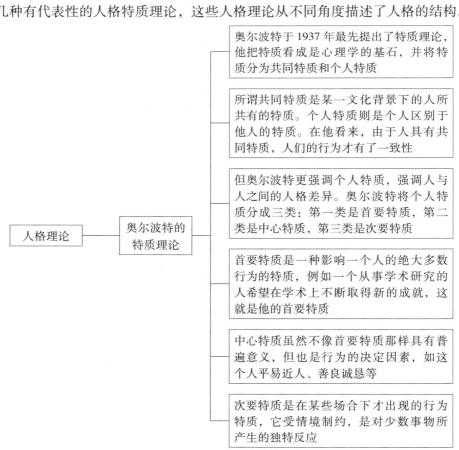

人格理论 —— 奥尔波特的特质理论 —— 奥尔波特于 1937 年最先提出了特质理论，他把特质看成是心理学的基石，并将特质分为共同特质和个人特质

所谓共同特质是某一文化背景下的人所共有的特质。个人特质则是个人区别于他人的特质。在他看来，由于人具有共同特质，人们的行为才有了一致性

但奥尔波特更强调个人特质，强调人与人之间的人格差异。奥尔波特将个人特质分成三类：第一类是首要特质，第二类是中心特质，第三类是次要特质

首要特质是一种影响一个人的绝大多数行为的特质，例如一个从事学术研究的人希望在学术上不断取得新的成就，这就是他的首要特质

中心特质虽然不像首要特质那样具有普遍意义，但也是行为的决定因素，如这个人平易近人、善良诚恳等

次要特质是在某些场合下才出现的行为特质，它受情境制约，是对少数事物所产生的独特反应

续流程

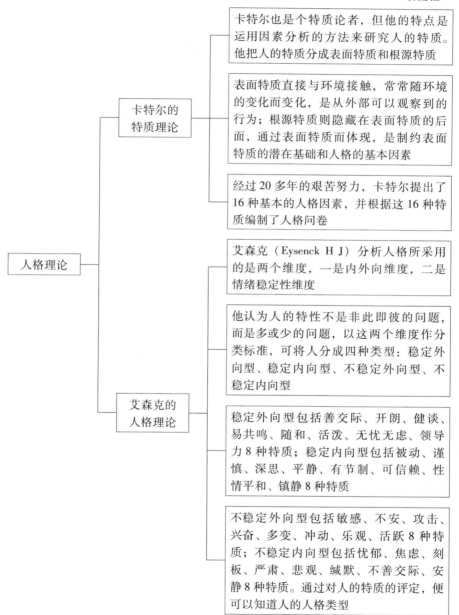

人格理论

卡特尔的特质理论

卡特尔也是个特质论者，但他的特点是运用因素分析的方法来研究人的特质。他把人的特质分成表面特质和根源特质

表面特质直接与环境接触，常常随环境的变化而变化，是从外部可以观察到的行为；根源特质则隐藏在表面特质的后面，通过表面特质而体现，是制约表面特质的潜在基础和人格的基本因素

经过20多年的艰苦努力，卡特尔提出了16种基本的人格因素，并根据这16种特质编制了人格问卷

艾森克的人格理论

艾森克（Eysenck H J）分析人格所采用的是两个维度，一是内外向维度，二是情绪稳定性维度

他认为人的特性不是非此即彼的问题，而是多或少的问题，以这两个维度作分类标准，可将人分成四种类型：稳定外向型、稳定内向型、不稳定外向型、不稳定内向型

稳定外向型包括善交际、开朗、健谈、易共鸣、随和、活泼、无忧无虑、领导力8种特质；稳定内向型包括被动、谨慎、深思、平静、有节制、可信赖、性情平和、镇静8种特质

不稳定外向型包括敏感、不安、攻击、兴奋、多变、冲动、乐观、活跃8种特质；不稳定内向型包括忧郁、焦虑、刻板、严肃、悲观、缄默、不善交际、安静8种特质。通过对人的特质的评定，便可以知道人的人格类型

二、人格倾向性

1. 需要

需要（need）是机体内部的一种不平衡状态，表现为个体对内部环境或外

部生存条件的一种稳定要求。任何个体为了生存和发展，必须获取一定的事物、条件，如食物、睡眠、交往等，这种诉求反映在头脑中即成为心理和生理的失衡状态。当需要获得满足，这种不平衡状态暂时被消除；当出现新的不平衡时，新的需要便会产生。因此，需要是个体活动积极性的源泉，是人进行活动的基本动力。在一定范围内，需要越强烈，由它所引起的活动动机就越强烈。

（1）需要的种类

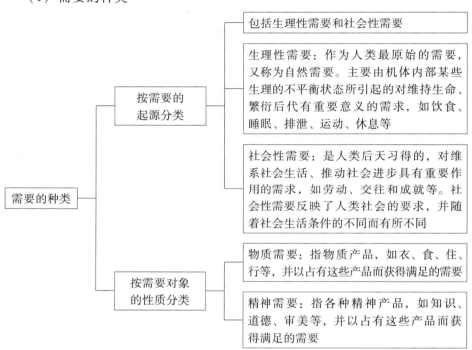

（2）马斯洛的需要层次理论：1954 年，美国著名社会心理学家、人本主义心理学的创始人之一马斯洛（Abraham H Maslow）提出了需要层次理论，认为人类的基本需要可以分为 5 个层次：生理、安全、爱和归属、尊重与自我实现的需要。需要层次越低，力量越强，潜力越大，因此随着需要层次的上升，其力量逐渐减弱。

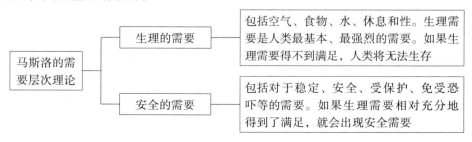

续流程

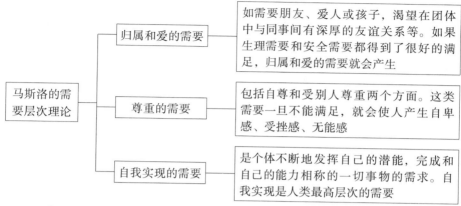

马斯洛的需要层次理论

归属和爱的需要 —— 如需要朋友、爱人或孩子，渴望在团体中与同事间有深厚的友谊关系等。如果生理需要和安全需要都得到了很好的满足，归属和爱的需要就会产生

尊重的需要 —— 包括自尊和受别人尊重两个方面。这类需要一旦不能满足，就会使人产生自卑感、受挫感、无能感

自我实现的需要 —— 是个体不断地发挥自己的潜能，完成和自己的能力相称的一切事物的需求。自我实现是人类最高层次的需要

2. 动机

动机是促使个体从事某种活动或行动的原因。人从事任何活动都需要一定的原因，这个原因就是人的行为动机。动机的产生是内因和外因相互作用的结果。内因是人的各种需要，外因是那些能够满足需要的事物，又被称之为诱因。任何行为的动机都是在内因的基础上产生的，但仅有需要还不足以产生动机，只有在内因和外因（诱因）同时存在时，动机才会产生并付诸行动。

（1）动机的功能：动机的产生是为了满足某种需要或者实现某个目的。一般来说，动机具有三种功能，分别为引发功能、指引功能和激励功能。

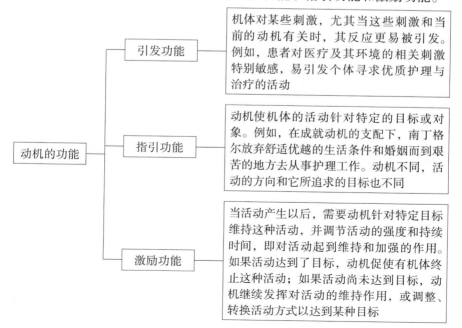

动机的功能

引发功能 —— 机体对某些刺激，尤其当这些刺激和当前的动机有关时，其反应更易被引发。例如，患者对医疗及其环境的相关刺激特别敏感，易引发个体寻求优质护理与治疗的活动

指引功能 —— 动机使机体的活动针对特定的目标或对象。例如，在成就动机的支配下，南丁格尔放弃舒适优越的生活条件和婚姻而到艰苦的地方去从事护理工作。动机不同，活动的方向和它所追求的目标也不同

激励功能 —— 当活动产生以后，需要动机针对特定目标维持这种活动，并调节活动的强度和持续时间，即对活动起到维持和加强的作用。如果活动达到了目标，动机促使有机体终止这种活动；如果活动尚未达到目标，动机继续发挥对活动的维持作用，或调整、转换活动方式以达到某种目标

（2）动机的种类

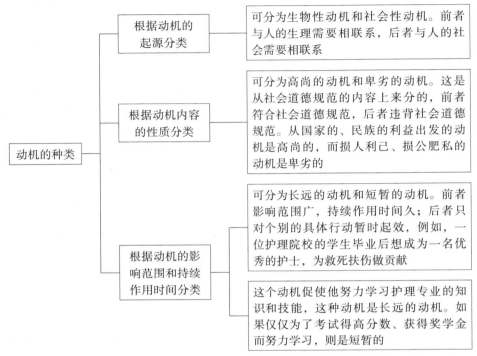

（3）挫折：动机受到干扰，被迫暂时放弃或完全受阻碍而体验到紧张并引起各种心理行为反应称为挫折，是生活、工作、学习过程中常见的心理现象。经历挫折，既导致人紧张焦虑、烦躁不安，甚至情绪低落、影响社会功能，又可以磨炼意志，培养良好的品质，提高适应能力。

（4）挫折后的冲突：又称动机冲突。指个体内心同时存在两个或两个以上的动机不能同时满足，发生冲突并出现相应的挫折感和负面情绪的状况。

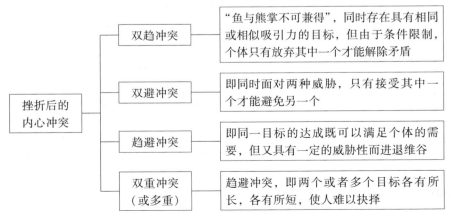

（5）挫折后的反应

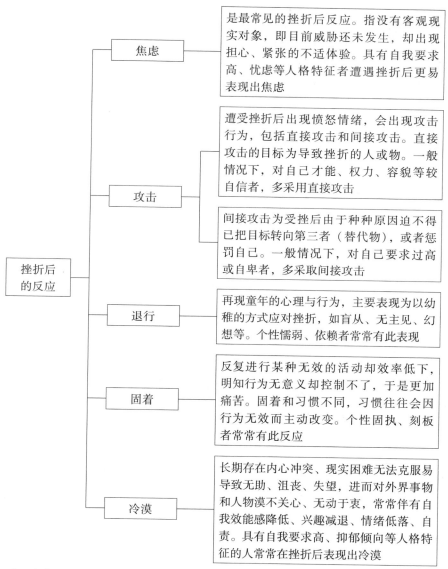

焦虑 — 是最常见的挫折后反应。指没有客观现实对象，即目前威胁还未发生，却出现担心、紧张的不适体验。具有自我要求高、忧虑等人格特征者遭遇挫折后更易表现出焦虑

攻击
- 遭受挫折后出现愤怒情绪，会出现攻击行为，包括直接攻击和间接攻击。直接攻击的目标为导致挫折的人或物。一般情况下，对自己才能、权力、容貌等较自信者，多采用直接攻击
- 间接攻击为受挫后由于种种原因迫不得已把目标转向第三者（替代物），或者惩罚自己。一般情况下，对自己要求过高或自卑者，多采取间接攻击

退行 — 再现童年的心理与行为，主要表现为以幼稚的方式应对挫折，如盲从、无主见、幻想等。个性懦弱、依赖者常常有此表现

固着 — 反复进行某种无效的活动却效率低下，明知行为无意义却控制不了，于是更加痛苦。固着和习惯不同，习惯往往会因行为无效而主动改变。个性固执、刻板者常常有此反应

冷漠 — 长期存在内心冲突、现实困难无法克服易导致无助、沮丧、失望，进而对外界事物和人物漠不关心、无动于衷，常常伴有自我效能感降低、兴趣减退、情绪低落、自责。具有自我要求高、抑郁倾向等人格特征的人常常在挫折后表现出冷漠

挫折后的反应

3. 兴趣

兴趣是指人们探究某种事物或从事某种活动的心理倾向。如果指向某种活动而非认识对象时，又称为爱好，如体育、绘画、书法等。兴趣以认识和探索外界的需要为基础，表现出积极的情绪反应和选择性态度，在个体的社会实践活动中发挥非常重要的作用，兴趣可以使人集中注意力，形成紧张并愉快的心理状态。

（1）兴趣的种类

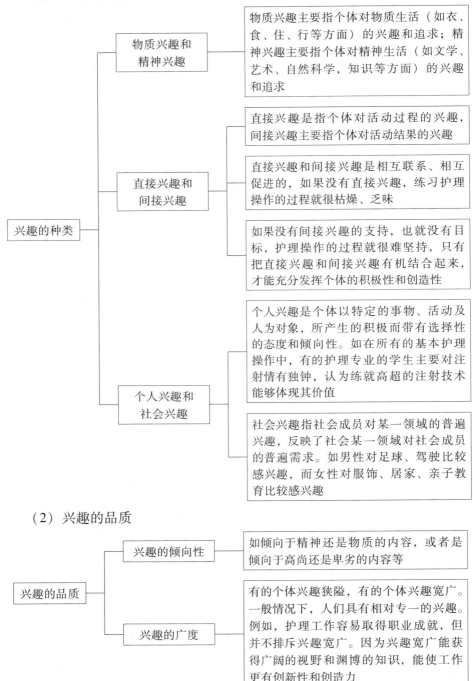

兴趣的种类

物质兴趣和精神兴趣
物质兴趣主要指个体对物质生活（如衣、食、住、行等方面）的兴趣和追求；精神兴趣主要指个体对精神生活（如文学、艺术、自然科学，知识等方面）的兴趣和追求

直接兴趣和间接兴趣
直接兴趣是指个体对活动过程的兴趣，间接兴趣主要指个体对活动结果的兴趣

直接兴趣和间接兴趣是相互联系、相互促进的，如果没有直接兴趣，练习护理操作的过程就很枯燥、乏味

如果没有间接兴趣的支持，也就没有目标，护理操作的过程就很难坚持，只有把直接兴趣和间接兴趣有机结合起来，才能充分发挥个体的积极性和创造性

个人兴趣和社会兴趣
个人兴趣是个体以特定的事物、活动及人为对象，所产生的积极而带有选择性的态度和倾向性。如在所有的基本护理操作中，有的护理专业的学生主要对注射情有独钟，认为练就高超的注射技术能够体现其价值

社会兴趣指社会成员对某一领域的普遍兴趣，反映了社会某一领域对社会成员的普遍需求。如男性对足球、驾驶比较感兴趣，而女性对服饰、居家、亲子教育比较感兴趣

（2）兴趣的品质

兴趣的品质

兴趣的倾向性
如倾向于精神还是物质的内容，或者是倾向于高尚还是卑劣的内容等

兴趣的广度
有的个体兴趣狭隘，有的个体兴趣宽广。一般情况下，人们具有相对专一的兴趣。例如，护理工作容易取得职业成就，但并不排斥兴趣宽广。因为兴趣宽广能获得广阔的视野和渊博的知识，能使工作更有创新性和创造力

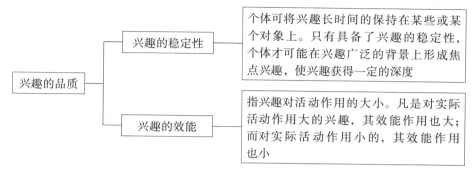

三、人格心理特征

1. 能力

能力是个体顺利完成活动所必须具备的，并直接影响活动效率的人格心理特征。个体要进行某项活动或完成某项任务，必须拥有相应的能力。例如，护理操作能力需要具备分析患者病情与心身条件的逻辑思维能力、器官组织定位的空间知觉力、操作步骤与动作的记忆力和人际交流沟通能力等心理条件，不具备这些心理条件就难以从事护理活动，也就是不具备护理能力。为成功地完成某种活动，多种能力的完备结合称为才能。

（1）能力的分类

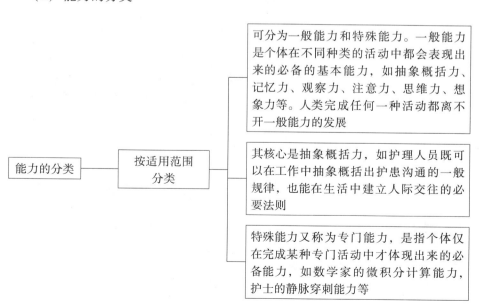

续流程

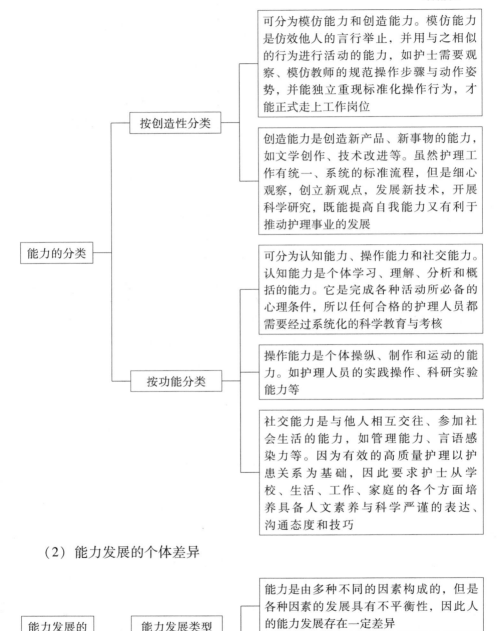

（2）能力发展的个体差异

续流程

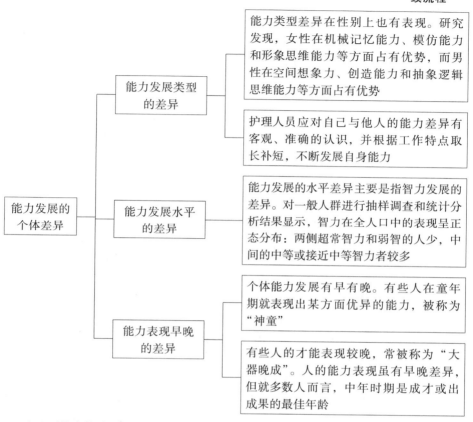

能力发展的个体差异

能力发展类型的差异 —— 能力类型差异在性别上也有表现。研究发现，女性在机械记忆能力、模仿能力和形象思维能力等方面占有优势，而男性在空间想象力、创造能力和抽象逻辑思维能力等方面占有优势

能力发展类型的差异 —— 护理人员应对自己与他人的能力差异有客观、准确的认识，并根据工作特点取长补短，不断发展自身能力

能力发展水平的差异 —— 能力发展的水平差异主要是指智力发展的差异。对一般人群进行抽样调查和统计分析结果显示，智力在全人口中的表现呈正态分布：两侧超常智力和弱智的人少，中间的中等或接近中等智力者较多

能力表现早晚的差异 —— 个体能力发展有早有晚。有些人在童年期就表现出某方面优异的能力，被称为"神童"

能力表现早晚的差异 —— 有些人的才能表现较晚，常被称为"大器晚成"。人的能力表现虽有早晚差异，但就多数人而言，中年时期是成才或出成果的最佳年龄

（3）影响能力发展的因素

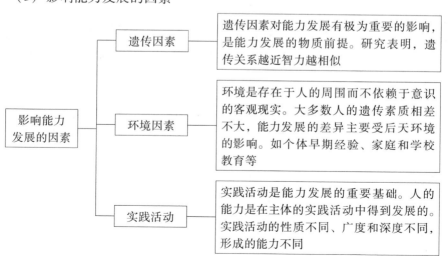

影响能力发展的因素

遗传因素 —— 遗传因素对能力发展有极为重要的影响，是能力发展的物质前提。研究表明，遗传关系越近智力越相似

环境因素 —— 环境是存在于人的周围而不依赖于意识的客观现实。大多数人的遗传素质相差不大，能力发展的差异主要受后天环境的影响。如个体早期经验、家庭和学校教育等

实践活动 —— 实践活动是能力发展的重要基础。人的能力是在主体的实践活动中得到发展的。实践活动的性质不同、广度和深度不同，形成的能力不同

续流程

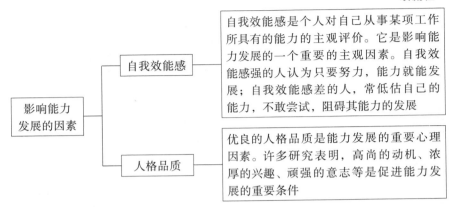

影响能力发展的因素 — 自我效能感 — 自我效能感是个人对自己从事某项工作所具有的能力的主观评价。它是影响能力发展的一个重要的主观因素。自我效能感强的人认为只要努力，能力就能发展；自我效能感差的人，常低估自己的能力，不敢尝试，阻碍其能力的发展

影响能力发展的因素 — 人格品质 — 优良的人格品质是能力发展的重要心理因素。许多研究表明，高尚的动机、浓厚的兴趣、顽强的意志等是促进能力发展的重要条件

2. 气质

气质是指心理活动表现在强度、速度、稳定性和灵活性等动力性质方面的心理特征。气质相当于我们日常生活中所说的脾气、秉性或性情。

心理活动的动力特征既表现在人的感知觉、记忆、思维等认识活动中，也表现在人的情感和意志活动中，特别是在情感活动中的表现更为明显。如一个人言谈举止的敏捷性、思维的灵活性、注意力集中的程度、情绪产生的快慢和强弱程度、情绪的稳定性和变化的速度、意志努力的强度等，都是个体心理活动动力特征的表现。

（1）气质的生理基础：自古以来，人的气质问题就受到普遍关注，许多学者先后研究了气质的生理基础。如我国古代学者分析了气质与"气"的关系；古希腊和古罗马医生将气质和人的体液联系在一起；德国精神病学家和美国心理学家认为，人的气质和体型之间有着某种联系；伯曼（I Berman）则认为，人的气质特点由内分泌活动决定。现代心理学则认为，气质与高级神经活动类型关系密切，并以巴甫洛夫的高级神经活动类型学说作为气质的主要生理基础。

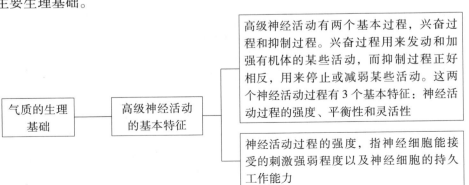

气质的生理基础 — 高级神经活动的基本特征 — 高级神经活动有两个基本过程，兴奋过程和抑制过程。兴奋过程用来发动和加强有机体的某些活动，而抑制过程正好相反，用来停止或减弱某些活动。这两个神经活动过程有3个基本特征：神经活动过程的强度、平衡性和灵活性

神经活动过程的强度，指神经细胞能接受的刺激强弱程度以及神经细胞的持久工作能力

续流程

气质的生理基础

- 高级神经活动的基本特征
  - 神经活动兴奋过程强者，在强烈刺激的作用下仍能形成条件反射，并能保持已经形成的条件反射；兴奋过程弱者，在强刺激作用下难以形成条件反射，甚至抑制或消除已经形成的条件反射
  - 抑制过程强者可长时间忍受持续不断的内抑制，而抑制过程弱者只能忍受较短时间的内抑制
  - 神经活动过程的平衡性，指兴奋和抑制两种过程的力量是否均衡，有平衡和不平衡之分，且不平衡又有兴奋占优势和抑制占优势两种情况
  - 神经活动过程的灵活性，指兴奋和抑制两种过程相互转化的难易程度，有灵活和不灵活之分

- 高级神经活动的基本类型
  - 高级神经活动的两个基本过程及它们的 3 个不同特性可以有不同的组合，如神经活动的强、平衡、灵活的组合；强、平衡、不灵活的组合等
  - 这些组合构成了高级神经活动的不同类型。巴甫洛夫通过大量实验确定构成高级神经活动的 4 种基本类型
  - 强而不平衡型（兴奋型），这种类型的人容易兴奋、易怒且难以自制
  - 强而平衡型、灵活型（活泼型），这种类型的人活泼、反应较快，能很快适应变化的环境
  - 强而平衡型、不灵活型（安静型），这种类型的人沉静而行动迟缓
  - 弱型（抑制型），这种类型的人经受不了强烈刺激，但有较高的感受性，是一种胆小而神经质的类型

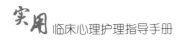

续流程

```
┌──────────┐     ┌──────────┐     ┌──────────────────────────────┐
│ 气质的生理 │────▶│ 高级神经活动 │────▶│ 高级神经活动的 4 种基本类型分别对应 │
│   基础    │     │ 与气质类型 │     │ 4 种气质类型，即兴奋型对应胆汁质，活 │
└──────────┘     └──────────┘     │ 泼型对应多血质，安静型对应黏液质， │
                                  │ 抑制型对应抑郁质（表 2-1）        │
                                  └──────────────────────────────┘
```

表 2-1　高级神经活动与气质类型

神经活动过程的基本特征			高级神经活动类型	气质类型
强度	平衡性	灵活性		
强	不平衡	灵活	兴奋型	胆汁质
强	平衡	灵活	活泼型	多血质
强	平衡	不灵活	安静型	黏液质
弱	不平衡	不灵活	抑制型	抑郁质

（2）气质的类型及主要特征：现实生活中完全属于上述四种典型气质类型中任何一种的人较少，大多数人是中间型或混合型。因此，不要对任何人都对号入座，应该从实际出发，认真分析，区别对待。

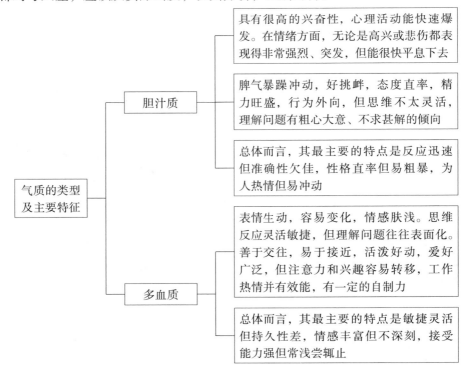

续流程

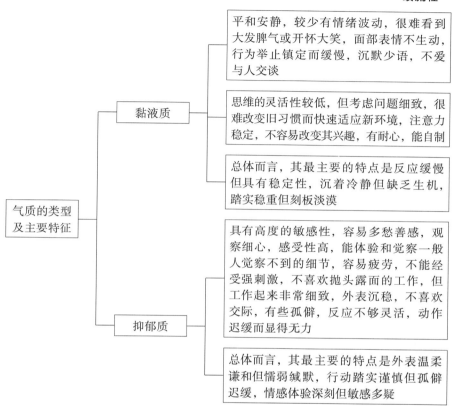

气质的类型及主要特征

- 黏液质
  - 平和安静，较少有情绪波动，很难看到大发脾气或开怀大笑，面部表情不生动，行为举止镇定而缓慢，沉默少语，不爱与人交谈
  - 思维的灵活性较低，但考虑问题细致，很难改变旧习惯而快速适应新环境，注意力稳定，不容易改变其兴趣，有耐心，能自制
  - 总体而言，其最主要的特点是反应缓慢但具有稳定性，沉着冷静但缺乏生机，踏实稳重但刻板淡漠
- 抑郁质
  - 具有高度的敏感性，容易多愁善感，观察细心，感受性高，能体验和觉察一般人觉察不到的细节，容易疲劳，不能经受强刺激，不喜欢抛头露面的工作，但工作起来非常细致，外表沉稳，不喜欢交际，有些孤僻，反应不够灵活，动作迟缓而显得无力
  - 总体而言，其最主要的特点是外表温柔谦和但懦弱缄默，行动踏实谨慎但孤僻迟缓，情感体验深刻但敏感多疑

（3）气质类型的心理指标：现代心理学通常在高级神经活动类型的基础上，用以下6个反映心理活动动力特征的指标来鉴定人的气质类型。

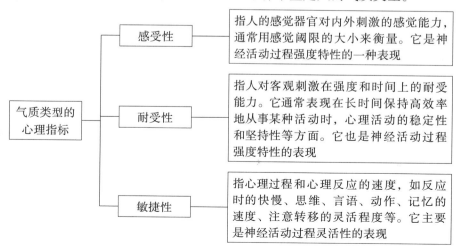

气质类型的心理指标

- 感受性
  - 指人的感觉器官对内外刺激的感觉能力，通常用感觉阈限的大小来衡量。它是神经活动过程强度特性的一种表现
- 耐受性
  - 指人对客观刺激在强度和时间上的耐受能力。它通常表现在长时间保持高效率地从事某种活动时，心理活动的稳定性和坚持性等方面。它也是神经活动过程强度特性的表现
- 敏捷性
  - 指心理过程和心理反应的速度，如反应时的快慢、思维、言语、动作、记忆的速度、注意转移的灵活程度等。它主要是神经活动过程灵活性的表现

续流程

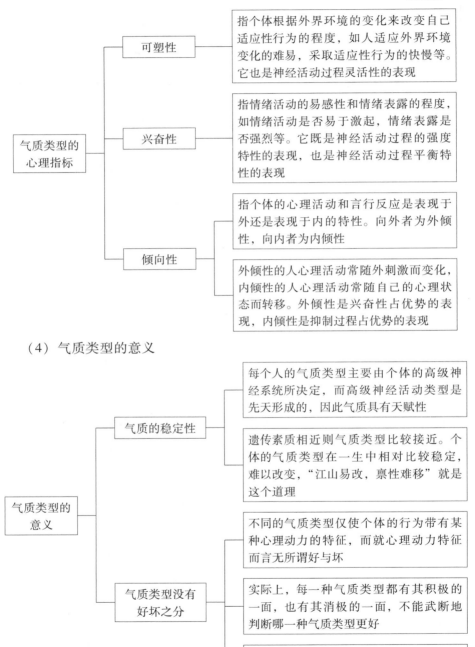

气质类型的心理指标

可塑性 — 指个体根据外界环境的变化来改变自己适应性行为的程度，如人适应外界环境变化的难易，采取适应性行为的快慢等。它也是神经活动过程灵活性的表现

兴奋性 — 指情绪活动的易感性和情绪表露的程度，如情绪活动是否易于激起，情绪表露是否强烈等。它既是神经活动过程的强度特性的表现，也是神经活动过程平衡特性的表现

倾向性 — 指个体的心理活动和言行反应是表现于外还是表现于内的特性。向外者为外倾性，向内者为内倾性

外倾性的人心理活动常随外刺激而变化，内倾性的人心理活动常随自己的心理状态而转移。外倾性是兴奋性占优势的表现，内倾性是抑制过程占优势的表现

（4）气质类型的意义

气质类型的意义

气质的稳定性 — 每个人的气质类型主要由个体的高级神经系统所决定，而高级神经活动类型是先天形成的，因此气质具有天赋性

遗传素质相近则气质类型比较接近。个体的气质类型在一生中相对比较稳定，难以改变，"江山易改，禀性难移"就是这个道理

气质类型没有好坏之分 — 不同的气质类型仅使个体的行为带有某种心理动力的特征，而就心理动力特征而言无所谓好与坏

实际上，每一种气质类型都有其积极的一面，也有其消极的一面，不能武断地判断哪一种气质类型更好

胆汁质类型的人精力旺盛，为人热情豪爽，但其脾气却很粗暴

续流程

气质类型的
意义

气质类型没有
好坏之分
- 多血质类型的人敏捷活泼，善于交际，但却容易缺乏耐心，难以全神贯注
- 黏液质类型的人做事认真，有条不紊，但缺乏激情
- 抑郁质类型的人细心敏锐，却敏感多疑
- 气质类型对于任何个体而言都是先天赋予的，没有选择的余地，重要的是充分了解自己，自觉地展示自己气质中的积极面，努力克服气质中的消极面

气质类型与
个人成就无关
- 气质类型无好坏之分，不决定一个人智力发展的水平，也不能决定一个人成就的高低
- 这在现实生活中有大量的实例，如我国著名的文学家郭沫若属于多血质，数学家陈景润属于抑郁质
- 俄国诸多著名的文学家中，普希金是胆汁质，克雷洛夫是黏液质，而果戈理是抑郁质。不同气质类型的人都有可能创造一番成就

气质类型与
人才选拔
- 不同领域的工作任务对人的要求不同，特定职业或工作与人的高级神经类型及心理活动的动力特征之间有一定的适应性
- 因此，在人才选拔过程中，如能适当考虑气质类型与职业要求之间的关系，既有利于个人综合素质的发挥，又能提高工作效率

气质类型与
健康的关系
- 心身医学认为，心理状况和身体健康之间相互联系、相互影响、相互制约、相互转化

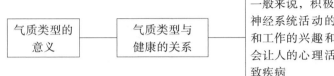

续流程

| 气质类型的意义 | 气质类型与健康的关系 | 一般来说，积极愉快的情绪能提高高级神经系统活动的能力，增强个体对生活和工作的兴趣和信心；消极不良的情绪会让人的心理活动失去平衡，甚至会导致疾病 |

（5）性格：性格是一个人在稳定的态度和习惯化了的行为方式中表现出来的人格心理特征。性格是在社会生活实践中逐渐形成的，一旦形成就相对较为稳定，可以在不同的时间和情况下表现出来。但这种稳定性是相对的，具有一定的可塑性，并非形成之后就一成不变。随着生活经验的逐渐丰富、接受教育或者生活环境发生重大变化等，性格也会在一定程度上发生变化。性格在人格的 3 个心理特征中，具有核心意义。相对而言，能力反映的是个体完成某种活动的可能性，其本身只有高低或大小之分；气质反映的是个体心理活动的动力特征，其本身只有积极或消极之分；而性格则反映个体"做什么"和"怎么做"，受到社会规范制约和评价，有好坏或善恶之分。日常生活中所说的"好人"或"坏人"，就是针对其性格来说的。同时，性格受社会历史文化的影响，有明显的社会道德评价意义，直接反映了一个人的道德风貌。因此，气质主要体现了人的生物属性，性格则更多地体现了人的社会属性。个体之间人格差异的核心是性格差异。

一般认为性格的结构分为态度、理智、情绪和意志特征 4 个方面。

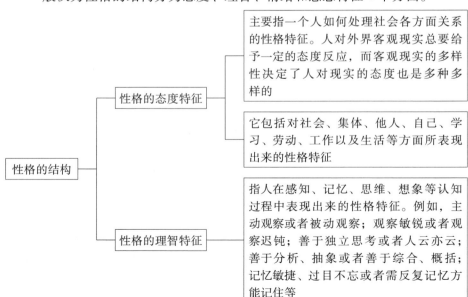

性格的结构	性格的态度特征	主要指一个人如何处理社会各方面关系的性格特征。人对外界客观现实总要给予一定的态度反应，而客观现实的多样性决定了人对现实的态度也是多种多样的
		它包括对社会、集体、他人、自己、学习、劳动、工作以及生活等方面所表现出来的性格特征
	性格的理智特征	指人在感知、记忆、思维、想象等认知过程中表现出来的性格特征。例如，主动观察或者被动观察；观察敏锐或者观察迟钝；善于独立思考或者人云亦云；善于分析、抽象或者善于综合、概括；记忆敏捷、过目不忘或者需反复记忆方能记住等

续流程

性格的结构

性格的情绪特征

指一个人的情绪对其活动的影响，以及对自己情绪的控制能力。主要表现在强度、稳定性、持久性以及主导心境等几个方面。强度主要表现为个体受情绪的影响程度和人的情绪受意志控制程度，如有人情绪体验强烈、易感情用事，有人体验微弱、易自制

稳定性主要表现为个体情绪的起伏和波动程度，如有人不论面对什么样的事情，都能沉着应对、泰然处之，有人在小事面前也会慌张

持久性主要指情绪对个体身心各方面影响的时间长短，如有人情绪体验深刻、较难恢复平静，有人情绪变化较快、转瞬即逝

主导心境指的是个体长期、稳定的情绪体验状态，如有人乐观、有人悲观，有人受主导心境支配时间长，有人受主导心境支配时间短

性格的意志特征

指一个人对自己的行为自觉进行调节的特征。它主要表现在确定行动目标、对待困难以及调控行为等方面

如在确定行为目标时是独立的还是易受暗示的；是有纪律性的还是自由散漫的；是果断的还是优柔寡断的；是民主的还是刚愎自用的

或者在长期行动中面临困难时，是沉着镇定还是惊慌失措；是勇敢还是怯懦；是持之以恒、坚韧不拔还是见异思迁、半途而废

在对行为自觉调控方面，是自制性还是冲动性；是自觉主动还是盲目被动；是沉思性还是意气用事等

四、自我意识

自我意识是指自己对自己的认识，包括自己的身高、体重等生理状况，能力、气质、性格等心理特征，自己与他人的关系以及自己在集体中的作用等方面的认识。一般来说，自我意识具有以下4个方面的特征。

1. 自我意识的特征

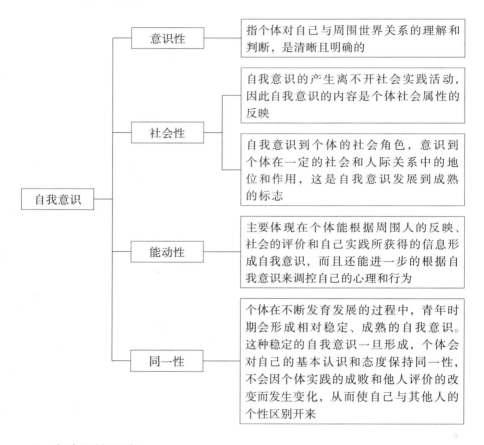

	意识性	指个体对自己与周围世界关系的理解和判断，是清晰且明确的
自我意识	社会性	自我意识的产生离不开社会实践活动，因此自我意识的内容是个体社会属性的反映
		自我意识到个体的社会角色，意识到个体在一定的社会和人际关系中的地位和作用，这是自我意识发展到成熟的标志
	能动性	主要体现在个体能根据周围人的反映、社会的评价和自己实践所获得的信息形成自我意识，而且还能进一步的根据自我意识来调控自己的心理和行为
	同一性	个体在不断发育发展的过程中，青年时期会形成相对稳定、成熟的自我意识。这种稳定的自我意识一旦形成，个体会对自己的基本认识和态度保持同一性，不会因个体实践的成败和他人评价的改变而发生变化，从而使自己与其他人的个性区别开来

2. 自我调控系统

自我调控是自我意识里面的意志成分。自我调控主要表现为个人对自己的态度和行为的调控，包括自我监督、自我检查、自我控制等。自我监督是个体以其良心或内在的行为准则对自己的言行采取监督的过程；自我检查是个体将自己的活动结果与活动目的加以比较的过程；自我控制是个体对自己的心理与行为主动掌握的过程；自我调控是自我意识中直接作用于个体行为的环节，它是一个人自我教育、自我发展的重要体现。

五、人格形成的影响因素

```
                                    ┌─ 生物遗传因素是人格形成和发展的自然
                                    │  基础
                                    │
                                    │  首先，遗传基因影响人格。但遗传因素
                                    │  对人格各部分的作用不完全相同，如气
                       ┌─ 生物遗传 ─┤  质和智力受其影响大些，而价值观受其
                       │   因素      │  影响就小些
                       │            │
                       │            │  其次，神经系统的特性不同，高级神经
                       │            │  活动的类型不同，内分泌系统分泌激素
                       │            │  的水平不同，都会使人的人格形成和发
                       │            │  展显示出不同的特点
                       │            │
                       │            └─ 此外，人的体态、体质和容貌，也是影
                       │               响人格形成和发展的生物因素。例如有
  人格形成的 ─────────┤               些人因容貌出众而自负，有些人因先天
  影响因素              │               不足而自卑。但是，生物因素只为人格
                       │               的形成和发展提供了一种可能性，不能
                       │               决定人格的发展
                       │
                       │            ┌─ 环境是影响人格形成和发展的决定因素。
                       │            │  这里所说的环境主要指社会环境，包括
                       │            │  家庭、学校和社会文化环境等
                       │            │
                       │            │  首先，是家庭影响，包括家庭经济条
                       │            │  件和社会地位、家庭氛围、父母的教
                       └─ 环境因素 ─┤  养方式与态度以及言行榜样所造成的
                                    │  影响。其中最重要的是父母对子女的
                                    │  教养方式
                                    │
                                    └─ 父母对孩子民主平等的态度、良好融洽
                                       的亲子关系，有利于培养儿童稳定的情
                                       绪，形成自尊、自信、友善等人格特点。
                                       过分溺爱、放任自流、封建家长式的教
                                       育妨碍儿童人格的正常发展，会形成自
                                       私、任性、自卑、孤僻、易激惹、攻击
                                       性强等人格特点
```

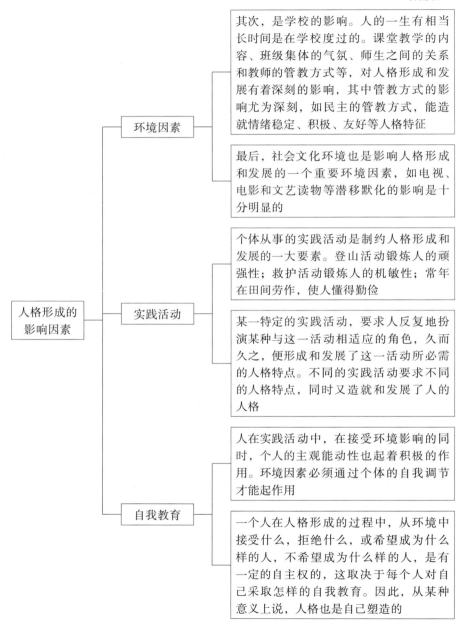

人格形成的影响因素

环境因素
- 其次，是学校的影响。人的一生有相当长时间是在学校度过的。课堂教学的内容、班级集体的气氛、师生之间的关系和教师的管教方式等，对人格形成和发展有着深刻的影响，其中管教方式的影响尤为深刻，如民主的管教方式，能造就情绪稳定、积极、友好等人格特征
- 最后，社会文化环境也是影响人格形成和发展的一个重要环境因素，如电视、电影和文艺读物等潜移默化的影响是十分明显的

实践活动
- 个体从事的实践活动是制约人格形成和发展的一大要素。登山活动锻炼人的顽强性；救护活动锻炼人的机敏性；常年在田间劳作，使人懂得勤俭
- 某一特定的实践活动，要求人反复地扮演某种与这一活动相适应的角色，久而久之，便形成和发展了这一活动所必需的人格特点。不同的实践活动要求不同的人格特点，同时又造就和发展了人的人格

自我教育
- 人在实践活动中，在接受环境影响的同时，个人的主观能动性也起着积极的作用。环境因素必须通过个体的自我调节才能起作用
- 一个人在人格形成的过程中，从环境中接受什么，拒绝什么，或希望成为什么样的人，不希望成为什么样的人，是有一定的自主权的，这取决于每个人对自己采取怎样的自我教育。因此，从某种意义上说，人格也是自己塑造的

第三章
心理卫生与心理健康

第一节 心 理 卫 生

一、心理卫生的概念

心理卫生又称为精神卫生，是维护、增强人心理健康的心理学原则与方法。通过心理卫生工作可以保持心理健康、陶冶情操，促进心理发展，培养健全的人格，最大限度地预防心理问题、心身疾病和精神疾病。

二、心理卫生的基本原则

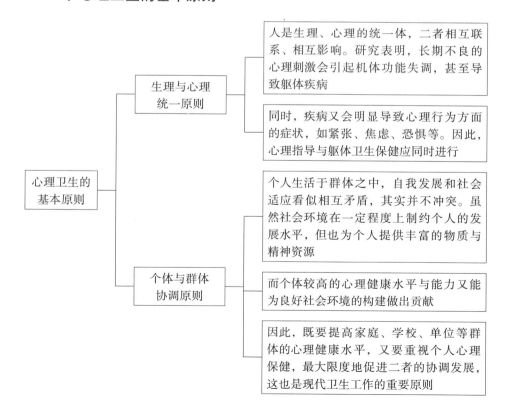

续流程

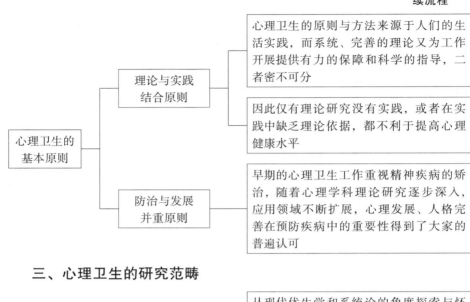

心理卫生的基本原则

- 理论与实践结合原则
  - 心理卫生的原则与方法来源于人们的生活实践，而系统、完善的理论又为工作开展提供有力的保障和科学的指导，二者密不可分
  - 因此仅有理论研究没有实践，或者在实践中缺乏理论依据，都不利于提高心理健康水平
- 防治与发展并重原则
  - 早期的心理卫生工作重视精神疾病的矫治，随着心理学科理论研究逐步深入，应用领域不断扩展，心理发展、人格完善在预防疾病中的重要性得到了大家的普遍认可

三、心理卫生的研究范畴

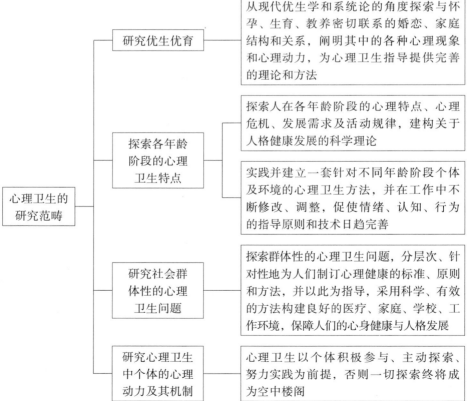

心理卫生的研究范畴

- 研究优生优育
  - 从现代优生学和系统论的角度探索与怀孕、生育、教养密切联系的婚恋、家庭结构和关系，阐明其中的各种心理现象和心理动力，为心理卫生指导提供完善的理论和方法
- 探索各年龄阶段的心理卫生特点
  - 探索人在各年龄阶段的心理特点、心理危机、发展需求及活动规律，建构关于人格健康发展的科学理论
  - 实践并建立一套针对不同年龄阶段个体及环境的心理卫生方法，并在工作中不断修改、调整，促使情绪、认知、行为的指导原则和技术日趋完善
- 研究社会群体性的心理卫生问题
  - 探索群体性的心理卫生问题，分层次、针对性地为人们制订心理健康的标准、原则和方法，并以此为指导，采用科学、有效的方法构建良好的医疗、家庭、学校、工作环境，保障人们的心身健康与人格发展
- 研究心理卫生中个体的心理动力及其机制
  - 心理卫生以个体积极参与、主动探索、努力实践为前提，否则一切探索终将成为空中楼阁

续流程

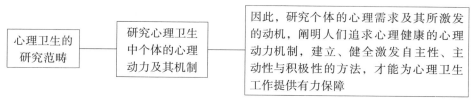

心理卫生的研究范畴 —— 研究心理卫生中个体的心理动力及其机制 —— 因此，研究个体的心理需求及其所激发的动机，阐明人们追求心理健康的心理动力机制，建立、健全激发自主性、主动性与积极性的方法，才能为心理卫生工作提供有力保障

第二节　心理健康

一、心理健康的概念

20 世纪以前，人们对健康的认识是没有躯体疾病。1948 年，联合国世界卫生组织（WHO）定义健康为：不仅仅是没有疾病和虚弱现象，而且是一种身体上、心理上和社会上的完好状态。1989 年，该组织进一步补充：健康不仅是没有疾病，而且包括了躯体健康、心理健康、社会适应良好和道德健康。

基于以上对健康的认识，将心理健康定义为：心理内容正常、形式协调、反应与现实一致、社会适应良好、人格健全而相对稳定的状态。其包括以下3 个层次。

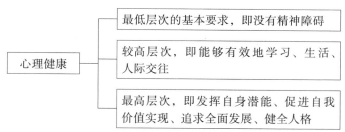

心理健康 —— 最低层次的基本要求，即没有精神障碍

较高层次，即能够有效地学习、生活、人际交往

最高层次，即发挥自身潜能、促进自我价值实现、追求全面发展、健全人格

二、心理健康的标准

1. 我国学者提出的心理健康标准

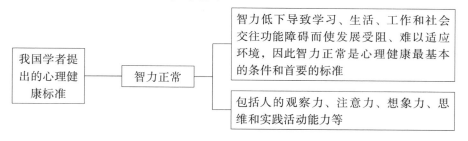

我国学者提出的心理健康标准 —— 智力正常 —— 智力低下导致学习、生活、工作和社会交往功能障碍而使发展受阻、难以适应环境，因此智力正常是心理健康最基本的条件和首要的标准

包括人的观察力、注意力、想象力、思维和实践活动能力等

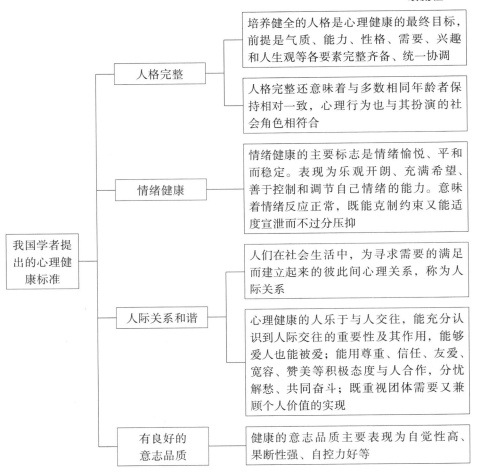

续流程

2. 心理健康的其他标准

美国心理学家马斯洛（Maslow）和密特尔曼（Mittelman）提出心理健康的 10 条标准。

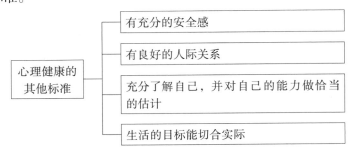

续流程

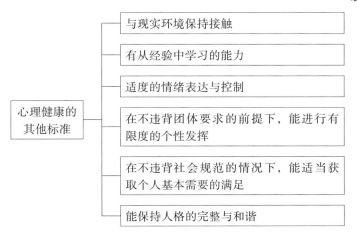

心理健康的
其他标准

- 与现实环境保持接触
- 有从经验中学习的能力
- 适度的情绪表达与控制
- 在不违背团体要求的前提下，能进行有限度的个性发挥
- 在不违背社会规范的情况下，能适当获取个人基本需要的满足
- 能保持人格的完整与和谐

三、心理健康的影响因素

1. 心理因素

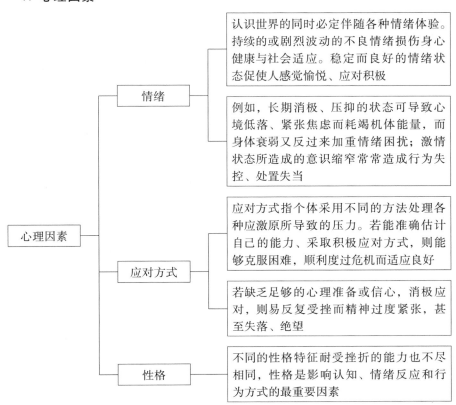

心理因素

情绪

认识世界的同时必定伴随各种情绪体验。持续的或剧烈波动的不良情绪损伤身心健康与社会适应。稳定而良好的情绪状态促使人感觉愉悦、应对积极

例如，长期消极、压抑的状态可导致心境低落、紧张焦虑而耗竭机体能量，而身体衰弱又反过来加重情绪困扰；激情状态所造成的意识缩窄常常造成行为失控、处置失当

应对方式

应对方式指个体采用不同的方法处理各种应激原所导致的压力。若能准确估计自己的能力、采取积极应对方式，则能够克服困难，顺利度过危机而适应良好

若缺乏足够的心理准备或信心，消极应对，则易反复受挫而精神过度紧张，甚至失落、绝望

性格

不同的性格特征耐受挫折的能力也不尽相同，性格是影响认知、情绪反应和行为方式的最重要因素

续流程

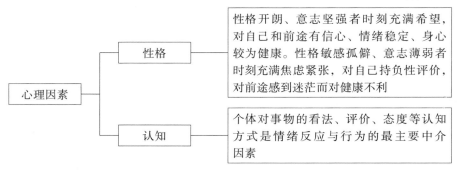

2. 环境因素

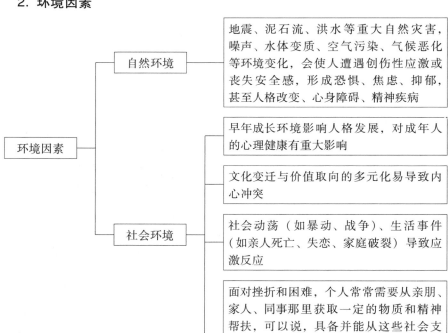

3. 生物因素

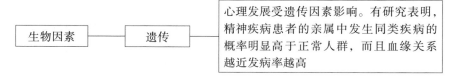

续流程

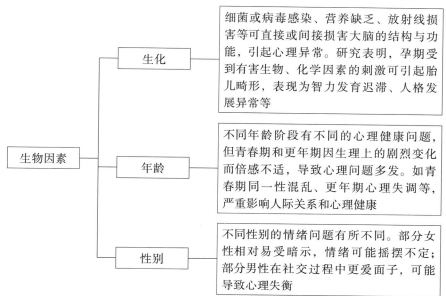

	生化	细菌或病毒感染、营养缺乏、放射线损害等可直接或间接损害大脑的结构与功能，引起心理异常。研究表明，孕期受到有害生物、化学因素的刺激可引起胎儿畸形，表现为智力发育迟滞、人格发展异常等
生物因素	年龄	不同年龄阶段有不同的心理健康问题，但青春期和更年期因生理上的剧烈变化而倍感不适，导致心理问题多发。如青春期同一性混乱、更年期心理失调等，严重影响人际关系和心理健康
	性别	不同性别的情绪问题有所不同。部分女性相对易受暗示，情绪可能摇摆不定；部分男性在社交过程中更爱面子，可能导致心理失衡

第三节 各年龄阶段的心理特征和心理卫生

一、孕期心理发展与心理卫生

1. 孕期胎儿发展特点

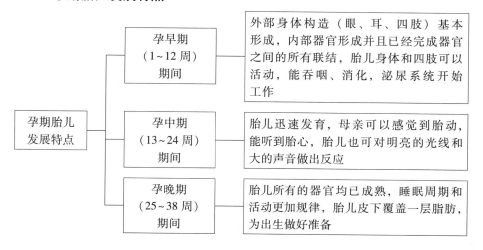

	孕早期（1~12周）期间	外部身体构造（眼、耳、四肢）基本形成，内部器官形成并且已经完成器官之间的所有联结，胎儿身体和四肢可以活动，能吞咽、消化，泌尿系统开始工作
孕期胎儿发展特点	孕中期（13~24周）期间	胎儿迅速发育，母亲可以感觉到胎动，能听到胎心，胎儿也可对明亮的光线和大的声音做出反应
	孕晚期（25~38周）期间	胎儿所有的器官均已成熟，睡眠周期和活动更加规律，胎儿皮下覆盖一层脂肪，为出生做好准备

妊娠期间的母体环境及外界环境随时都可能对胎儿的身体及神经系统发育产生影响，大多数胎儿会遵循正常的孕期发展模式健康发育，但是有些胎儿则会因为母亲的体质特点、营养状况不良或是接触到某些致畸因素而发生问题。

例如，医学界从 1941 年起就开始注意到，患有风疹（德国麻疹）的母亲生出的孩子可能发生盲、聋、心脏异常以及智力落后等出生缺陷。另有一些研究发现，处于高度压力下的母亲所生出的孩子可能多动、易怒，饮食、睡眠和排泄没有规律（Sameroff & Chandler，1975；Vaughn 等，1987）。可见，母亲孕期的情绪状态等心理因素对于胎儿的心身发育也有着深远影响。

2. 孕期心理卫生要点

孕期心理卫生要点

- 注意筛查不良遗传因素。如果条件允许，应该在妊娠前即做好基因咨询，可以在一定程度上避免有基因缺陷的新生儿出生，也可以避免母亲的心身损害

- 注意避免接触风疹、弓形虫病、性传播疾病等传染性病原。孕早期感染弓形虫，会对胎儿的眼睛和大脑造成严重伤害，孕晚期感染也有可能导致孕妇流产

- 除非绝对必要并获得医生许可（医生已知妊娠事实），孕妇不应该服用任何药物，也不要接受放射性治疗和 X 线检查。很多药物或检查手段对于成人可能没有毒害或影响，但是对于胚胎可能存在未知的严重的致畸作用

- 妊娠期间孕妇饮食应富含蛋白质、维生素、矿物质和热量，禁止吸烟和饮酒

- 孕妇要保持愉快的心境，家庭也要尽量为其营造一个轻松愉悦的氛围。短暂的应激事件一般对母亲和胎儿没有什么危害，但是长期的严重的压力则可能影响胎儿的生长发育，甚至导致早产、低出生体重等

二、婴儿期心理发展与心理卫生

1. 新生儿期的心身发展特点

新生儿指从出生到 1 个月月龄的婴儿，新生儿期是新生命独立发挥生理功能的开始阶段。在医疗条件不发达的过去，新生儿一般被认为是非常脆弱、无助的；但实际上，新生儿的适应能力远远超过我们的想象。

新生儿期的心身发展特点	新生儿出生后就已经具备了对环境中的某些刺激做出适应性反应的能力，主要是通过一些无条件反射来完成
	常见的适应性反射包括觅食反射（把头转向刺激方向）、吸吮反射（吮吸放入口中的物体）、吞咽反射（吞咽）、眨眼反射（闭眼或眨眼）、抓持反射（弯曲手指去抓握接触婴儿掌心的物体）及 Moro 反射（巨大的声响或头部位置突然改变导致婴儿向外甩胳膊，背呈弓形，双臂合拢，好像去抱什么东西）等
	这些反射大多具有明显的生存意义，例如觅食反射和吸吮反射使得新生儿能够获取食物；眨眼反射可以保护眼睛免受强光和外界刺激的伤害等
	而抓持反射和 Moro 反射等虽然也可以在一定程度上避免新生儿跌落，有助于其存活，但是对于新生儿的意义不像生存反射那样有用，它们大多会在出生后的 4~6 个月自行消退，被认为是人类进化的痕迹
	有学者认为，新生儿期可以看作是心理发生的时期，正是由于这些与生俱来的无条件反射机制可以与环境因素结合，使主客体之间达到一种平衡，新生儿的心理机制即开始发生作用
	新生儿大多遵循"睡眠–觉醒时的活动–啼哭"这一周期性变化的生活行为规律，如果这一周期模式不规律，则可能预示某种异常
	新生儿每天大约有两三个小时的觉醒状态，他们利用这段时间来观察周围世界或与母亲及周围人交往，同时进行一些记忆和学习
	新生儿的啼哭也是具有生存意义的，因为在言语表达之前，哭泣是新生儿能够将需求信息传递给抚养者的唯一手段，也能起到抚养者照顾他们的导向作用

2. 婴儿期的心身发展特点

婴幼儿期指 1 个月到 3 岁。这一时期小儿的心理生理发展处于非常快的时期。

（1）婴儿的神经系统发育

婴儿的神经系统发育	母亲妊娠的最后 3 个月和婴儿出生后的前两年被认为是"大脑发育加速期"，因为成人大脑一半以上的重量是在这段时期获得的（Glaser，2000）

续流程

	现有研究发现，婴儿神经系统的发育受到生物因素和早期经验的双重影响。若婴儿时期发生营养不良或缺乏必要的早期经验刺激，可能会导致中枢神经系统发育停滞甚至退化萎缩，所造成的损伤可能是永久性的
	同时也有一些研究发现，婴儿早期的大脑发展还是具有一定的可修复性的。由于大脑是功能偏侧化的器官，大脑的两个半球功能各不相同，分别控制着身体的不同区域
婴儿的神经系统发育	大脑功能的偏侧化是逐步发展完成的，婴儿时期的大脑并未完全成熟，也没有达到完全的偏侧化，所以年幼的孩子通常可以从某些脑创伤中恢复过来，恢复的程度和速度都远远高过同等程度脑损伤的青少年或成人
	例如，言语中枢位于大脑的左半球，5岁前的孩子如果言语中枢受损，右侧脑半球可产生替代性功能，使言语中枢转移至右侧脑半球，可能不会导致永久性的言语功能丧失

（2）婴儿的动作发展

	婴儿出生以后并不能很快独立移动，与其他幼年动物相比，确实是处于劣势，但是不久以后，人类婴儿可逐渐地完成抬头、翻身、扶坐、独坐、扶站、爬行、扶走、独站、独立行走等动作的发展
	不同的婴儿第一次成功完成这些动作的时间早晚可能不同，但是婴儿的动作发展大致都会遵循着这一系列特定的顺序，即前面提到的头尾原则、近远原则和大小原则，也有研究发现一些发展事实是与这些原则相抵触的
婴儿的动作发展	例如，有研究者发现某些12周龄左右的婴儿已经可以通过抬腿来触碰周围的玩具，而他们第一次用手触碰则发生在16周龄左右，他们分析认为，可能是由于相对于髋关节来说，肩关节控制的动作数量较多，其控制需要更多的练习和经验
	婴儿时期动作发展的两个里程碑分别是双手的抓握技能和独立行走能力的发展。到婴儿末期，婴儿双手的动作发展更加精细化和协调化，五指分化和手眼协调都已基本完成，这对于婴儿生活自理能力的培养很有意义
	婴儿的独立行走也使得婴儿的移动由原先的被动变为了主动，使其可以探索的世界范围也进一步扩大，也可增加其社会交往的积极性

（3）婴儿的认知发展

婴儿的
认知发展

- 婴儿时期是人类各种认知能力发展最为迅速的时期，婴儿的认知包括感觉、知觉、记忆、思维、注意等认知过程

- 感知觉是婴儿认知的开端，因为在个体的认知发展过程中，感知觉是最早发生并且最先成熟的心理过程

- 新生儿已经具有了良好的听觉发展，具备了辨别声音的音量、频率、方向及持续时间的能力（Brower，1982）

- 婴儿对于音调较高的女性的声音比较感兴趣，且从一出生便能够辨认出并偏爱母亲的声音，这证明婴儿出生前透过子宫壁是能够听到并记住母亲的声音的

- 因此，母亲应该经常和婴儿对话，可以使他们感受到更多的关爱，对其今后的智力、情感和社会能力的发展都将有良好影响

- 婴儿还能够觉察各种不同的气味，闻到不喜欢的气味会将头扭开，甚至还会表现出厌恶的表情。母乳喂养的婴儿在新生儿期就已经能够通过乳房和腋下的气味辨认出自己的母亲

- 婴儿从一出生就具有痛觉，能够感受到痛苦（如针刺手指等）而大哭；但是婴儿的痛觉相对迟钝一些，往往在针刺的时候毫无反应，稍过一会儿才会开始大哭

- 婴儿已经具有一定的先天知觉能力，例如深度知觉，吉布森和沃克（Eleanor Gibson & Richard Walk，1960）设计的"视崖"装置揭示，6个多月大的婴儿就具有了深度知觉，开始表现出对于悬崖的惧怕

- 婴儿注意的发展是从不随意注意向随意注意发展的。婴儿从一出生就可以将头转向声源，这种定向反射是先天的，实质上是不随意注意的初级形态

- 婴儿最开始倾向于注视他们天生偏好的图形和符合其接受水平的刺激物（光亮、适度的听觉刺激等），后来随着发展，婴儿的注意开始受到其知识经验的支配，对于与其经验不相符的新奇刺激更加感兴趣并进行探索，当言语开始发展，婴儿还可以按照言语要求来调节自己的注意力指向

- 人类个体记忆最早发生于胎儿末期，而并非人们普遍认为的新生儿期

婴儿的认知发展	1 周岁之前，婴儿记忆的发展以情绪记忆和动作记忆为主导；1 周岁以后，记忆发展的主导内容提升到以表象记忆和词语记忆为主导的水平，这是因为婴儿的感知动作活动开始内化为表象，具有了符号表征功能，加之言语的发展，婴儿开始能够与他人进行相应的言语交流

（4）婴儿的言语发展

婴儿的言语发展	言语发展是婴儿心理发展过程中最重要的内容之一。婴儿发音的发展主要分为单音节发音阶段（简单发音阶段）、多音节发音阶段（连续音节阶段）和咿呀学语阶段（学话萌芽阶段）
	婴儿的语句发展则经历从单词句到多词句，从简单句到复合句的发展过程；婴儿最初的发音是不存在民族和国家的区别的，当其开始学习第一批词语的时候，婴儿才开始掌握母语的发音，3 岁左右的婴儿基本上就能够掌握其母语的全部发音了
	婴儿往往是从其所熟悉的事物名称开始学习词语，3 岁的儿童词汇量可以达到 1000 个左右。婴儿所理解的词义以及语法的应用可能和成人不尽相同，于是可能发生一些有趣的现象
	例如，一个英语国家的 3 岁的孩子觉得他的洗澡水有点烫，他可能会对爸爸说 "Make it warmer, Daddy"。父亲开始会很困惑，其实孩子想表达的意思是希望爸爸把洗澡水的温度调整到更接近 warm（温）的温度

（5）婴儿基本情绪的发展

婴儿基本情绪的发展	新生儿的情绪基本上都是生理性的、本能的反应，往往是由于生理需要和机体内外一些适宜或不适宜的刺激所引起的，在随后的适应社会环境的活动中，情绪也在人际交往中逐渐开始社会化发展
	人类的一些基本情绪都是由生物程序所决定的，并非后天习得，但是仍然需要一定的时间使其逐渐发展。在生命之初的两年内，婴儿的各种情绪将会陆续表现出来
	婴儿的微笑会经历自发性微笑阶段（生理反射性微笑，非社会性）、无选择的社会性微笑（对人的声音和面孔更多地报以微笑，但是不加区分）和有选择的社会性微笑（对熟悉的人报以更多的微笑反应）3 个发展历程，这期间婴儿的微笑经历了从生物学意义向社会意义转化的过程

续流程

婴儿基本情绪的发展

> 婴儿的哭泣虽然大多是一种不愉快的消极反应，但是具有重要的适应意义。因为在婴儿学会语言表达之前，哭泣是其表达需要以获得成人照顾的唯一方式

> 婴儿的哭泣自出生就发生，分化也较早，可分为自发性的哭（生理反射性的哭）、应答性的哭（向抚养者表达个体需要的信号，具有社会交往性质）以及主动操作性的哭（从经验中学到的，具有明显社会活动性质或目的性的哭）

> 婴儿从8个月起可能表现出分离焦虑和陌生人焦虑，即当婴儿离开母亲、遇到陌生人或处于陌生环境时，会产生恐慌、躲避等反应，还可表现出警觉、痛苦、愤怒等情绪

> 分离焦虑的出现，证明婴儿和主要抚养者（一般是母亲）之间的依恋已经建立，依恋是在婴儿和母亲的相互交往过程中逐渐建立起来的母婴互动关系，是婴儿和母亲之间最初的社会性联结，也是婴儿情感社会化的重要标志之一

> 安斯沃斯通过陌生情境研究法，将婴儿的依恋分为安全型依恋（对母亲离开和陌生的人或情境都没有过于强烈的不安全反应，多数婴儿属于此类）、回避型依恋（母亲在场与否都无所谓，实际上是未形成亲密的感情联结）和矛盾型依恋（时刻警惕、阻止母亲离开，母亲归来时既寻求与母亲接触又反抗母亲的安抚，表现出矛盾的态度）3类

（6）婴儿自我的发展

婴儿自我的发展

> 有些发展学家相信新生儿即能够将自我与环境区分开来，因为他们发现，当新生儿听到其他婴儿哭泣的录音时会感到悲伤，而听到自己的录音时却没有悲伤的反应

> 但也有相反的观点认为新生儿并不具备自我意识，因为他们的所有需求都可以从照料者那里得到满足，所以他们并不能够从环境中分化出自我

> 婴儿一旦意识到自己是一个独立于其他个体和外界存在时，他们就会开始思考自己是谁，是什么样的人，自我意识才会开始建立

> 学者哈特总结出婴儿的自我包括主体我和客体我的两个发展过程。在1周岁左右，婴儿开始表现出主体我的认知（把自己作为活动主体的认知，并且能够把自己与他人区分开来）

续流程

婴儿自我的发展	约在 2 周岁前后，婴儿显示出客体我的自我认知（通过镜子或照片进行自我再认的能力，能够开始使用人称代词称呼自己和他人），客体我自我意识的发展被称作是个体自我意识发展的第一次飞跃
	Lewis 和 Gunn 的点红测验（让母亲以为婴儿擦脸为名在其鼻尖上点一个红点，然后将其置于镜子前）能够很好地提示婴儿自我意识的发展
	他们发现 15~17 个月大的婴儿已经表现出自我再认（意识到自己脸上的异样而摸鼻子，表明他们知道镜中的小孩正是自己），等到 18~24 个月，这种意识会更加普遍和明显
	有趣的是，这种自我意识的发展甚至不会受到生活环境的影响，例如一些游牧民族的婴儿，他们平时很少接触镜子，但是在点红测验中表现出自我再认的年龄，也和生活在城市里的婴儿是一致的（Priel&deSchonen，1986）

（7）婴儿的学习：学习活动的最早表现可以发生在胎儿末期，所以婴儿生来就具有学习能力。婴儿的一种很重要的学习能力是模仿，研究显示，未满月的新生儿已经能够模仿成人的一些面部表情。此外，婴儿出生后数天就能够对于母亲抱起喂奶的姿势做出食物性条件反射，可以说条件反射也是婴儿的一种基本的学习方式。

3. 婴儿期的心理卫生要点

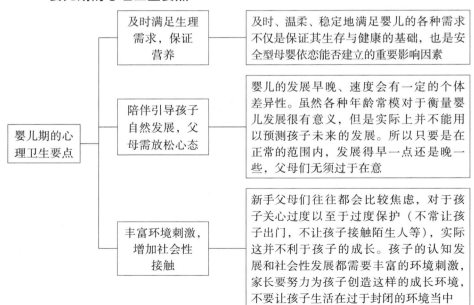

婴儿期的心理卫生要点	及时满足生理需求，保证营养	及时、温柔、稳定地满足婴儿的各种需求不仅是保证其生存与健康的基础，也是安全型母婴依恋能否建立的重要影响因素
	陪伴引导孩子自然发展，父母需放松心态	婴儿的发展早晚、速度会有一定的个体差异性。虽然各种年龄常模对于衡量婴儿发展很有意义，但是实际上并不能用以预测孩子未来的发展。所以只要是在正常的范围内，发展得早一点还是晚一些，父母们无须过于在意
	丰富环境刺激，增加社会性接触	新手父母们往往都会比较焦虑，对于孩子关心过度以至于过度保护（不常让孩子出门，不让孩子接触陌生人等），实际这并不利于孩子的成长。孩子的认知发展和社会性发展都需要丰富的环境刺激，家长要努力为孩子创造这样的成长环境，不要让孩子生活在过于封闭的环境当中

续流程

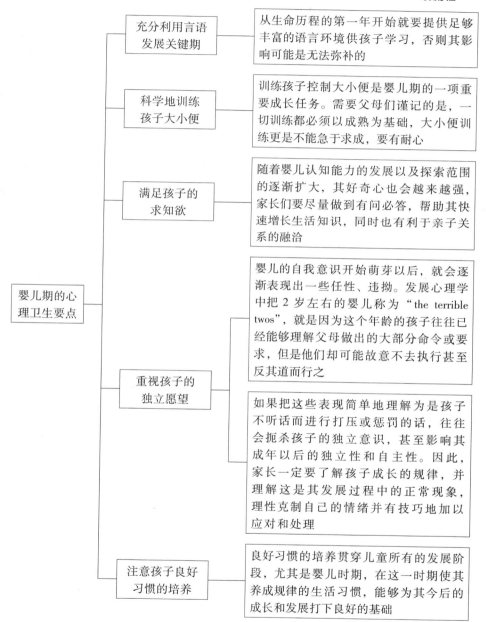

| 充分利用言语发展关键期 | 从生命历程的第一年开始就要提供足够丰富的语言环境供孩子学习，否则其影响可能是无法弥补的 |

| 科学地训练孩子大小便 | 训练孩子控制大小便是婴儿期的一项重要成长任务。需要父母们谨记的是，一切训练都必须以成熟为基础，大小便训练更是不能急于求成，要有耐心 |

| 满足孩子的求知欲 | 随着婴儿认知能力的发展以及探索范围的逐渐扩大，其好奇心也会越来越强，家长们要尽量做到有问必答，帮助其快速增长生活知识，同时也有利于亲子关系的融洽 |

婴儿期的心理卫生要点

| 重视孩子的独立愿望 | 婴儿的自我意识开始萌芽以后，就会逐渐表现出一些任性、违拗。发展心理学中把 2 岁左右的婴儿称为"the terrible twos"，就是因为这个年龄的孩子往往已经能够理解父母做出的大部分命令或要求，但是他们却可能故意不去执行甚至反其道而行之 |
| | 如果把这些表现简单地理解为是孩子不听话而进行打压或惩罚的话，往往会扼杀孩子的独立意识，甚至影响其成年以后的独立性和自主性。因此，家长一定要了解孩子成长的规律，并理解这是其发展过程中的正常现象，理性克制自己的情绪并有技巧地加以应对和处理 |

| 注意孩子良好习惯的培养 | 良好习惯的培养贯穿儿童所有的发展阶段，尤其是婴儿时期，在这一时期使其养成规律的生活习惯，能够为其今后的成长和发展打下良好的基础 |

三、幼儿期心理发展与心理卫生

幼儿期指 3~6 岁，又称学龄前期。

1. 幼儿期的心身发展特点

幼儿期的心身发展特点

幼儿的认知发展

幼儿的言语发展

幼儿记忆的发展。幼儿时期有意识记忆的发展速度快于无意识记忆发展的速度，但二者都会随着年龄的增长逐步发展；幼儿期以形象记忆为主，词语记忆开始逐渐发展；机械记忆和意义记忆同时发展并相互作用

幼儿后期开始能够使用一些记忆策略，如视觉"复述"策略（反复不断地注视目标刺激）、复述策略（口头重复识记内容）和特征定位策略（捕捉事物的典型特点作为识记要点）等

幼儿思维的发展。幼儿时期的思维还是以具体形象性思维为主。幼儿的概括能力和推理能力都开始发展，他们可以思考一些不在眼前的事物，并开始具有计划行动和预见结果的能力，能够更好地解决问题

幼儿已经可以表现出对于事物的内在关联和本质特征的探索和追求。他们提问的类型会从原先的"是什么"开始转变为"为什么"，这表明幼儿的逻辑思维能力也开始有所发展

根据皮亚杰的理论，幼儿期还有一个特征现象——自我中心现象。皮亚杰认为幼儿（6岁以下）在进行判断时往往都是以自我为中心的，不能够从别人的角度出发考虑别人的观点

幼儿期是儿童言语不断丰富的时期，既是掌握口头言语的关键时期，也是词汇量增长最迅速的时期（其中3~4岁儿童的词汇量发展最快，6岁儿童的词汇量可以达到3000)

在句法结构的发展中，幼儿主要使用句法结构完整的简单句。当幼儿的词汇量积累得足够多并且逻辑思维开始发展的时候，便开始使用一些复合句，这些复合句是由两个或更多意义相关联的简单句组成的

续流程

```
                                    ┌─────────────────────────────────┐
                                    │ 个体的个性在幼儿时期即可初步形成。│
                                    │ 其个性形成和社会性发展的过程即是其│
                                    │ 社会化的过程                     │
                                    └─────────────────────────────────┘

                                    ┌─────────────────────────────────┐
                                    │ 个体从出生就会具有一定的气质类型，高│
                                    │ 级神经活动类型的不同表现在幼儿时期会│
                                    │ 更加明显，或活泼或安静；幼儿时期气质│
                                    │ 的可塑性也是比较强的，成人可以有针对│
                                    │ 性地发挥或改造其气质中的某些方面  │
                                    └─────────────────────────────────┘

                                    ┌─────────────────────────────────┐
                                    │ 儿童的自尊感从幼儿期开始会随着年龄│
                                    │ 的增长而迅速发展，到童年期的时候开│
                                    │ 始趋于稳定                       │
                                    └─────────────────────────────────┘
```

幼儿期的心身发展特点 — **幼儿的个性和社会性发展**

研究显示，自尊感的体验在 3 岁组达到 10%，4 岁组为 60%，6 岁组则超过 90%。儿童的高自尊与其以后对于生活的高满意度和幸福感密切相关，很多成人的情绪问题或社会关系适应不良可能也与幼儿时期开始的低自尊有关

3~4 岁的时期常被称作个体发展中的第一反抗期，这一时期的幼儿会开始表现出自主活动的要求以及能够实现自我意志的各种行为。幼儿会开始反抗父母及其他养育者的照料和控制，要求参与成人的生活活动

幼儿此时的叛逆和违拗，会让大多数家长觉得棘手无措。需要明确的是这一反抗期是幼儿心理发展过程中的正常现象，所以家长一定要积极理智地对待，指导儿童并为之创造条件，满足其发展要求

2. 幼儿期的心理卫生要点

幼儿期的心理卫生要点 — **巧用游戏的功能**

游戏是幼儿时期的主导活动，在游戏过程中不仅可以开发幼儿的思维和创造能力，还能够帮助他们了解规则、合作等社会规范，锻炼其社会交往能力并丰富其情感。因此，成人应鼓励并组织幼儿进行高质量的游戏活动，巧用游戏，寓教于乐

幼儿期的心理卫生要点

注意孩子性别意识的强化

幼儿时期也是儿童的性别认同开始发展的关键时期。按照弗洛伊德的理论，3~6岁期间的儿童会表现出俄狄浦斯情结（男性幼儿）和伊莱克特拉情结（女性幼儿）

这两个命名源于希腊神话典故，即指幼儿喜爱双亲中与之不同性别的一方，因而产生与同性别双亲竞争的意识的现象，也就是我们通常所说的"恋母情结"和"恋父情结"

在处理这一情结的过程中，幼儿开始向同性别双亲一方进行认同（对成人个性品质的效仿及内化），认同可以带给儿童归属感及成就感，使其获得成长和发展的动力

幼儿认同的对象最开始大多是父母双亲，而后可以拓展到教师、其他长辈或年龄差距较大的同辈人等具有权威性或较高能力和地位的人群

幼儿的性别意识往往也是通过认同来完成的，其一开始对于同性别双亲一方的认同，能够帮助其明确与其性别相匹配的言行举止、衣着打扮等方面的要求。作为父母，应关注这一过程，保证其接收到的信息是有助于正确强化其性别意识的

尊重独立意愿，摆正在家庭中的地位

幼儿期会经历人生当中的"第一反抗期"，父母一定要尊重孩子的这一时期的成长需求，不能打压干涉，应该因势利导，循循善诱，陪伴和引导其完成这一发展

家长既不能粗暴干涉孩子的成长，也不能完全放任，一定要摆正孩子在家庭中的地位，明确其家庭角色，更要做好和其他家庭成员的沟通，尽量保证大家对于孩子的态度都不会对其成长产生不利影响

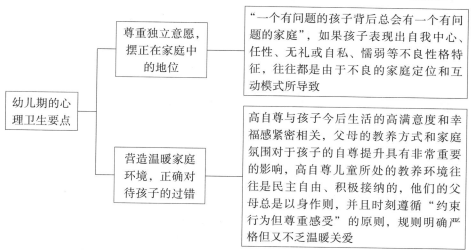

续流程

四、童年期心理发展与心理卫生

7~11 岁称为童年期，又称为学龄期，是开始接受义务教育的时期。

1. 童年期心理特征

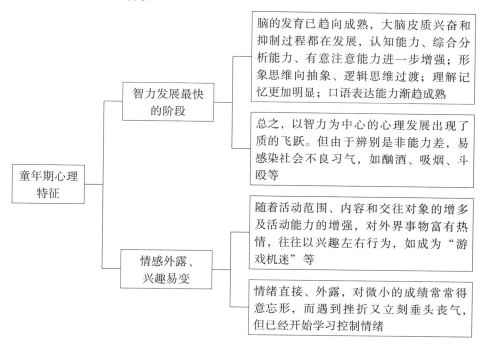

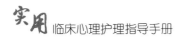

续流程

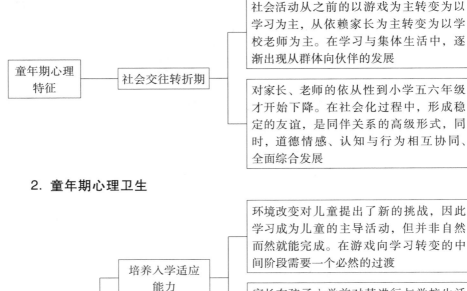

| 童年期心理特征 | 社会交往转折期 | 社会活动从之前的以游戏为主转变为以学习为主,从依赖家长为主转变为以学校老师为主。在学习与集体生活中,逐渐出现从群体向伙伴的发展 |
| | | 对家长、老师的依从性到小学五六年级才开始下降。在社会化过程中,形成稳定的友谊,是同伴关系的高级形式,同时,道德情感、认知与行为相互协同、全面综合发展 |

2. 童年期心理卫生

童年期心理卫生	培养入学适应能力	环境改变对儿童提出了新的挑战,因此学习成为儿童的主导活动,但并非自然而然就能完成。在游戏向学习转变的中间阶段需要一个必然的过渡
		家长在孩子入学前对其进行与学校生活规律相一致的训练,同时,老师在其入学时帮助孩子做好学习态度、习惯与方法的准备十分重要
	激发学习动机	刚入学的孩子常常抱着游戏的态度,喜欢学就学,不喜欢就不学,很难按照老师的要求学习,但却有极强的好奇心、探索欲
		老师和家长要重视教学、教育的直观性、启发性和趣味性,激发兴趣,引起学习动机,并在此基础上逐渐培养对学习负责的态度
		如专心听课、积极思考、踊跃提问、自己整理学习用具等。同时注意儿童思维的灵活性、多向性和想象力的培养,提高发现问题、解决问题的能力
	培养良好的习惯	帮助儿童建立良好的学习习惯,要求教师对儿童可能出现的问题具有预见性,从主动带齐学习用品、课堂纪律、完成家庭作业等方面进行常规训练

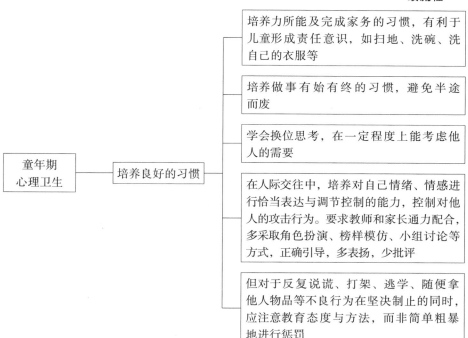

续流程

培养力所能及完成家务的习惯，有利于儿童形成责任意识，如扫地、洗碗、洗自己的衣服等

培养做事有始有终的习惯，避免半途而废

学会换位思考，在一定程度上能考虑他人的需要

在人际交往中，培养对自己情绪、情感进行恰当表达与调节控制的能力，控制对他人的攻击行为。要求教师和家长通力配合，多采取角色扮演、榜样模仿、小组讨论等方式，正确引导，多表扬，少批评

但对于反复说谎、打架、逃学、随便拿他人物品等不良行为在坚决制止的同时，应注意教育态度与方法，而非简单粗暴地进行惩罚

五、青春期心理发展与心理卫生

青春期以 11~16 岁的少年期为主，此时的个体处于初、高中阶段，该阶段的个体无论是在生理发育还是在心理和社会性的发展方面都出现显著的变化，这一时期发展复杂并且充满矛盾。

1. 青春期的心身发展特点

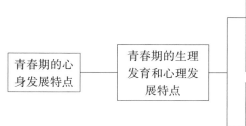

青春期是个体生长发育的高峰期。此时个体的身高、体重明显增加，各项生理功能也迅速增强，体貌特征都越来越趋近于成人，其脑与神经系统的发育也逐渐成熟。同时，性器官发育也在青春期开始加速，第二性征开始出现

生理上的成熟和第二性征的出现使青少年产生强烈的成人感，但其心理发展则相对缓慢以至于其心理半成熟的状态和成人感之间存在着矛盾，而这一矛盾是造成青春期种种心理危机的根本原因

续流程

```
                              ┌─────────────────────────────────────┐
                              │ 成人感使少年儿童产生强烈的独立意识，  │
                    ┌─────────┤ 所以他们要求独立自主的决定权，但是    │
          ┌─────────┤ 青春期的生理 │ 面对实际生活中的矛盾和困惑时，他们    │
          │         │ 发育和心理发 │ 又希望能够得到成人的理解和保护，这    │
          │         │ 展特点       │ 也是青春期常见的心理矛盾之一          │
          │         └─────────┤   └─────────────────────────────────────┘
          │                   │   ┌─────────────────────────────────────┐
          │                   └───┤ 此外，青春期的个体还可能经历心理闭    │
          │                       │ 锁性与开放性之间的矛盾，体验到成就    │
          │                       │ 感与挫折感的交替                      │
          │                       └─────────────────────────────────────┘
          │                       ┌─────────────────────────────────────┐
          │                   ┌───┤ 青春期是整个生命历程中记忆发展的全    │
          │                   │   │ 盛时期。初中阶段的记忆广度高达        │
          │         ┌─────────┤   │ 11.04，甚至超过大学阶段水平（9.4），  │
          │         │ 青春期的认知 │ 青春期的短时记忆达到人生的最高峰      │
 ┌────────┤─────────┤ 发展       │   └─────────────────────────────────────┘
 │ 青春期的心 │       │           │   ┌─────────────────────────────────────┐
 │ 身发展特点 │       └─────────┤   │ 按照皮亚杰的认知发展阶段理论，青春    │
 └────────┤               └───┤ 期处于形式运算阶段，此时其思维形式    │
          │                   │ 可以脱离具体内容的限制，并且其假设    │
          │                   │ 演绎推理能力得以发展。因此，此时的    │
          │                   │ 青少年可以很好地学习物理、数学、哲    │
          │                   │ 学及心理学等多种学科知识              │
          │                   └─────────────────────────────────────┘
          │                       ┌─────────────────────────────────────┐
          │                   ┌───┤ 青春期是自我意识发展的第二个飞跃期，  │
          │                   │   │ 此时的个体强烈关注自己的身体形象，    │
          │                   │   │ 并且非常在意他人对自己的评价和反应。  │
          │                   │   │ 除了对于外在的关注，青春期的个体也    │
          │                   │   │ 十分重视自己的学习成绩、能力以及个    │
          │                   │   │ 性成长，有着很强的自尊心，因此非常    │
          │                   │   │ 容易产生强烈的挫败感                  │
          │         ┌─────────┤   └─────────────────────────────────────┘
          └─────────┤ 青春期的个性 │   ┌─────────────────────────────────────┐
                    │ 和社会性发展 │───┤ 青春期的个体由于心身发展的不平衡面    │
                    └─────────┤   │ 临着种种发展中的矛盾，使其心境也会    │
                              │   │ 出现不平衡甚至暂时的紊乱，非常容易    │
                              │   │ 产生各种消极情绪体验，青春期早期的    │
                              │   │ 情绪稳定性也较差，起伏变化明显        │
                              │   └─────────────────────────────────────┘
                              │   ┌─────────────────────────────────────┐
                              └───┤ 青春期少年普遍存在对一切外在强加的力  │
                                  │ 量和控制的反抗心理，并将这种排斥意识  │
                                  │ 付诸行动，因此将青春期称为是人生中的  │
                                  │ 第二反抗期。青春期的少年有着强烈的成  │
                                  │ 人感，对于独立自主的主张会更加强烈    │
                                  └─────────────────────────────────────┘
```

续流程

青春期的心身发展特点 → 青春期的个性和社会性发展

- 如果父母对此心理需求缺乏认识，没能够将他们视为平等独立的个体，或者将成人的观点强加于他们，势必引起他们各种反抗行为
- 青春期少年反抗的主要对象就是父母，但有时也会迁移到其他的人或团体，既可能采用强硬粗暴的直接抵抗，也可能表现为冷漠、无视等消极抵抗行为
- 第二反抗期和之前的第一反抗期一样，都是属于发展性的内在需求，同样需要父母给予正视和理解，并提供尊重、民主、温和的环境供其顺利发展

2. 青春期的心理卫生要点

青春期的心理卫生要点

进行科学的青春期教育

- 进入青春期后，身体的发育，尤其是第二性征的表现，可能需要青少年在心理上进行一段时间的适应，适应期间需要家长和老师的引导和心理保护
- 如果不能很好地度过适应期，可能会产生羞愧、焦虑甚至自卑等负面情绪，同时，性的成熟使得少年男女开始对异性产生兴趣，因此，及时而正确的青春期教育是必不可少的
- 应该通过教育使青少年充分了解自己和他人在生理和心理上的种种发展变化，教育其掌握自我管理、调适的一些方法，可以减轻其心理负担，同时增强其自我保护、对自己负责的意识

尊重青少年的独立意识

- 身处第二反抗期的青少年有着非常强烈的要求平等、自主的意愿，更希望自己的隐私能够被很好地尊重。因此，家长和教师应该正视并且充分尊重孩子的这一意愿，真心地信任孩子，帮助孩子完成成长

续流程

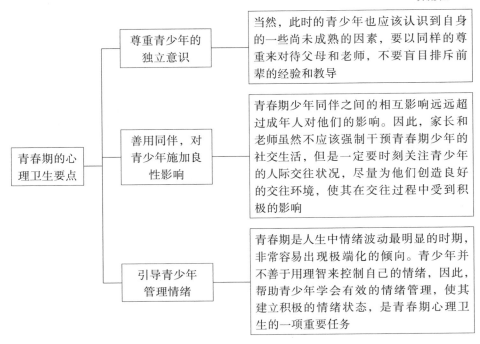

尊重青少年的独立意识 —— 当然，此时的青少年也应该认识到自身的一些尚未成熟的因素，要以同样的尊重来对待父母和老师，不要盲目排斥前辈的经验和教导

善用同伴，对青少年施加良性影响 —— 青春期少年同伴之间的相互影响远远超过成年人对他们的影响。因此，家长和老师虽然不应该强制干预青春期少年的社交生活，但是一定要时刻关注青少年的人际交往状况，尽量为他们创造良好的交往环境，使其在交往过程中受到积极的影响

引导青少年管理情绪 —— 青春期是人生中情绪波动最明显的时期，非常容易出现极端化的倾向。青少年并不善于用理智来控制自己的情绪，因此，帮助青少年学会有效的情绪管理，使其建立积极的情绪状态，是青春期心理卫生的一项重要任务

六、青年期心理发展与心理卫生

17~35 岁称为青年期。

1. 青年期心理特征

青年期心理特征 —— 心理发育达到成熟水平，人格趋于定型

伴随各项生理功能的完善，心理水平也达到成熟，情感体验丰富、表达深刻而自控力增强；口语表达成熟，书面表达趋于完善

具有一定的意志品质，自觉主动而行为果敢，动机斗争过程逐渐内隐。最终的标志性成果是形成相对稳定的人格

主要表现为自我意识已趋成熟，既能进行自我评价、自我批评、自我教育而自尊、自爱、自强，又能尊重他人的需要

形成相对稳定的人生观、价值观，具备对自然、社会、人生和恋爱较为系统的看法和解释，基本了解社会发展状况

续流程

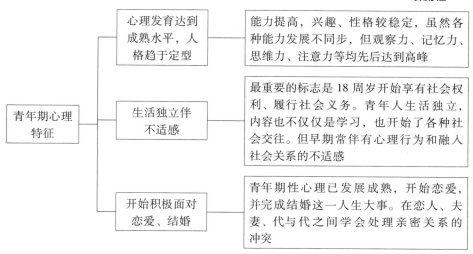

青年期心理特征	心理发育达到成熟水平，人格趋于定型	能力提高，兴趣、性格较稳定，虽然各种能力发展不同步，但观察力、记忆力、思维力、注意力等均先后达到高峰
	生活独立伴不适感	最重要的标志是 18 周岁开始享有社会权利、履行社会义务。青年人生活独立，内容也不仅仅是学习，也开始了各种社会交往。但早期常伴有心理行为和融入社会关系的不适感
	开始积极面对恋爱、结婚	青年期性心理已发展成熟，开始恋爱，并完成结婚这一人生大事。在恋人、夫妻、代与代之间学会处理亲密关系的冲突

2. 青年期心理卫生要点

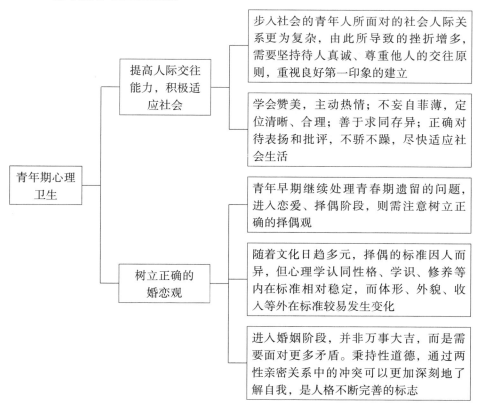

青年期心理卫生	提高人际交往能力，积极适应社会	步入社会的青年人所面对的社会人际关系更为复杂，由此所导致的挫折增多，需要坚持待人真诚、尊重他人的交往原则，重视良好第一印象的建立
		学会赞美，主动热情；不妄自菲薄，定位清晰、合理；善于求同存异；正确对待表扬和批评，不骄不躁，尽快适应社会生活
	树立正确的婚恋观	青年早期继续处理青春期遗留的问题，进入恋爱、择偶阶段，则需注意树立正确的择偶观
		随着文化日趋多元，择偶的标准因人而异，但心理学认同性格、学识、修养等内在标准相对稳定，而体形、外貌、收入等外在标准较易发生变化
		进入婚姻阶段，并非万事大吉，而是需要面对更多矛盾。秉持性道德，通过两性亲密关系中的冲突可以更加深刻地了解自我，是人格不断完善的标志

续流程

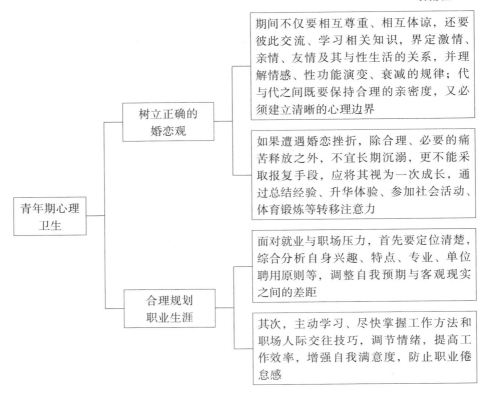

青年期心理卫生

树立正确的婚恋观
- 期间不仅要相互尊重、相互体谅，还要彼此交流、学习相关知识，界定激情、亲情、友情及其与性生活的关系，并理解情感、性功能演变、衰减的规律；代与代之间既要保持合理的亲密度，又必须建立清晰的心理边界
- 如果遭遇婚恋挫折，除合理、必要的痛苦释放之外，不宜长期沉溺，更不能采取报复手段，应将其视为一次成长，通过总结经验、升华体验、参加社会活动、体育锻炼等转移注意力

合理规划职业生涯
- 面对就业与职场压力，首先要定位清楚，综合分析自身兴趣、特点、专业、单位聘用原则等，调整自我预期与客观现实之间的差距
- 其次，主动学习、尽快掌握工作方法和职场人际交往技巧，调节情绪，提高工作效率，增强自我满意度，防止职业倦怠感

七、中年期心理发展与心理卫生

35~65岁称为中年期，男性的更年期稍晚于女性，多数女性发生于45~55岁，一般延续8~12年。

1. 中年期心理特征

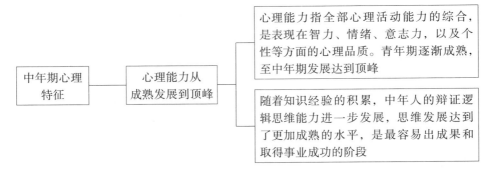

中年期心理特征

心理能力从成熟发展到顶峰
- 心理能力指全部心理活动能力的综合，是表现在智力、情绪、意志力，以及个性等方面的心理品质。青年期逐渐成熟，至中年期发展达到顶峰
- 随着知识经验的积累，中年人的辩证逻辑思维能力进一步发展，思维发展达到了更加成熟的水平，是最容易出成果和取得事业成功的阶段

续流程

```
                          ┌─────────────────────────────────┐
                          │ 情绪稳定，中年人经过历练而经验丰富，    │
                          │ 在面对各种困难、挫折和人际冲突时，     │
                          │ 能够冷静、理智、宽容地对待，较少冲     │
                          │ 动，体现出人性的成熟美              │
                          └─────────────────────────────────┘
              ┌──────────┐┌─────────────────────────────────┐
              │心理能力从  ││ 意志坚定，中年人的自我目标明确，对    │
              │成熟发展到顶峰││ 既定目标勇往直前，遇到挫折不气馁，    │
              └──────────┘│ 同时也能理智地根据环境和社会的变化    │
                          │ 调整自己的心态和生活目标            │
                          └─────────────────────────────────┘
                          ┌─────────────────────────────────┐
                          │ 个性明显，经过生活的磨砺，其人格特    │
                          │ 征与倾向性已经稳定，形成了独特的认    │
                          │ 知风格，并以此为基础建立了稳定的社    │
                          │ 会关系，努力完成自己追求的人生目标    │
                          └─────────────────────────────────┘
              ┌──────────┐┌─────────────────────────────────┐
              │应对能力增强，││ 中年人的社会角色多元，担负家庭、社    │
              │但心理压力   ││ 会、工作等多重责任。虽然应对能力增    │
              │较大       ││ 强，但不可忽视生理功能逐渐减退这一    │
              └──────────┘│ 客观现实。容易形成持续紧张、焦虑、    │
                          │ 抑郁等负性情绪状态                │
                          └─────────────────────────────────┘
```

中年期心理特征

心理能力从成熟发展到顶峰

应对能力增强，但心理压力较大

在婚姻与家庭关系中感受幸福

- 大部分中年人可以积极有效地应对婚姻、家庭问题，维系稳定的家庭关系，获得幸福感。但也有部分人因准备不足或缺乏应对能力而在关系冲突中心力交瘁，加之多元文化与价值取向的冲击，易出现孩子心身问题、家庭矛盾升级、暴力、婚外情、离婚等

心身疲倦感和职业耗竭状态

- 中年期的人际关系最复杂，心身消耗较大，易罹患各种疾病，甚至早逝。其中一个突出的表现是现代社会专业分工越来越细，造成中年人心理机能的片面使用与发展

- 长期面对单调、刻板、重复、高强度的工作情境，容易产生焦虑、烦躁、愤怒、失望等紧张情绪和人际关系冲突，而长期职业应激更严重的情况是职业耗竭，其特指个体因职业应激导致心身极度消耗，难于有效发挥功能的状态

续流程

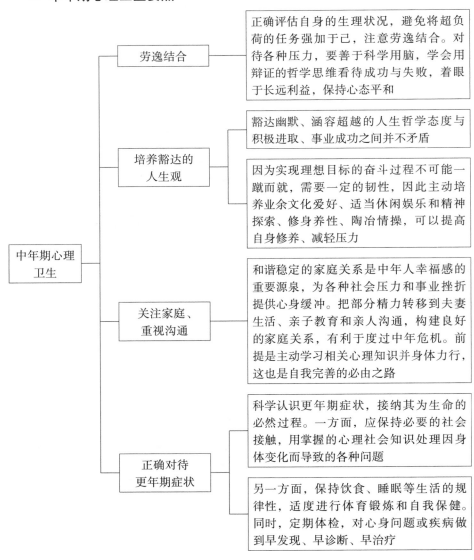

2. 中年期心理卫生要点

中年期心理特征 → 更年期心理特点 → 更年期是一个人从成熟走向衰老的过渡期，因此生理变化比较剧烈，导致部分人出现明显的心理行为反应，如精神紧张、敏感、多疑、自私、唠叨、情绪起伏波动、易激惹、烦躁、焦虑和抑郁等，严重时可能对生活丧失信心，消极退缩、情绪低落

中年期心理卫生

劳逸结合 → 正确评估自身的生理状况，避免将超负荷的任务强加于己，注意劳逸结合。对待各种压力，要善于科学用脑，学会用辩证的哲学思维看待成功与失败，着眼于长远利益，保持心态平和

培养豁达的人生观 → 豁达幽默、涵容超越的人生哲学态度与积极进取、事业成功之间并不矛盾

因为实现理想目标的奋斗过程不可能一蹴而就，需要一定的韧性，因此主动培养业余文化爱好、适当休闲娱乐和精神探索、修身养性、陶冶情操，可以提高自身修养、减轻压力

关注家庭、重视沟通 → 和谐稳定的家庭关系是中年人幸福感的重要源泉，为各种社会压力和事业挫折提供心身缓冲。把部分精力转移到夫妻生活、亲子教育和亲人沟通，构建良好的家庭关系，有利于度过中年危机。前提是主动学习相关心理知识并身体力行，这也是自我完善的必由之路

正确对待更年期症状 → 科学认识更年期症状，接纳其为生命的必然过程。一方面，应保持必要的社会接触，用掌握的心理社会知识处理因身体变化而导致的各种问题

另一方面，保持饮食、睡眠等生活的规律性，适度进行体育锻炼和自我保健。同时，定期体检，对心身问题或疾病做到早发现、早诊断、早治疗

八、老年期心理发展与心理卫生

老年期是指 65 岁至衰亡的这段时期。

1. 老年期的心身发展特点

```
老年期的心                老年期的       老年期个体的感知觉和记忆能力通常
身发展特点                认知变化       都会发生某种程度的退行性变化。听
                                        觉和视觉都会发生减退，味觉、嗅觉
                                        和触觉也会在 60 岁以后衰退得越来越
                                        明显
```

老年期个体的感知觉和记忆能力通常都会发生某种程度的退行性变化。听觉和视觉都会发生减退，味觉、嗅觉和触觉也会在 60 岁以后衰退得越来越明显

人的记忆在成年期达到最高峰，40～50 岁即开始出现减退，而后维持相对稳定。70 岁以后，个体记忆的衰退会更为明显，尤其是在机械记忆方面，意义记忆则衰退得较为缓慢

老年期的记忆衰退主要表现在信息提取困难，也就是说，很多信息老年人并不是真的忘记了，而只是很难进行再现回忆，但是能够进行再认回忆，各种信息中，人的姓名是老年人最难识记和回忆的信息之一

老年人人格的基本类型和特征较为稳定，不会发生大的变化，但是会表现出一些老年人的特征性改变：老年期的个体容易产生对于健康和经济方面的不安全感；一些"空巢老人"会产生失落感和孤独感，尤其是在退休以后

老年人对于新环境和新事物的适应性较差，往往拘泥于刻板行为模式，极为看重自己的经验，也希望子女接受自己的行事方式，即使发生了矛盾仍会固执己见；老年人还非常喜欢回忆往事，好提"当年勇"，越是年龄大，这种倾向可能会越明显

老年期的人格特征

2. 老年期的心理卫生要点

老年期的心理卫生要点

尽快适应退休后的生活

退休是个体人生轨迹中的一个极为重要的改变，因为这一事件带来的冲击可能会很大，而且这一事件发生在相对敏感的老年时期，许多老年人可能会因此产生焦虑、抑郁等负面情绪，一时间无法适应

尤其是一些在原来工作中掌握权力、拥有较高社会地位的老年人，可能会在退休后产生强烈的失落感，感到无所适从，对什么事情都提不起兴趣

大多数老年人可以通过一年左右的适应调整好心态，逐渐建立起新的生活秩序。但是，如果此时的消极情绪没有得到妥善处理，则可能因为生理功能失调，出现所谓的"退休综合征"

老年人可以在退休之前就做好相应的心理准备和活动安排，如调整认知、计划旅游、报名老年大学等，以便尽快适应退休后的生活并乐在其中

注意保健，防治疾病

老年人由于生理功能发生衰退，加之某些不良的生活习惯，往往都会患有一些疾病或处于疾病的易感状态。身体的健康是生活质量的基础，也会直接或间接地影响心理的健康

加强保健，预防疾病是老年心理卫生的一大要点。老年人应该正视自身的健康状态，要爱惜身体，不要逞强或讳疾忌医，也要避免因过分担心身体状态而产生疑病倾向

充实晚年生活内容

埃里克森认为，人到老年，总是会回顾自己的一生，如果感到自己的一生是丰富的、令自己满意的，就会产生一种自我整合感，个体就能够从容冷静地面对衰老和死亡；反之，如果一生充满遗憾，个体则会产生懊悔甚至绝望的体验，面对死亡也会感到压抑和恐慌

续流程

```
                                老年人应学会乐观豁达地看待生活现状
                    充实晚年        并以宽容的心态回顾自己的过往，学会
                    生活内容        调整情绪，并且在力所能及的情况下继
                                续充实、丰富自己的生活，最大限度地
                                减少遗憾

老年期的心
理卫生要点
                                退休后，家庭成为老年人生活的主要场
                                所，也因此成为其情绪的主要影响来源。
                                温馨、和睦的家庭氛围有利于老年人的
                                心身健康，家庭氛围的维护则需要多方
                                的共同努力
                    理性对待子女，
                    维护家庭和睦
                                一方面，子女应该关怀理解老人，不仅
                                要在生活上照顾老年人，更要细心地满
                                足其心理需求；另一方面，老年人也要
                                调整心态，保持自己生活的独立性，同
                                时尊重子女的生活理念，尽可能不干涉
                                儿女的生活琐事，更要避免将自己的经
                                验和意志强加于子女，以免造成不必要
                                的不愉快或冲突
```

第四章
心理应激与危机干预

第一节　概　　述

一、心理应激概念

心理应激概念

"应激"一词源自于工程学，其原意是指一个系统在外力作用下，竭尽全力对抗时的超负荷状态。加拿大生理学家塞里（H Slye）首先将这个词引入到生物和医学领域，并根据对其本质认识的发展而不断对它进行修正、补充和扩大

在医学领域中，现在对应激的普遍看法是：个体面对具有威胁性刺激情境时，一时无法消除威胁、脱离困境，产生躯体功能及心理活动改变的一种身心紧张状态，也称应激状态

心理应激是指个体察觉到内外环境刺激构成威胁或挑战后，通过认知评价，进行适应或应对，并做出生理、心理及行为适应性反应的过程。其所引起的结果可以是适应，也可以是适应不良

应激是一种涉及心身两个方面的紧张状态，心理应激主要指应激现象的心理方面。心理应激是由应激原到应激反应的多因素相互作用过程

二、应激原

应激原指能引起应激反应的各种刺激。目前关于应激原的分类，心理学界尚未形成公认的分类体系，因此可以从不同的角度对其进行划分。

英国心理学家 Braunstein（1981）根据应激原来源的不同，将其分为4类。

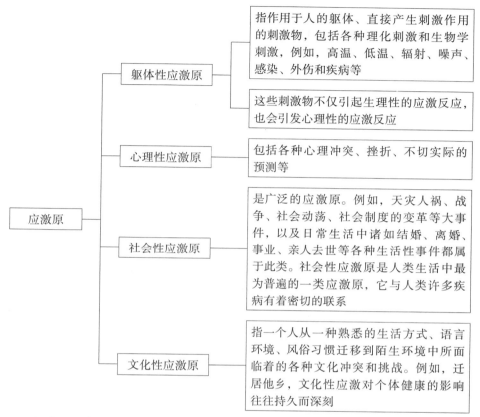

上述心理性的、社会性的和文化性的应激原，在性质上均属于心理社会性的刺激物，因此可以统称为心理社会性应激原。

此外，可根据应激发生的情境，分为与个人有关的应激原、与家庭有关的应激原、与工作有关的应激原，及与环境有关的应激原。

三、应激反应

应激反应是指个体因为应激原所致的各种生物、心理、行为方面的变化，常称为应激的心身反应。

1. 应激的心理反应

个体对应激的心理反应存在积极和消极的两个方面。积极的心理反应即大脑皮层觉醒水平提高，情绪紧张而亢奋、意识清醒、注意力集中、思维清晰、反应敏捷、行动果断，能够准确地评定应激原的性质，做出符合理智的判断和决定。消极的心理反应表现为过度焦虑、紧张，意识不清醒，认识水平降低，情绪波动比较大，思维混乱，在一定程度上失去了判断和决策能力。

心理反应过程中与个体的心身健康密切联系的主要是情绪和行为方面的反应和变化。

（1）应激的情绪反应

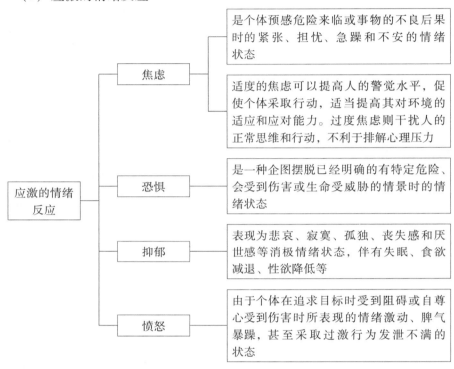

应激的情绪反应

焦虑
- 是个体预感危险来临或事物的不良后果时的紧张、担忧、急躁和不安的情绪状态
- 适度的焦虑可以提高人的警觉水平，促使个体采取行动，适当提高其对环境的适应和应对能力。过度焦虑则干扰人的正常思维和行动，不利于排解心理压力

恐惧
- 是一种企图摆脱已经明确的有特定危险、会受到伤害或生命受威胁的情景时的情绪状态

抑郁
- 表现为悲哀、寂寞、孤独、丧失感和厌世感等消极情绪状态，伴有失眠、食欲减退、性欲降低等

愤怒
- 由于个体在追求目标时受到阻碍或自尊心受到伤害时所表现的情绪激动、脾气暴躁，甚至采取过激行为发泄不满的状态

（2）应激的行为反应

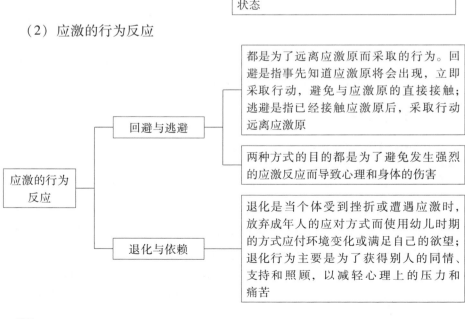

应激的行为反应

回避与逃避
- 都是为了远离应激原而采取的行为。回避是指事先知道应激原将会出现，立即采取行动，避免与应激原的直接接触；逃避是指已经接触应激原后，采取行动远离应激原
- 两种方式的目的都是为了避免发生强烈的应激反应而导致心理和身体的伤害

退化与依赖
- 退化是当个体受到挫折或遭遇应激时，放弃成年人的应对方式而使用幼儿时期的方式应付环境变化或满足自己的欲望；退化行为主要是为了获得别人的同情、支持和照顾，以减轻心理上的压力和痛苦

续流程

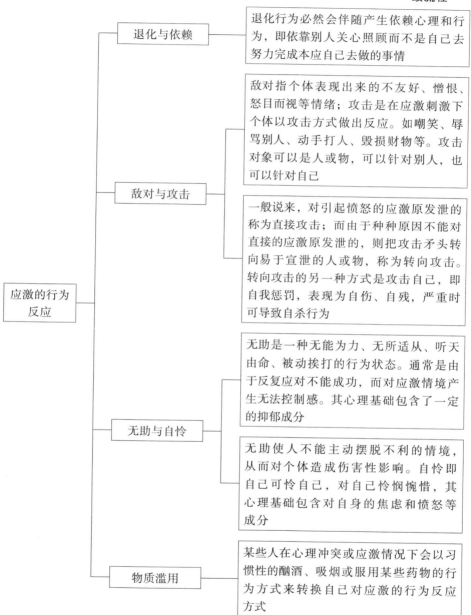

| | 退化与依赖 | 退化行为必然会伴随产生依赖心理和行为，即依靠别人关心照顾而不是自己去努力完成本应自己去做的事情 |

敌对指个体表现出来的不友好、憎恨、怒目而视等情绪；攻击是在应激刺激下个体以攻击方式做出反应。如嘲笑、辱骂别人、动手打人、毁损财物等。攻击对象可以是人或物，可以针对别人，也可以针对自己

一般说来，对引起愤怒的应激原发泄的称为直接攻击；而由于种种原因不能对直接的应激原发泄的，则把攻击矛头转向易于宣泄的人或物，称为转向攻击。转向攻击的另一种方式是攻击自己，即自我惩罚，表现为自伤、自残，严重时可导致自杀行为

无助是一种无能为力、无所适从、听天由命、被动挨打的行为状态。通常是由于反复应对不能成功，而对应激情境产生无法控制感。其心理基础包含了一定的抑郁成分

无助使人不能主动摆脱不利的情境，从而对个体造成伤害性影响。自怜即自己可怜自己，对自己怜悯愧惜，其心理基础包含对自身的焦虑和愤怒等成分

某些人在心理冲突或应激情况下会以习惯性的酗酒、吸烟或服用某些药物的行为方式来转换自己对应激的行为反应方式

应激的行为反应　敌对与攻击　无助与自怜　物质滥用

2. 应激的生理反应

应激的生理反应涉及机体各个系统的所有器官。近年来随着应激反应研究的不断深入，有关应激生理反应心身中介机制备受关注，成为研究

热点。

心身中介机制指应激的生理反应是以神经解剖学为基础，通过神经系统、内分泌系统和免疫系统的中介最终可涉及机体各系统及器官。

应激的生理反应
├── 心理-神经中介机制
│   ├── 该机制主要通过交感神经-肾上腺髓质轴进行调节
│   ├── 当机体处在急性应激状态时，应激刺激被中枢神经接收、加工和整合，后者将冲动传递到下丘脑，使交感神经-肾上腺髓质轴被激活，释放大量儿茶酚胺，引起肾上腺素和去甲肾上腺素大量分泌，引发中枢兴奋性增高，导致心理、躯体、内脏等功能改变，即所谓非特应系统功能增高，而与之相对应的营养系统功能降低
│   ├── 网状结构的兴奋增强了心理上的警觉性和敏感性；骨骼肌系统的兴奋导致躯体张力增强
│   ├── 交感神经的激活会引起一系列内脏生理变化，如心率增快，心肌收缩力增强和心排血量增加，血压升高，瞳孔扩大，汗腺分泌增多，血液重新分配，脾脏缩小，皮肤和内脏血流量减少，心、脑和肌肉获得充足的血液，分解代谢加速，肝糖原分解，血糖升高，脂类分解加强，血中游离脂肪酸增多等，为机体适应和应对应激原提供充足的功能和能量准备
│   └── 必须指出，如果应激原刺激过强或时间太久，也可造成副交感神经活动相对增强或紊乱，从而表现为心率变缓、心排血量减少和血压下降、血糖降低，造成眩晕或休克等
└── 心理-神经-内分泌中介机制
    └── 该中介机制通过下丘脑-腺垂体-靶腺轴进行调节。腺垂体被认为是人体内最重要的内分泌腺，而肾上腺是腺垂体的重要靶腺之一

续流程

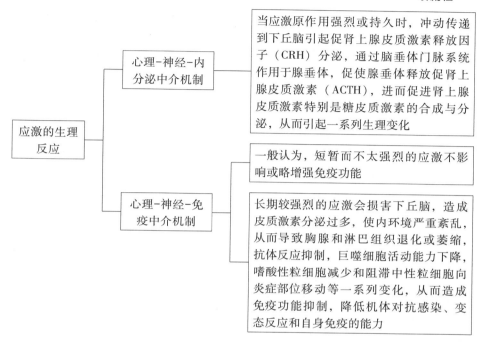

应激的生理反应	心理-神经-内分泌中介机制	当应激原作用强烈或持久时，冲动传递到下丘脑引起促肾上腺皮质激素释放因子（CRH）分泌，通过脑垂体门脉系统作用于腺垂体，促使腺垂体释放促肾上腺皮质激素（ACTH），进而促进肾上腺皮质激素特别是糖皮质激素的合成与分泌，从而引起一系列生理变化
	心理-神经-免疫中介机制	一般认为，短暂而不太强烈的应激不影响或略增强免疫功能
		长期较强烈的应激会损害下丘脑，造成皮质激素分泌过多，使内环境严重紊乱，从而导致胸腺和淋巴组织退化或萎缩，抗体反应抑制，巨噬细胞活动能力下降，嗜酸性粒细胞减少和阻滞中性粒细胞向炎症部位移动等一系列变化，从而造成免疫功能抑制，降低机体对抗感染、变态反应和自身免疫的能力

四、影响应激的中间因素

1. 认知评价

认知评价指个体对遇到的生活事件的性质、程度和可能的危害情况做出的认知估计。个体对事件的认知评价直接影响其在应激中的应对方式和心身反应，是应激过程中的重要中介因素。Folkman 和 Lazarus（1984）提出，个体对生活事件的认知评价过程分为两步：初级评价和次级评价。

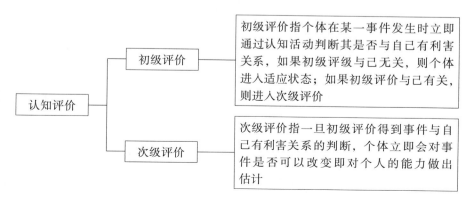

认知评价	初级评价	初级评价指个体在某一事件发生时立即通过认知活动判断其是否与自己有利害关系，如果初级评级与己无关，则个体进入适应状态；如果初级评价与己有关，则进入次级评价
	次级评价	次级评价指一旦初级评价得到事件与自己有利害关系的判断，个体立即会对事件是否可以改变即对个人的能力做出估计

续流程

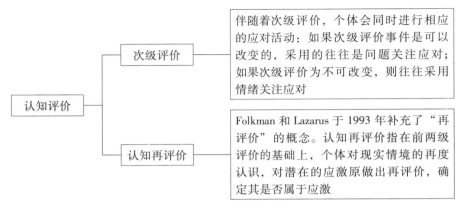

认知评价
- 次级评价 —— 伴随着次级评价，个体会同时进行相应的应对活动；如果次级评价事件是可以改变的，采用的往往是问题关注应对；如果次级评价为不可改变，则往往采用情绪关注应对
- 认知再评价 —— Folkman 和 Lazarus 于 1993 年补充了"再评价"的概念。认知再评价指在前两级评价的基础上，个体对现实情境的再度认识，对潜在的应激原做出再评价，确定其是否属于应激

2. 人格特征

人格是个体与社会环境相互作用所表现出的一种独特的行为模式、思想模式和情绪反应的特征。在应激过程中，个体的人格特征亦是一个重要的中介因素。它不仅会影响个体对应激性事件的认知评价和应对方式，还会影响个体所能获取的外部资源的数量与质量。因此，有些人格特征会让个体更容易遭受应激性事件的干扰，甚至加重应激反应，不利于个体的适应；而有些人格特征却有助于减轻应激反应，有利于个体适应应激。

（1）坚毅性人格：Kobasa 从存在人本主义心理学的角度出发，提出了坚毅性人格的概念，用以描述那些在高强度生活应激下由于表现出一系列态度、信念和行为倾向而使自己免于疾病的个体。坚毅性人格包括 3 个成分。

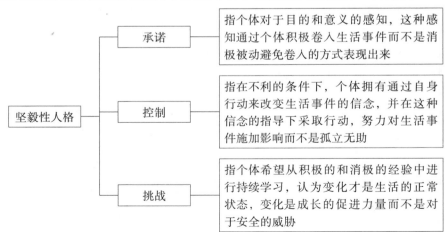

坚毅性人格
- 承诺 —— 指个体对于目的和意义的感知，这种感知通过个体积极卷入生活事件而不是消极被动避免卷入的方式表现出来
- 控制 —— 指在不利的条件下，个体拥有通过自身行动来改变生活事件的信念，并在这种信念的指导下采取行动，努力对生活事件施加影响而不是孤立无助
- 挑战 —— 指个体希望从积极的和消极的经验中进行持续学习，认为变化才是生活的正常状态，变化是成长的促进力量而不是对于安全的威胁

完整的坚毅性人格结构必须同时包括承诺、控制和挑战 3 个成分。如果个体具有高控制，但承诺和挑战的信念较低，他们通常希望自己能去决

定生活事件的后果，但是不愿浪费时间也不愿从经验中进行学习，不愿卷入到生活事件中去。他们缺乏耐心且易怒，与他人会保持距离。当个体控制的努力失败后，会产生强烈的挫败感。这类人在某种程度上类似于 A 型人格。如果个体具有高承诺，但挑战和控制的信念较低，他们往往会完全陷入周围的人与事之中，从未考虑自己对生活事件施加影响，也未对生活事件给予自身的影响、自身与生活事件的相互作用加以考虑。当大量琐碎的生活事件聚集在一起时，这类人更容易受到疾病的侵扰。如果个体具有高挑战，但承诺和控制的信念较低，他们通常充满好奇心，会在新奇的事物上花费大量时间，但很少关心周围的人与事，从不考虑自己对事物施加的影响。这类人在一定程度上类似于冒险者，为了寻求刺激而参加各种冒险活动甚至赌博游戏。

（2）感觉寻求人格：感觉寻求人格是由美国心理学家 Marvin Zuckerman 提出的概念，这是一种探求奇异的、复杂的、具有刺激性经验的人格倾向，主要包括以下几个特征。

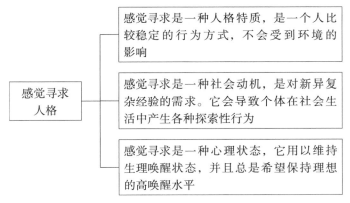

Zuckerman 研究发现，拥有感觉寻求人格倾向的个体与那些回避冒险的人相比，能够更有效地应对生活中的各种应激性事件；其他研究也表明，前者较少出现因生活应激而产生痛苦的身心症状。其原因可能在于具有感觉寻求人格的人格倾向于降低生活事件的应激含义，他们将许多生活事件评价为"良性的"或"无关的"，或者是一种"挑战"。虽然高感觉寻求人格的个体能够更好地面对应激，但是这种人格倾向也会使个体容易冒险、冲动，甚至会藐视社会权威。虽然他们比较有创造力，但有时会表现出暴力倾向。

（3）乐观主义人格：Tiger（1979）最先对乐观主义做出界定，他认为乐观主义是个体期望社会或事物能给自己带来社会利益或愉悦感时所伴随的心境和态度。Scheier 和 Carver（1985）提出，乐观主义就是人们对将来积极事件发生的一般期望。

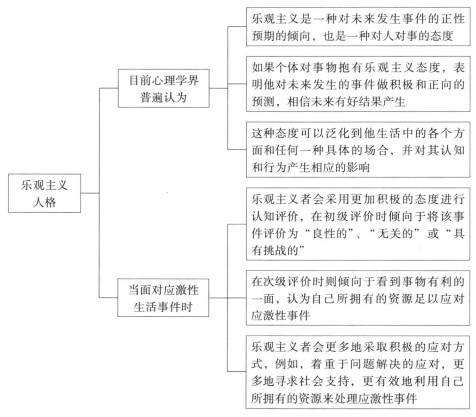

（4）幸存者人格

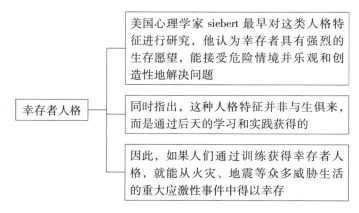

（5）应激中不利于适应的人格特征

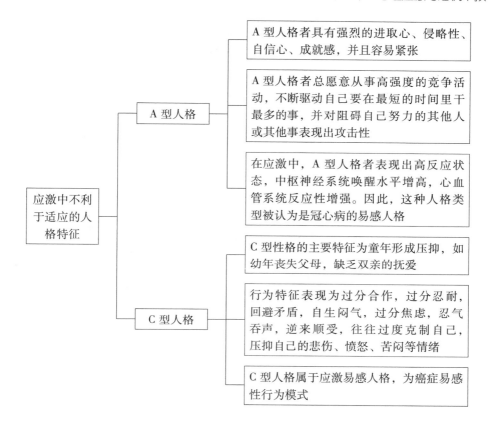

应激中不利于适应的人格特征

A 型人格
- A 型人格者具有强烈的进取心、侵略性、自信心、成就感，并且容易紧张
- A 型人格者总愿意从事高强度的竞争活动，不断驱动自己要在最短的时间里干最多的事，并对阻碍自己努力的其他人或其他事表现出攻击性
- 在应激中，A 型人格者表现出高反应状态，中枢神经系统唤醒水平增高，心血管系统反应性增强。因此，这种人格类型被认为是冠心病的易感人格

C 型人格
- C 型性格的主要特征为童年形成压抑，如幼年丧失父母，缺乏双亲的抚爱
- 行为特征表现为过分合作，过分忍耐，回避矛盾，自生闷气，过分焦虑，忍气吞声，逆来顺受，往往过度克制自己，压抑自己的悲伤、愤怒、苦闷等情绪
- C 型人格属于应激易感人格，为癌症易感性行为模式

3. 社会支持

社会支持是指个体与社会各方面包括亲友、同事、伙伴等个体以及家庭、单位、党团、工会等群体所产生的精神上和物质上的联系程度。

社会支持可以分为客观支持、主观支持和支持的利用度。客观支持是指一个人与社会所发生的客观的或实际的联系程度，包括获得的物质援助和社会网络关系。这里的社会网络是指稳定的（如家庭、婚姻、朋友、同事等）或不稳定的（非正式团体、暂时性的交际等）社会联系的大小和获得程度。主观支持是指个体体验到在社会中被尊重、被支持和被理解的满意程度。支持的利用度是指个体在遇到生活事件的时候，能够利用别人的支持和帮助的程度。此外，还可将社会支持分为家庭内支持和家庭外支持；社会支持的数量和质量（个人领悟的支持水平）等。

社会支持具有减轻应激的作用，是应激过程中个体"可利用的外部资源"。即社会支持越高，个体抗应激能力越强，社会支持对应激的缓冲和保护作用机制有两种理论解释。

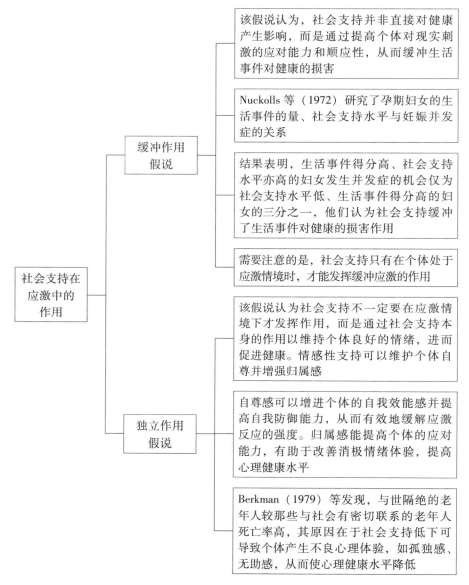

社会支持在应激中的作用

缓冲作用假说
- 该假说认为，社会支持并非直接对健康产生影响，而是通过提高个体对现实刺激的应对能力和顺应性，从而缓冲生活事件对健康的损害
- Nuckolls 等（1972）研究了孕期妇女的生活事件的量、社会支持水平与妊娠并发症的关系
- 结果表明，生活事件得分高、社会支持水平亦高的妇女发生并发症的机会仅为社会支持水平低、生活事件得分高的妇女的三分之一，他们认为社会支持缓冲了生活事件对健康的损害作用
- 需要注意的是，社会支持只有在个体处于应激情境时，才能发挥缓冲应激的作用

独立作用假说
- 该假说认为社会支持不一定要在应激情境下才发挥作用，而是通过社会支持本身的作用以维持个体良好的情绪，进而促进健康。情感性支持可以维护个体自尊并增强归属感
- 自尊感可以增进个体的自我效能感并提高自我防御能力，从而有效地缓解应激反应的强度。归属感能提高个体的应对能力，有助于改善消极情绪体验，提高心理健康水平
- Berkman（1979）等发现，与世隔绝的老年人较那些与社会有密切联系的老年人死亡率高，其原因在于社会支持低下可导致个体产生不良心理体验，如孤独感、无助感，从而使心理健康水平降低

五、心理应激与健康

心理应激与个体的健康有密切关系，适度的心理应激可以提高个体在现实生活中的适应能力，提高注意力和工作效率，促进人格的成长与发展及身心健康水平。但是，持久而强烈的应激、长期的紧张和困扰，可导致交感-肾上腺、下丘脑-垂体、肾上腺皮质系统、垂体-甲状腺系统活化而产生高血压、冠心病、脑血管病。

1. 心理应激对健康的积极影响

适度的心理应激对人的健康和功能活动有促进作用，这类应激被称为"良性应激"。心理应激对健康的积极影响表现在以下两个方面：

心理应激对健康的积极影响

个体成长和发展的必要条件
- 个体的成长发育取决于先天遗传和后天环境两个主要方面，其经历的各种应激可以被看作是一种环境因素
- 研究表明，个体的早期特别是青少年时期，适度的心理应激经历可以提高个体以后在生活中的应对与适应能力
- 如青少年艰苦的家庭条件与生存环境，可锤炼出他们坚强的意志与毅力，使他们在以后的各种艰难困苦面前应对自如，社会适应能力大幅增强
- 所以有位哲人说过："痛苦和逆境是最好的老师。"心理治疗的临床经验也从反面证实了这种情况：缺乏心理应激的青少年（如被父母溺爱），适应环境的能力较差，在离开家庭走向社会的过程中往往容易发生环境适应障碍和人际关系问题

维持正常功能活动的必要条件
- 人的生理、心理和社会功能都需要刺激的存在，一只刚出生的猫被蒙上眼睛两个月之后，由于失去了光线的刺激，它便终生失明
- 紧张的学习、工作使人变得聪明、机灵、熟练，大大增强了个体的生存和适应能力
- 流水线上的工人从事单调和缺少变化的工作，容易发生注意力不集中、情绪不稳定的现象
- 心理学的许多实验研究证明，人在被剥夺感觉或处于缺乏刺激的单调状态中超过一定时间限度后，会出现幻觉、错觉和智力功能障碍等身心功能损害
- 心理应激可以消除厌烦情绪，激励人们投入行动，克服前进道路上的困难

2. 心理应激对健康的消极影响

```
                                    ┌─────────────────────────────────┐
                                    │ 直接引起生理和心理反应，使个体出现 │
                                    │ 身体不适与精神痛苦                 │
                                    └─────────────────────────────────┘
                                    ┌─────────────────────────────────┐
                                    │ 急性心理应激状态，如急性焦虑反应、 │
                                    │ 血管反应和过度换气综合征等         │
                 ┌──────────────┐   └─────────────────────────────────┘
                 │ 直接引起生理  │   ┌─────────────────────────────────┐
                 │ 和心理反应    │   │ 慢性心理应激状态。失败可以锤炼人的 │
                 └──────────────┘   │ 意志和勇气，但人不能总是失败和受挫，│
                                    │ 负性刺激强度虽小但长期的心理应激常 │
                                    │ 会导致各种问题                     │
                                    └─────────────────────────────────┘
                                    ┌─────────────────────────────────┐
                                    │ 如个体出现头晕、疲惫、乏力、胸闷、 │
                                    │ 心悸、心率加快及血压升高等症状和体 │
                                    │ 征，还会出现各种神经症表现、情感性 │
                                    │ 精神障碍和精神分裂样表现，并常常被 │
                                    │ 医生忽略而久治不愈                 │
                                    └─────────────────────────────────┘
┌──────────┐
│ 心理应激对 │                       ┌─────────────────────────────────┐
│ 健康的消极 │                       │ 加重已有的精神和躯体疾病，或使旧病 │
│ 影响      │                       │ 复发。已患有各种疾病的个体，心理应 │
└──────────┘                        │ 激很容易加重原有疾病或导致旧病复发 │
                 ┌──────────────┐   └─────────────────────────────────┘
                 │ 加重已有的精  │   ┌─────────────────────────────────┐
                 │ 神和躯体疾病  │   │ 研究发现，门诊神经症患者的心理应激 │
                 └──────────────┘   │ 程度与疾病的严重程度呈线性关系     │
                                    └─────────────────────────────────┘
                                    ┌─────────────────────────────────┐
                                    │ 躯体疾病的例子则更为常见，如高血   │
                                    │ 压患者在工作压力增大时病情会加     │
                                    │ 重；冠心病患者在与人争吵或激烈辩   │
                                    │ 论时容易发生心肌梗死；病情已得到   │
                                    │ 控制的哮喘患儿，在母亲离开后哮喘   │
                                    │ 会继续发作等                       │
                                    └─────────────────────────────────┘
                                    ┌─────────────────────────────────┐
                                    │ 人是心身的统一体，身体健康与心理状 │
                 ┌──────────────┐   │ 态可以相互影响                     │
                 │ 导致机体抗病  │   └─────────────────────────────────┘
                 │ 能力下降      │   ┌─────────────────────────────────┐
                 └──────────────┘   │ 严重的心理应激引起个体过度的心理和 │
                                    │ 生理反应，造成内环境的紊乱，各器官、│
                                    │ 系统的协调失常，稳定状态被破坏，从 │
                                    │ 而导致机体的免疫能力下降，个体处于 │
                                    │ 对疾病的易感状态，体内部分比较脆弱 │
                                    │ 的器官和系统便极易首先受累而发病   │
                                    └─────────────────────────────────┘
```

第二节　护理工作中的应激现象

一、护理工作应激

护理工作应激指护理工作中的各种需求与护士的生理、心理素质不相适应的一种身心失衡状态。主要体现在 3 个方面：

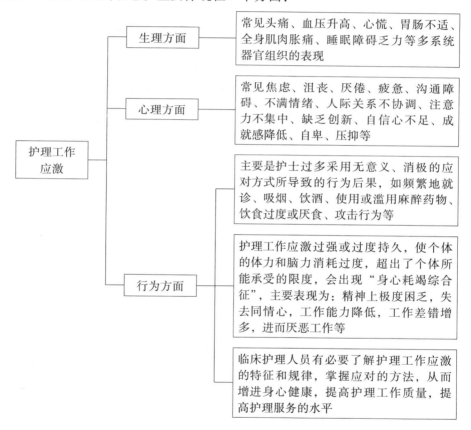

生理方面：常见头痛、血压升高、心慌、胃肠不适、全身肌肉胀痛、睡眠障碍乏力等多系统器官组织的表现

心理方面：常见焦虑、沮丧、厌倦、疲惫、沟通障碍、不满情绪、人际关系不协调、注意力不集中、缺乏创新、自信心不足、成就感降低、自卑、压抑等

行为方面：主要是护士过多采用无意义、消极的应对方式所导致的行为后果，如频繁地就诊、吸烟、饮酒、使用或滥用麻醉药物、饮食过度或厌食、攻击行为等

护理工作应激过强或过度持久，使个体的体力和脑力消耗过度，超出了个体所能承受的限度，会出现"身心耗竭综合征"，主要表现为：精神上极度困乏，失去同情心，工作能力降低，工作差错增多，进而厌恶工作等

临床护理人员有必要了解护理工作应激的特征和规律，掌握应对的方法，从而增进身心健康，提高护理工作质量，提高护理服务的水平

二、护理工作中常见的应激原

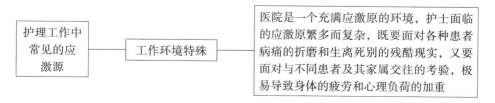

护理工作中常见的应激源　工作环境特殊：医院是一个充满应激原的环境，护士面临的应激原繁多而复杂，既要面对各种患者病痛的折磨和生离死别的残酷现实，又要面对与不同患者及其家属交往的考验，极易导致身体的疲劳和心理负荷的加重

续流程

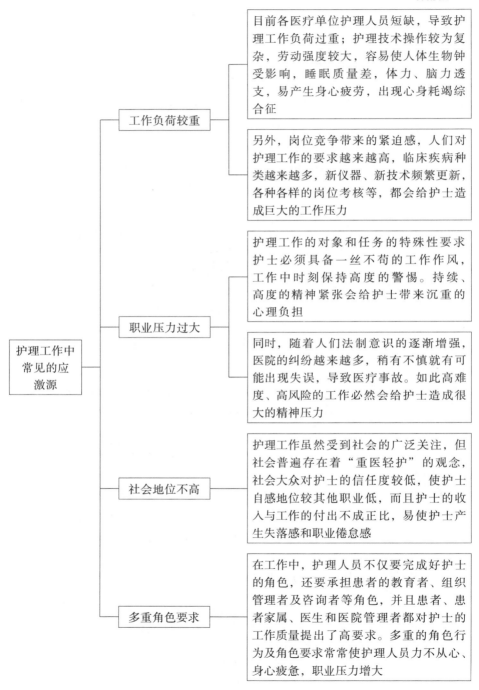

护理工作中常见的应激源

工作负荷较重
- 目前各医疗单位护理人员短缺，导致护理工作负荷过重；护理技术操作较为复杂，劳动强度较大，容易使人体生物钟受影响，睡眠质量差，体力、脑力透支，易产生身心疲劳，出现心身耗竭综合征
- 另外，岗位竞争带来的紧迫感，人们对护理工作的要求越来越高，临床疾病种类越来越多，新仪器、新技术频繁更新，各种各样的岗位考核等，都会给护士造成巨大的工作压力

职业压力过大
- 护理工作的对象和任务的特殊性要求护士必须具备一丝不苟的工作作风，工作中时刻保持高度的警惕。持续、高度的精神紧张会给护士带来沉重的心理负担
- 同时，随着人们法制意识的逐渐增强，医院的纠纷越来越多，稍有不慎就有可能出现失误，导致医疗事故。如此高难度、高风险的工作必然会给护士造成很大的精神压力

社会地位不高
- 护理工作虽然受到社会的广泛关注，但社会普遍存在着"重医轻护"的观念，社会大众对护士的信任度较低，使护士自感地位较其他职业低，而且护士的收入与工作的付出不成正比，易使护士产生失落感和职业倦怠感

多重角色要求
- 在工作中，护理人员不仅要完成好护士的角色，还要承担患者的教育者、组织管理者及咨询者等角色，并且患者、患者家属、医生和医院管理者都对护士的工作质量提出了高要求。多重的角色行为及角色要求常常使护理人员力不从心、身心疲惫，职业压力增大

续流程

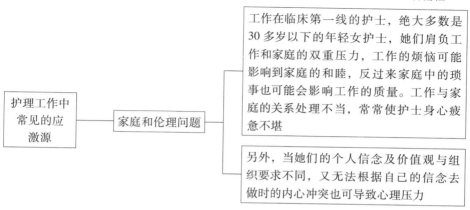

三、护理工作中应激的应对

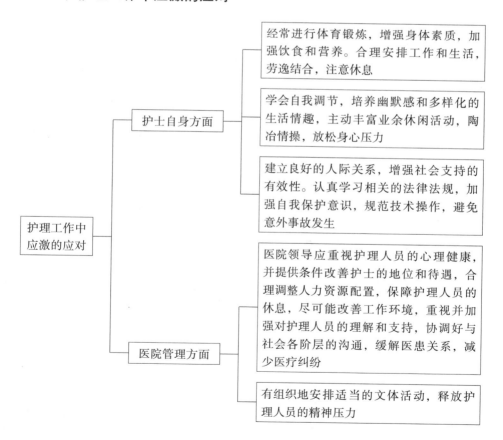

第三节 心理危机干预

一、心理危机与干预的概念

1. 心理危机的概念

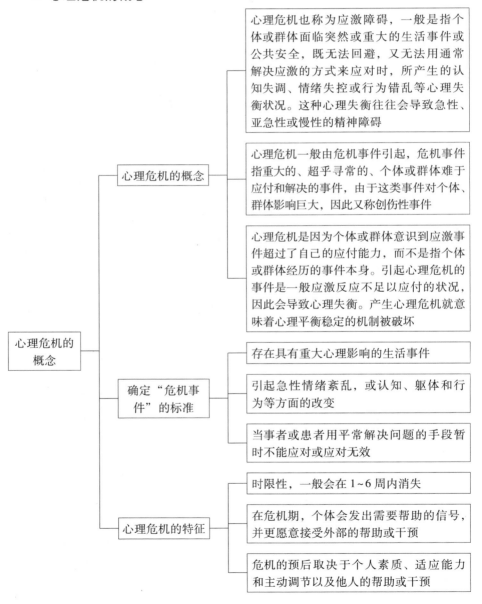

心理危机的概念

- **心理危机的概念**
  - 心理危机也称为应激障碍，一般是指个体或群体面临突然或重大的生活事件或公共安全，既无法回避，又无法用通常解决应激的方式来应对时，所产生的认知失调、情绪失控或行为错乱等心理失衡状况。这种心理失衡往往会导致急性、亚急性或慢性的精神障碍
  - 心理危机一般由危机事件引起，危机事件指重大的、超乎寻常的、个体或群体难于应付和解决的事件，由于这类事件对个体、群体影响巨大，因此又称创伤性事件
  - 心理危机是因为个体或群体意识到应激事件超过了自己的应付能力，而不是指个体或群体经历的事件本身。引起心理危机的事件是一般应激反应不足以应付的状况，因此会导致心理失衡。产生心理危机就意味着心理平衡稳定的机制被破坏

- **确定"危机事件"的标准**
  - 存在具有重大心理影响的生活事件
  - 引起急性情绪紊乱，或认知、躯体和行为等方面的改变
  - 当事者或患者用平常解决问题的手段暂时不能应对或应对无效

- **心理危机的特征**
  - 时限性，一般会在1~6周内消失
  - 在危机期，个体会发出需要帮助的信号，并更愿意接受外部的帮助或干预
  - 危机的预后取决于个人素质、适应能力和主动调节以及他人的帮助或干预

2. 危机干预的概念

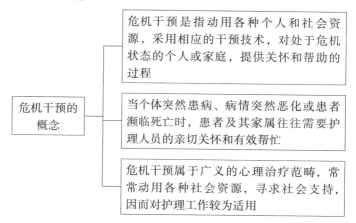

危机干预的概念

危机干预是指动用各种个人和社会资源，采用相应的干预技术，对处于危机状态的个人或家庭，提供关怀和帮助的过程

当个体突然患病、病情突然恶化或患者濒临死亡时，患者及其家属往往需要护理人员的亲切关怀和有效帮忙

危机干预属于广义的心理治疗范畴，常常动用各种社会资源，寻求社会支持，因而对护理工作较为适用

二、心理危机的原因

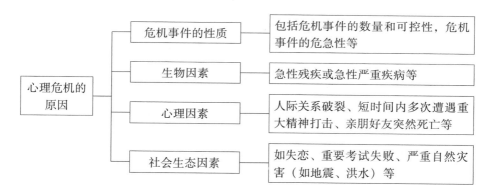

心理危机的原因

危机事件的性质——包括危机事件的数量和可控性，危机事件的危急性等

生物因素——急性残疾或急性严重疾病等

心理因素——人际关系破裂、短时间内多次遭遇重大精神打击、亲朋好友突然死亡等

社会生态因素——如失恋、重要考试失败、严重自然灾害（如地震、洪水）等

三、心理危机的类型

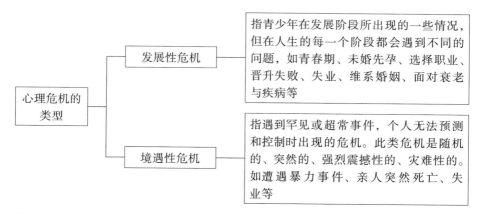

心理危机的类型

发展性危机——指青少年在发展阶段所出现的一些情况，但在人生的每一个阶段都会遇到不同的问题，如青春期、未婚先孕、选择职业、晋升失败、失业、维系婚姻、面对衰老与疾病等

境遇性危机——指遇到罕见或超常事件，个人无法预测和控制时出现的危机。此类危机是随机的、突然的、强烈震撼性的、灾难性的。如遭遇暴力事件、亲人突然死亡、失业等

续流程

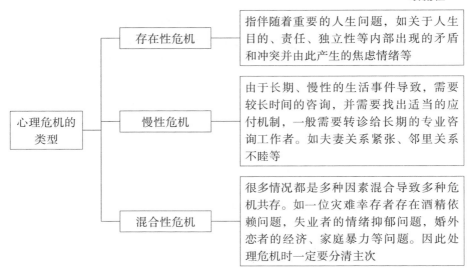

四、心理危机的干预策略

1. 心理危机干预的目的

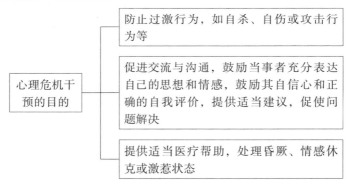

2. 心理危机干预的原则

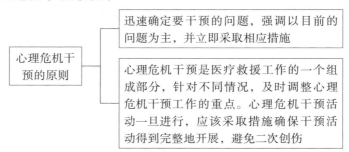

续流程

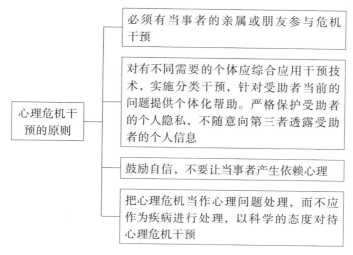

心理危机干预的原则

- 必须有当事者的亲属或朋友参与危机干预

- 对有不同需要的个体应综合应用干预技术，实施分类干预，针对受助者当前的问题提供个体化帮助。严格保护受助者的个人隐私，不随意向第三者透露受助者的个人信息

- 鼓励自信，不要让当事者产生依赖心理

- 把心理危机当作心理问题处理，而不应作为疾病进行处理，以科学的态度对待心理危机干预

3. 心理危机干预的主要技术

干预技术是通过具体的方法，紧急处理危机者当前的问题，给予及时的心理支持，尽快接受现实，建立起积极的应对机制。

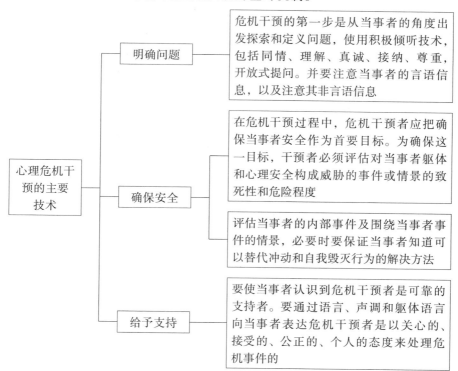

心理危机干预的主要技术

- 明确问题
  - 危机干预的第一步是从当事者的角度出发探索和定义问题，使用积极倾听技术，包括同情、理解、真诚、接纳、尊重，开放式提问。并要注意当事者的言语信息，以及注意其非言语信息

- 确保安全
  - 在危机干预过程中，危机干预者应把确保当事者安全作为首要目标。为确保这一目标，干预者必须评估对当事者躯体和心理安全构成威胁的事件或情景的致死性和危险程度
  - 评估当事者的内部事件及围绕当事者事件的情景，必要时要保证当事者知道可以替代冲动和自我毁灭行为的解决方法

- 给予支持
  - 要使当事者认识到危机干预者是可靠的支持者。要通过语言、声调和躯体语言向当事者表达危机干预者是以关心的、接受的、公正的、个人的态度来处理危机事件的

续流程

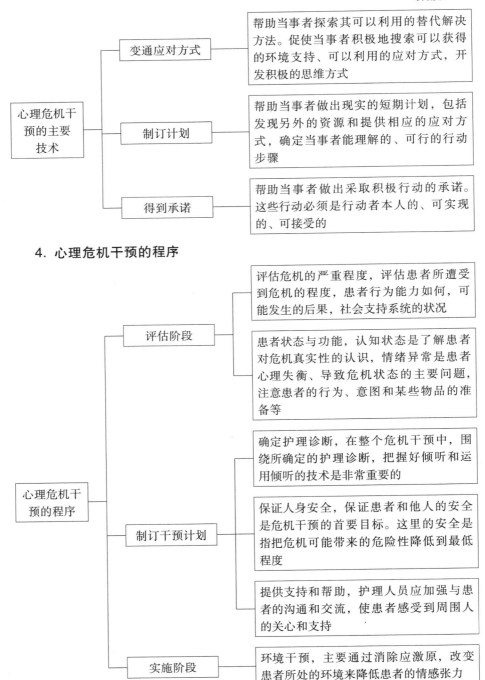

4. 心理危机干预的程序

续流程

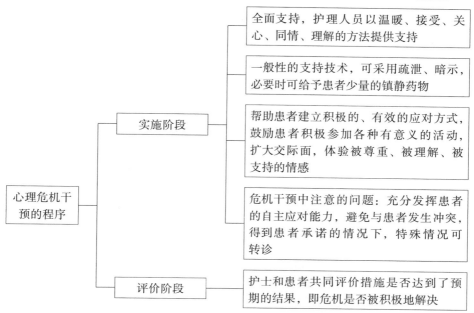

五、创伤后应激障碍及其治疗

1. 创伤后应激障碍的概念

创伤后应激障碍的概念

创伤后应激障碍（PTSD）是由于受到异乎寻常的威胁性、灾难性心理创伤，导致延迟出现和长期持续的精神障碍

这类事件包括战争、严重事故、地震、被强暴、受酷刑等等。几乎所有经历这类事件的人都会感到巨大的痛苦，常引起个体极度恐惧、无助感

事件本身的严重程度是产生 PTSD 的先决条件。在我们的日常用语中，许多超出意料的事件都可以称为"创伤性"的，如离婚、失业或考试失败。但是，有关研究发现，大约只有 0.4% 的事件具有"创伤性"意义

最近的研究提示，所谓"创伤性体验"应该具备两个特点：第一，对未来的情绪体验具有创伤性影响；第二，对躯体或生命产生极大的伤害或威胁。当然，个体人格特征、个人经历、社会支持、躯体健康水平等也是病情和病程的影响因素

2. 诊断标准

在《中国精神障碍分类与诊断标准》（第三版）（CCMD-3）中，PTSD 的诊断标准为以下几点。

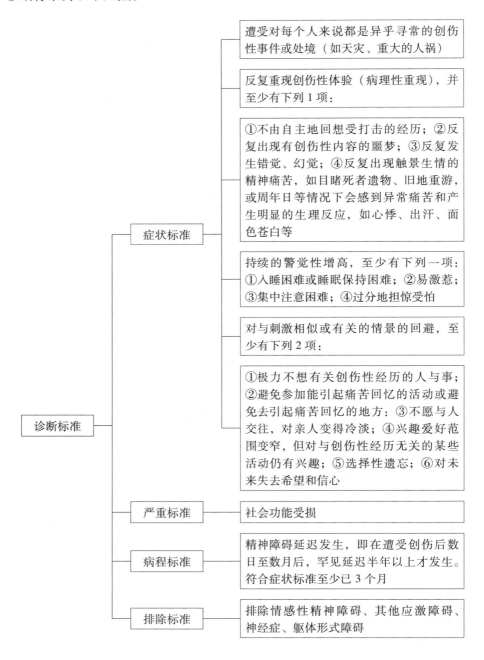

3. 治疗

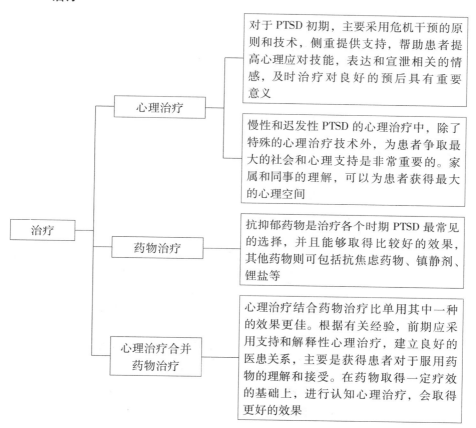

对于PTSD初期，主要采用危机干预的原则和技术，侧重提供支持，帮助患者提高心理应对技能，表达和宣泄相关的情感，及时治疗对良好的预后具有重要意义

慢性和迟发性PTSD的心理治疗中，除了特殊的心理治疗技术外，为患者争取最大的社会和心理支持是非常重要的。家属和同事的理解，可以为患者获得最大的心理空间

心理治疗

药物治疗

抗抑郁药物是治疗各个时期PTSD最常见的选择，并且能够取得比较好的效果，其他药物则可包括抗焦虑药物、镇静剂、锂盐等

心理治疗合并药物治疗

心理治疗结合药物治疗比单用其中一种的效果更佳。根据有关经验，前期应采用支持和解释性心理治疗，建立良好的医患关系，主要是获得患者对于服用药物的理解和接受。在药物取得一定疗效的基础上，进行认知心理治疗，会取得更好的效果

治疗

第五章
心身疾病

第一节 概 述

一、心身疾病的概念

心身疾病又称为心理生理疾患，是介于精神疾病和躯体疾病之间，其发生、发展、转归和防治方面都与心理社会因素密切相关的一组疾病

目前，对心身疾病的认识一般有狭义和广义两种理解。狭义的心身疾病是指心理社会因素在疾病的发生和发展过程中起重要作用的躯体器质性疾病，如消化性溃疡、冠心病、原发性高血压等

广义的心身疾病则是指心理社会因素在疾病的发生和发展过程中起重要作用的躯体器质性疾病和躯体功能性障碍（如偏头痛）

在不同的著作中关于心身疾病讨论的侧重点不一，有的侧重于广义的心身疾病，有的主要指狭义的心身疾病

心身相关研究由来已久，过去人们将心身关系分为 3 类：
心身反应：指机体处于应激状态下出现的一系列短暂的生理反应。如心率加快、呼吸急促、血压上升、颜面潮红或苍白，当应激反应消失后恢复
心身障碍：指心理应激持久而强烈，机体适应困难并出现了一系列自主神经功能、内分泌功能的紊乱但无器质性变化，是一种暂时性可逆性功能性变化
心身疾病：指应激原强而持久导致机体功能持续性偏移，组织损害和结构改变的器质性疾病

多年来，在人们的心目中疾病有两大类，一类是躯体疾病，另一类是精神疾病

心身疾病的概念

续流程

```
                  ┌─────────────────────────────────────────────┐
                  │ 随着心身关系的深入研究和不断实践，已经确认心理社会因素在某 │
                  │ 些躯体疾病的发生、发展过程中起了重要作用            │
                  └─────────────────────────────────────────────┘
                  ┌─────────────────────────────────────────────┐
                  │ 美国心身医学研究所于 1980 年将这类躯体疾病正式命名为心身疾 │
                  │ 病。从此之后，心身疾病作为第三类疾病并列于躯体疾病和精神疾 │
                  │ 病（包括神经症和精神病）                      │
                  └─────────────────────────────────────────────┘
                  ┌─────────────────────────────────────────────┐
                  │ 心身疾病的概念在临床疾病诊断中一直在变化，权威的美国精神疾 │
                  │ 病诊断治疗手册（DSM-Ⅳ）和世界卫生组织（WHO）制定的《国 │
                  │ 际疾病分类》（ICD-10）的分类对经典的"心身疾病"名称已不再 │
                  │ 使用                                    │
                  └─────────────────────────────────────────────┘
  ┌────────┐      ┌─────────────────────────────────────────────┐
  │        │      │ 《中华医学会精神病分类-1981》将"心身疾病"列为第十三类。 │
  │ 心身疾病的 │      │ 1995 年的《中国精神疾病分类与诊断标准》（第二版）（CCMD- │
  │  概念   │──────│ 2-R）取消了心身疾病的分类，但把相关内容放进其他分类之中， │
  │        │      │ 到 CCMD-3 也是这样                         │
  └────────┘      └─────────────────────────────────────────────┘
                  ┌─────────────────────────────────────────────┐
                  │ 德国、日本等国仍存在心身疾病的分类，日本心身医学会（1992） │
                  │ 经过修订把心身疾病定义为"在躯体疾病中其发病及经过是与心 │
                  │ 理社会因素密切相关的有器质或功能障碍的病理过程。神经症 │
                  │ （如抑郁症）等其他精神障碍伴随的躯体症状除外"          │
                  └─────────────────────────────────────────────┘
                  ┌─────────────────────────────────────────────┐
                  │ 心身疾病概念在目前的权威性心理障碍分类体系中已经消失， │
                  │ 并被其他概念所取代。然而，心身疾病的精髓却已融入整个临 │
                  │ 床医学                                   │
                  └─────────────────────────────────────────────┘
                  ┌─────────────────────────────────────────────┐
                  │ 人们开始从更广泛的角度去理解心与身的关系，心身疾病涵盖的范 │
                  │ 围日益扩大，已不再拘泥于传统心身疾病的理解，而是扩展到心理 │
                  │ 社会因素与各种躯体疾病发生发展过程中的相互作用问题，以及心 │
                  │ 理社会因素与临床各种疾病的相关性问题                │
                  └─────────────────────────────────────────────┘
```

二、心身疾病的分类

心身疾病的分类在早期仅指为数不多的几种疾病，即所谓经典的心身疾病，是由亚历山大等人提出的 7 种心身疾病，包括消化性溃疡、支气管哮喘、溃疡性结肠炎、类风湿关节炎、甲状腺功能亢进、神经性皮炎、原发性高血压。随着人们对心身疾病的认识，发现心身疾病见于临床各个科室。本教材将心身疾病按器官系统分类如下。

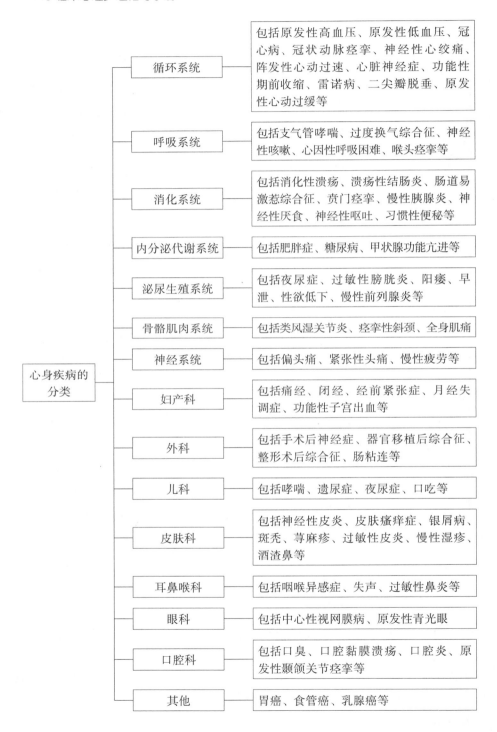

心身疾病的分类	循环系统	包括原发性高血压、原发性低血压、冠心病、冠状动脉痉挛、神经性心绞痛、阵发性心动过速、心脏神经症、功能性期前收缩、雷诺病、二尖瓣脱垂、原发性心动过缓等
	呼吸系统	包括支气管哮喘、过度换气综合征、神经性咳嗽、心因性呼吸困难、喉头痉挛等
	消化系统	包括消化性溃疡、溃疡性结肠炎、肠道易激惹综合征、贲门痉挛、慢性胰腺炎、神经性厌食、神经性呕吐、习惯性便秘等
	内分泌代谢系统	包括肥胖症、糖尿病、甲状腺功能亢进等
	泌尿生殖系统	包括夜尿症、过敏性膀胱炎、阳痿、早泄、性欲低下、慢性前列腺炎等
	骨骼肌肉系统	包括类风湿关节炎、痉挛性斜颈、全身肌痛
	神经系统	包括偏头痛、紧张性头痛、慢性疲劳等
	妇产科	包括痛经、闭经、经前紧张症、月经失调症、功能性子宫出血等
	外科	包括手术后神经症、器官移植后综合征、整形术后综合征、肠粘连等
	儿科	包括哮喘、遗尿症、夜尿症、口吃等
	皮肤科	包括神经性皮炎、皮肤瘙痒症、银屑病、斑秃、荨麻疹、过敏性皮炎、慢性湿疹、酒渣鼻等
	耳鼻喉科	包括咽喉异感症、失声、过敏性鼻炎等
	眼科	包括中心性视网膜病、原发性青光眼
	口腔科	包括口臭、口腔黏膜溃疡、口腔炎、原发性颞颌关节痉挛等
	其他	胃癌、食管癌、乳腺癌等

三、心身疾病的发病状况

心身疾病的
发病状况

> 各个国家与地区因界定标准不同，造成所报道的发病率数据差异很大。国外有流行病学调查显示其发病率为 10%～76%（国内心身疾病的患病率为 16%～80%）

> 女性与男性总体发病率之比为 3∶2，但冠心病、高血压、消化性溃疡、支气管哮喘等疾病，男性患病率稍高于女性

> 15 岁以下或 65 岁以上人群患病率最低，从青年期到中年期因压力增大而患病率逐步增高，至更年期或老年前期为患病达到顶峰年龄

> 处于不同的社会环境下，患病率不同，如冠心病在美国的发病率最高，尼日利亚最低；我国总体上城市高于农村，脑力劳动者高于体力劳动者，往往经济文化越发达、工业化水平越高的地区患病率越高

四、心身疾病的发病机制

1. 社会因素的致病机制

社会因素的
致病机制 —— 文化的急剧变迁

> 不断变化是文化发展的客观规律，但在信息全球化背景下，不同观念与生活方式之间的对话、交流日趋广泛而深入，这些变化有积极的意义，也带来消极的影响

> 对个体而言，意味着适应的相对平衡期缩短，动态调整期延长，即刚刚才建立的适应模式，持续很短的时间就变得不适应

> 文化变迁可造成多元化的抉择困难。焦虑感的增加驱动人们更多地参与社会生活，传统家庭的部分功能发生变迁、转移

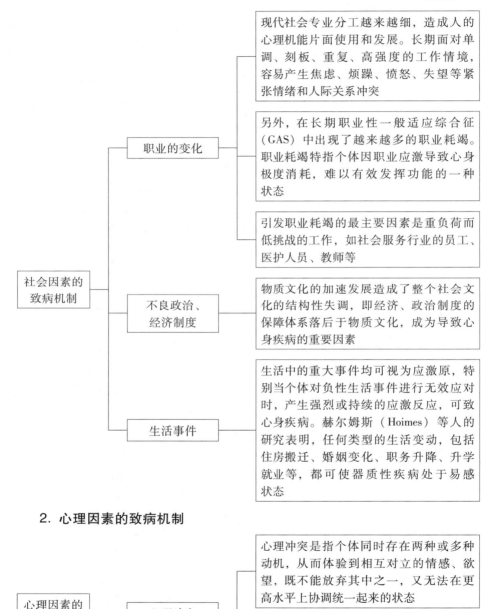

续流程

职业的变化

现代社会专业分工越来越细，造成人的心理机能片面使用和发展。长期面对单调、刻板、重复、高强度的工作情境，容易产生焦虑、烦躁、愤怒、失望等紧张情绪和人际关系冲突

另外，在长期职业性一般适应综合征（GAS）中出现了越来越多的职业耗竭。职业耗竭特指个体因职业应激导致心身极度消耗，难以有效发挥功能的一种状态

引发职业耗竭的最主要因素是重负荷而低挑战的工作，如社会服务行业的员工、医护人员、教师等

社会因素的致病机制

不良政治、经济制度

物质文化的加速发展造成了整个社会文化的结构性失调，即经济、政治制度的保障体系落后于物质文化，成为导致心身疾病的重要因素

生活事件

生活中的重大事件均可视为应激原，特别当个体对负性生活事件进行无效应对时，产生强烈或持续的应激反应，可致心身疾病。赫尔姆斯（Hoimes）等人的研究表明，任何类型的生活变动，包括住房搬迁、婚姻变化、职务升降、升学就业等，都可使器质性疾病处于易感状态

2. 心理因素的致病机制

心理因素的致病机制

心理冲突

心理冲突是指个体同时存在两种或多种动机，从而体验到相互对立的情感、欲望，既不能放弃其中之一，又无法在更高水平上协调统一起来的状态

心理冲突一旦产生，首先导致紧张、焦虑，迫使个体应对性地做出选择、采取行动，处理所面对的难题，缓解不良情绪的同时塑造应对挫折的心理能力

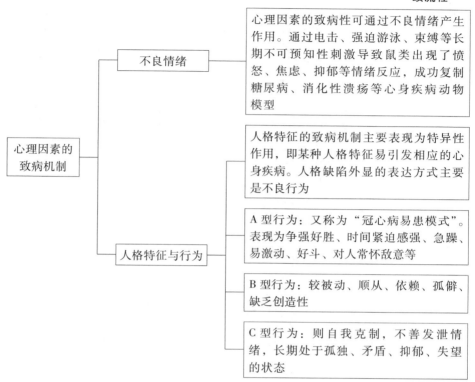

续流程

| | 不良情绪 | 心理因素的致病性可通过不良情绪产生作用。通过电击、强迫游泳、束缚等长期不可预知性刺激导致鼠类出现了愤怒、焦虑、抑郁等情绪反应，成功复制糖尿病、消化性溃疡等心身疾病动物模型 |

心理因素的致病机制

人格特征与行为：
- 人格特征的致病机制主要表现为特异性作用，即某种人格特征易引发相应的心身疾病。人格缺陷外显的表达方式主要是不良行为
- A型行为：又称为"冠心病易患模式"。表现为争强好胜、时间紧迫感强、急躁、易激动、好斗、对人常怀敌意等
- B型行为：较被动、顺从、依赖、孤僻、缺乏创造性
- C型行为：则自我克制，不善发泄情绪，长期处于孤独、矛盾、抑郁、失望的状态

3. 生理因素的疾病机制

具备一定的生理始基，同时，社会心理因素通过神经-内分泌-免疫系统产生应激反应，是生理因素的主要致病机制。

五、心身疾病的诊断

1. 诊断程序

诊断程序包括采集病史、体格检查、实验室检查与心理检查。

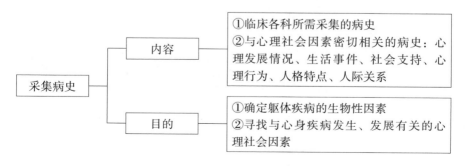

采集病史：
- 内容：
  ①临床各科所需采集的病史
  ②与心理社会因素密切相关的病史：心理发展情况、生活事件、社会支持、心理行为、人格特点、人际关系
- 目的：
  ①确定躯体疾病的生物性因素
  ②寻找与心身疾病发生、发展有关的心理社会因素

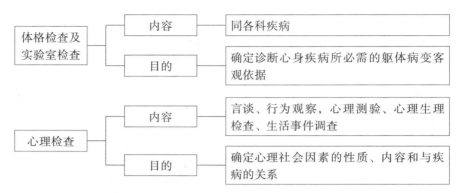

2. **诊断**

（1）心身疾病诊断相关的因素：根据哈雷德的研究，与心身疾病诊断相关的因素如下。

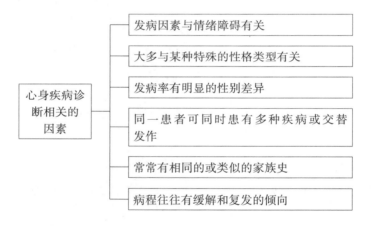

（2）明确诊断的基本条件：明确诊断须同时具备以下基本条件。

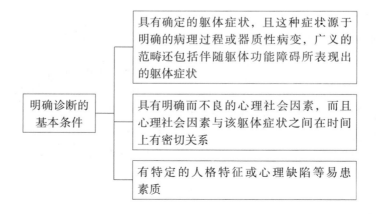

3. 鉴别诊断

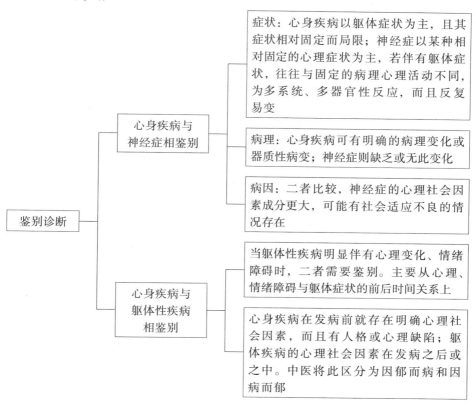

症状：心身疾病以躯体症状为主，且其症状相对固定而局限；神经症以某种相对固定的心理症状为主，若伴有躯体症状，往往与固定的病理心理活动不同，为多系统、多器官性反应，而且反复易变

病理：心身疾病可有明确的病理变化或器质性病变；神经症则缺乏或无此变化

心身疾病与神经症相鉴别

病因：二者比较，神经症的心理社会因素成分更大，可能有社会适应不良的情况存在

鉴别诊断

当躯体性疾病明显伴有心理变化、情绪障碍时，二者需要鉴别。主要从心理、情绪障碍与躯体症状的前后时间关系上

心身疾病与躯体性疾病相鉴别

心身疾病在发病前就存在明确心理社会因素，而且有人格或心理缺陷；躯体疾病的心理社会因素在发病之后或之中。中医将此区分为因郁而病和因病而郁

4. 诊断的命名形式

心身疾病的诊断命名涉及心理诊断和疾病的临床诊断两部分。主要命名形式有以下几点。

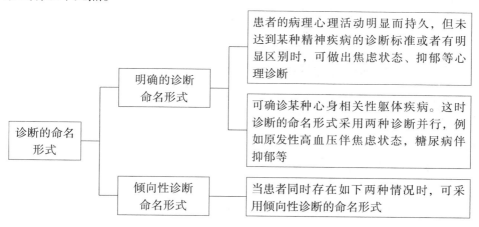

患者的病理心理活动明显而持久，但未达到某种精神疾病的诊断标准或者有明显区别时，可做出焦虑状态、抑郁等心理诊断

明确的诊断命名形式

可确诊某种心身相关性躯体疾病。这时诊断的命名形式采用两种诊断并行，例如原发性高血压伴焦虑状态，糖尿病伴抑郁等

诊断的命名形式

倾向性诊断命名形式

当患者同时存在如下两种情况时，可采用倾向性诊断的命名形式

续流程

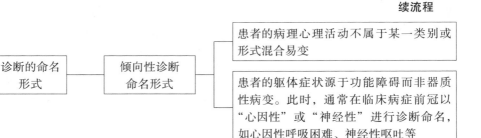

诊断的命名形式 —— 倾向性诊断命名形式

- 患者的病理心理活动不属于某一类别或形式混合易变
- 患者的躯体症状源于功能障碍而非器质性病变。此时，通常在临床病症前冠以"心因性"或"神经性"进行诊断命名，如心因性呼吸困难、神经性呕吐等

六、心身疾病的预防

心身疾病是心理社会因素和生物因素综合作用的结果，因而心身疾病的预防也应同时兼顾心、身两方面，心理社会因素大多需要相当长的时间作用才会引起心身疾病（也有例外），故心身疾病的心理学预防应从早做起。

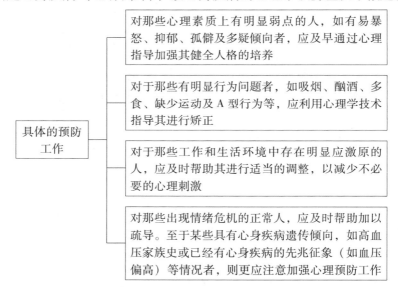

具体的预防工作

- 对那些心理素质上有明显弱点的人，如有易暴怒、抑郁、孤僻及多疑倾向者，应及早通过心理指导加强其健全人格的培养
- 对于那些有明显行为问题者，如吸烟、酗酒、多食、缺少运动及 A 型行为等，应利用心理学技术指导其进行矫正
- 对于那些工作和生活环境中存在明显应激原的人，应及时帮助其进行适当的调整，以减少不必要的心理刺激
- 对那些出现情绪危机的正常人，应及时帮助加以疏导。至于某些具有心身疾病遗传倾向，如高血压家族史或已经有心身疾病的先兆征象（如血压偏高）等情况者，则更应注意加强心理预防工作

七、心身疾病的心理护理原则

由于心身疾病的发生与环境因素、人格、情绪等心理社会因素关系密切，而且这些社会心理因素在疾病的发生、转归过程起着重要的作用，所以心身疾病的心理护理应该从以下几个方面着手。

1. 缓解心理应激

社会环境、生活事件及心理状态等的各种应激均可诱发或加重心身疾病，影响到心身疾病的转归，心理护理的目的就是针对社会环境、生活事件及患者的消极心理状态等心理应激采取有针对性的措施,打破"应激-心身疾病-负性情绪-加重心身疾病"的恶性循环。

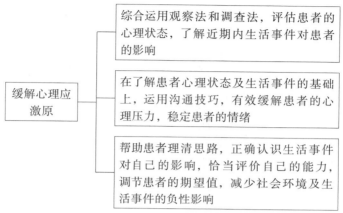

缓解心理应激原

综合运用观察法和调查法,评估患者的心理状态,了解近期内生活事件对患者的影响

在了解患者心理状态及生活事件的基础上,运用沟通技巧,有效缓解患者的心理压力,稳定患者的情绪

帮助患者理清思路,正确认识生活事件对自己的影响,恰当评价自己的能力,调节患者的期望值,减少社会环境及生活事件的负性影响

2. 疏导负性情绪

负性情绪是诱发和加重心身疾病的一个非常重要的因素,严重影响心身疾病的转归,负性情绪的改善是心身疾病护理的一个很重要的环节。

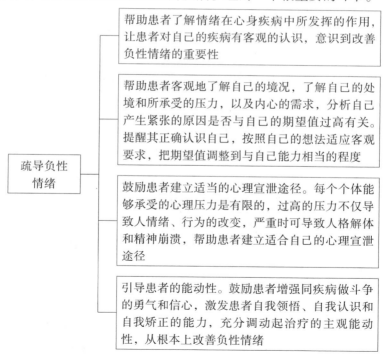

疏导负性情绪

帮助患者了解情绪在心身疾病中所发挥的作用,让患者对自己的疾病有客观的认识,意识到改善负性情绪的重要性

帮助患者客观地了解自己的境况,了解自己的处境和所承受的压力,以及内心的需求,分析自己产生紧张的原因是否与自己的期望值过高有关。提醒其正确认识自己,按照自己的想法适应客观要求,把期望值调整到与自己能力相当的程度

鼓励患者建立适当的心理宣泄途径。每个个体能够承受的心理压力是有限的,过高的压力不仅导致人情绪、行为的改变,严重时可导致人格解体和精神崩溃,帮助患者建立适合自己的心理宣泄途径

引导患者的能动性。鼓励患者增强同疾病做斗争的勇气和信心,激发患者自我领悟、自我认识和自我矫正的能力,充分调动起治疗的主观能动性,从根本上改善负性情绪

3. 实施行为矫正

很多心身疾病有其特有的行为特征,矫正这些特有的行为特征是改善心

身疾病预后的重要策略。

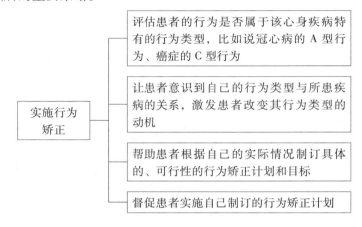

第二节 临床常见心身疾病

一、冠心病

　　冠状动脉粥样硬化性心脏病，简称冠心病，是最常见的心身疾病，死亡率一直高居首位。其发生、发展除与高血压、高血脂、高血糖、遗传等传统因素有关外，还与应激密切相关。

1. 致病因素

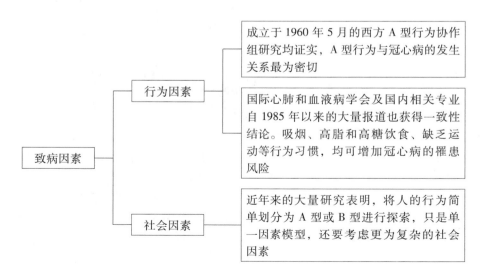

续流程

致病因素 ── 社会因素

如突发性生活事件常导致焦虑、恐惧、愤怒、内疚和沮丧等负性情绪，与冠心病的发生密切相关

社会文化背景显著影响个人自我行为管理水平。长期缺乏有效的自我管理，可导致冠心病

任洪艳等在 2009 年对 209 例冠心病患者的调查结果显示，工作状况不良与日常生活管理水平低下相关；低文化程度与疾病医学管理水平降低相关；缺乏认知、经济状况不良与情绪认知管理下降相关

各种致病因素，特别是 A 型行为所导致的心理应激，通过心理生理机制，导致持续的交感神经兴奋，去甲肾上腺素分泌增多，作用于心血管细胞膜受体，引发反馈机制过度激活，增加了心肌耗氧和血液黏滞度，并且增强血小板的黏附聚集性，释放大量血栓素 A_2，造成血栓素 A_2 与前列腺素的平衡失调，逐步促使冠状动脉痉挛、硬化，甚至动脉内血栓形成

有研究表明，工作紧张度增加，能在短时间内促使胆固醇上升 0.26mmol/L

2. 心理反应

心理反应 ── 患病后的心理反应

许多患者常常在不知不觉中患上了冠心病，一旦被诊断为冠心病后，患者的反应与其病前的人格特征和对疾病的认识，以及有关事件影响有关

倾向于悲观归因思维模式的患者常常紧张焦虑不安，甚至出现惊恐发作，如果近期有因冠心病死亡事件发生，会加重此种焦虑情绪

续流程

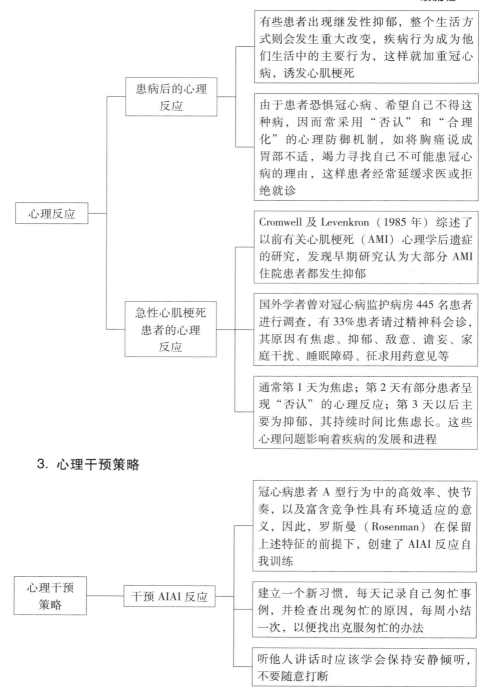

心理反应

患病后的心理反应

有些患者出现继发性抑郁，整个生活方式则会发生重大改变，疾病行为成为他们生活中的主要行为，这样就加重冠心病，诱发心肌梗死

由于患者恐惧冠心病、希望自己不得这种病，因而常采用"否认"和"合理化"的心理防御机制，如将胸痛说成胃部不适，竭力寻找自己不可能患冠心病的理由，这样患者经常延缓求医或拒绝就诊

急性心肌梗死患者的心理反应

Cromwell 及 Levenkron（1985 年）综述了以前有关心肌梗死（AMI）心理学后遗症的研究，发现早期研究认为大部分 AMI 住院患者都发生抑郁

国外学者曾对冠心病监护病房 445 名患者进行调查，有 33% 患者请过精神科会诊，其原因有焦虑、抑郁、敌意、谵妄、家庭干扰、睡眠障碍、征求用药意见等

通常第 1 天为焦虑；第 2 天有部分患者呈现"否认"的心理反应；第 3 天以后主要为抑郁，其持续时间比焦虑长。这些心理问题影响着疾病的发展和进程

3. 心理干预策略

心理干预策略

干预 AIAI 反应

冠心病患者 A 型行为中的高效率、快节奏，以及富含竞争性具有环境适应的意义，因此，罗斯曼（Rosenman）在保留上述特征的前提下，创建了 AIAI 反应自我训练

建立一个新习惯，每天记录自己匆忙事例，并检查出现匆忙的原因，每周小结一次，以便找出克服匆忙的办法

听他人讲话时应该学会保持安静倾听，不要随意打断

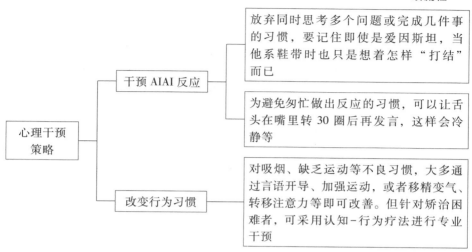

续流程

心理干预策略 ── 干预 AIAI 反应 ── 放弃同时思考多个问题或完成几件事的习惯，要记住即使是爱因斯坦，当他系鞋带时也只是想着怎样"打结"而已

为避免匆忙做出反应的习惯，可以让舌头在嘴里转 30 圈后再发言，这样会冷静等

改变行为习惯 ── 对吸烟、缺乏运动等不良习惯，大多通过言语开导、加强运动，或者移精变气、转移注意力等即可改善。但针对矫治困难者，可采用认知-行为疗法进行专业干预

二、原发性高血压

高血压是指体循环动脉收缩压和（或）舒张压的持续升高。我国采用国际上的统一标准，即收缩压≥130mmHg 和（或）舒张压≥80mmHg，即诊断为高血压（2017 美国高血压指南）。原发性高血压是以慢性血压升高为特征的临床综合征。患者除了可引起高血压本身有关的症状以外，长期高血压还可成为多种心血管疾病的重要危险因素，并影响重要器官如心、脑、肾的功能，最终可导致这些器官的衰竭。

不同地区、不同文化背景发病率有所不同，一般来说工业化国家高于发展中国家，城市高于农村，男性高于女性，脑力劳动者高于体力劳动者，患病率随年龄增长呈增高的趋势。我国因经济的迅速发展、竞争日趋激烈以及生活方式的明显转变，高血压发病率总体趋势已与发达国家相似。高血压的特点是三高（患病率高、死亡率高、致残率高）和三低（知晓率低、控制率低、治疗率低）。原发性高血压由综合因素所致，心理社会因素与其发生有密切关系，患高血压的个体易出现心理反应，对高血压患者，尤其是早期高血压患者进行心理社会干预效果较好。

1. 致病因素

原发性高血压的发病除与遗传等生物因素有关外，还与社会心理因素关系密切。

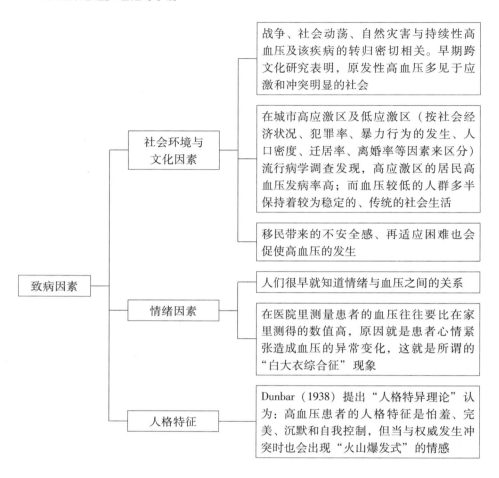

致病因素

社会环境与文化因素
- 战争、社会动荡、自然灾害与持续性高血压及该疾病的转归密切相关。早期跨文化研究表明，原发性高血压多见于应激和冲突明显的社会
- 在城市高应激区及低应激区（按社会经济状况、犯罪率、暴力行为的发生、人口密度、迁居率、离婚率等因素来区分）流行病学调查发现，高应激区的居民高血压发病率高；而血压较低的人群多半保持着较为稳定的、传统的社会生活
- 移民带来的不安全感、再适应困难也会促使高血压的发生

情绪因素
- 人们很早就知道情绪与血压之间的关系
- 在医院里测量患者的血压往往要比在家里测得的数值高，原因就是患者心情紧张造成血压的异常变化，这就是所谓的"白大衣综合征"现象

人格特征
- Dunbar（1938）提出"人格特异理论"认为：高血压患者的人格特征是怕羞、完美、沉默和自我控制，但当与权威发生冲突时也会出现"火山爆发式"的情感

2. 心理反应

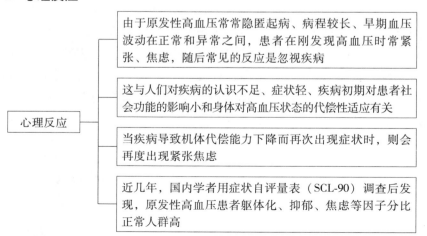

心理反应
- 由于原发性高血压常常隐匿起病、病程较长、早期血压波动在正常和异常之间，患者在刚发现高血压时常紧张、焦虑，随后常见的反应是忽视疾病
- 这与人们对疾病的认识不足、症状轻、疾病初期对患者社会功能的影响小和身体对高血压状态的代偿性适应有关
- 当疾病导致机体代偿能力下降而再次出现症状时，则会再度出现紧张焦虑
- 近几年，国内学者用症状自评量表（SCL-90）调查后发现，原发性高血压患者躯体化、抑郁、焦虑等因子分比正常人群高

3. 心理干预策略

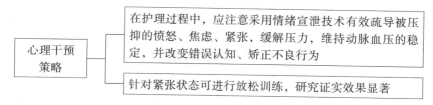

心理干预策略 —— 在护理过程中，应注意采用情绪宣泄技术有效疏导被压抑的愤怒、焦虑、紧张，缓解压力，维持动脉血压的稳定，并改变错误认知、矫正不良行为

针对紧张状态可进行放松训练，研究证实效果显著

三、消化性溃疡

消化性溃疡是一种典型的消化系统心身疾病，溃疡主要发生于胃和十二指肠部位，故又称为胃、十二指肠溃疡。人群中约有 10% 患过本病。其病因为幽门螺杆菌、胃酸和胃蛋白酶等因素的侵袭作用，与十二指肠、胃黏膜屏障防御之间的平衡失调有关。心理社会因素造成的应激会刺激胃酸分泌，加剧平衡失调，特别是十二指肠溃疡，与心理社会因素的作用关系密切。

1. 致病因素

消化性溃疡的病因除了与幽门螺杆菌、胃酸、胃蛋白酶等生物学因素有关外，心理社会因素在本病发生中具有重要作用。

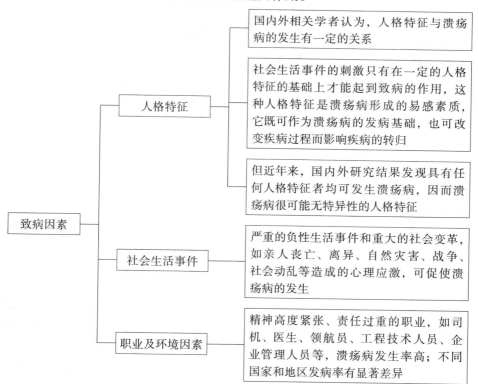

致病因素

人格特征 —— 国内外相关学者认为，人格特征与溃疡病的发生有一定的关系

社会生活事件的刺激只有在一定的人格特征的基础上才能起到致病的作用，这种人格特征是溃疡病形成的易感素质，它既可作为溃疡病的发病基础，也可改变疾病过程而影响疾病的转归

但近年来，国内外研究结果发现具有任何人格特征者均可发生溃疡病，因而溃疡病很可能无特异性的人格特征

社会生活事件 —— 严重的负性生活事件和重大的社会变革，如亲人丧亡、离异、自然灾害、战争、社会动乱等造成的心理应激，可促使溃疡病的发生

职业及环境因素 —— 精神高度紧张、责任过重的职业，如司机、医生、领航员、工程技术人员、企业管理人员等，溃疡病发生率高；不同国家和地区发病率有显著差异

续流程

致病因素 —— 情绪

> 消化性溃疡患者常存在情绪障碍，不良情绪与溃疡病的发病或复发有密切关系

> 如愤怒、焦虑、紧张与消化性溃疡发病相关，这些情绪可导致胃酸分泌增加，胃蛋白酶原含量升高，胃黏膜自行消化产生溃疡；长期处在失望、抑郁的情绪状态时，可引起胃黏膜供血减少，极易导致溃疡的产生。应激时的抑郁情绪也很容易促使溃疡病的发生

2. 心理反应

心理反应

> 消化性溃疡患者伴抑郁障碍较为常见，但临床上常与其他情绪障碍并存

> 唐艳萍等通过症状自评量表（SCL-90）、焦虑自评量表（SAS）及抑郁自评量表（SDS）对消化性溃疡患者进行调查，发现本症患者 SCL-90 的总分及因子分均高于正常对照组，特别是躯体化、人际关系敏感、抑郁、焦虑等尤为突出，SAS 及 SDS 测定表明患者存在明显的焦虑、抑郁情绪障碍

> 金雁报道十二指肠溃疡的溃疡面积、病程、严重程度与抑郁情绪呈正相关

> 张玫（1993）对北京地区 3440 名 60 岁以上老年人调查指出老年人溃疡病的患病率在 4.1%，抑郁是老年溃疡病的危险因素之一

3. 心理干预策略

心理干预策略

缓解紧张情绪

> 以接受、保证、鼓励为原则给予支持性治疗。如果紧张不缓解，则需进一步做放松训练，并针对致病因素改变不合理认知、矫正不良行为

有意识调控胃肠功能

> 首选生物反馈疗法，配合呼吸放松、想象放松、骨骼肌放松等训练程序，达到对消化道平滑肌、消化腺分泌的有意识调控，缓解平滑肌痉挛、减少分泌

四、支气管哮喘

支气管哮喘简称哮喘，是典型的心身疾病，由嗜酸性粒细胞、肥大细胞和 T 淋巴细胞等多种炎症细胞参与的气道慢性炎症。这种炎症使易感者对各种激发因子具有气道高反应性并引起气道缩窄。临床上表现为反复发作性的喘息、呼气性呼吸困难、胸闷或咳嗽等症状，常在夜间和（或）清晨发作、加剧，与常常出现广泛多变的可逆性气流有关，多数患者自行缓解或经治疗缓解。支气管哮喘的病因较复杂，除了过敏原、特异性体质、感染外，心理社会因素也是主要的触发因素。

1. 致病因素

支气管哮喘的病因通常是混合性的。主要为外源性过敏原、内源性感染等，其次为社会心理因素。有学者认为，外源性过敏原因素优势者占 29%，呼吸道感染占 40%，而心理因素占 30%。因此，单独心理因素不足以引起本病，但由于心理因素所导致的强烈情绪可改变呼吸系统的生理功能，影响机体的免疫机制，当接触到过敏原和呼吸道感染相互作用时，则可引起支气管哮喘。下面介绍社会心理因素的致病性作用。

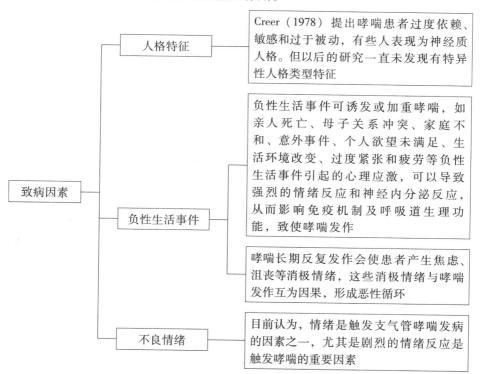

续流程

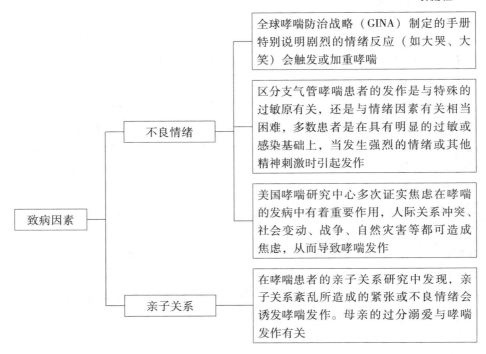

致病因素 — 不良情绪 — 全球哮喘防治战略（GINA）制定的手册特别说明剧烈的情绪反应（如大哭、大笑）会触发或加重哮喘

区分支气管哮喘患者的发作是与特殊的过敏原有关，还是与情绪因素有关相当困难，多数患者是在具有明显的过敏或感染基础上，当发生强烈的情绪或其他精神刺激时引起发作

美国哮喘研究中心多次证实焦虑在哮喘的发病中有着重要作用，人际关系冲突、社会变动、战争、自然灾害等都可造成焦虑，从而导致哮喘发作

亲子关系 — 在哮喘患者的亲子关系研究中发现，亲子关系紊乱所造成的紧张或不良情绪会诱发哮喘发作。母亲的过分溺爱与哮喘发作有关

2. 心理反应

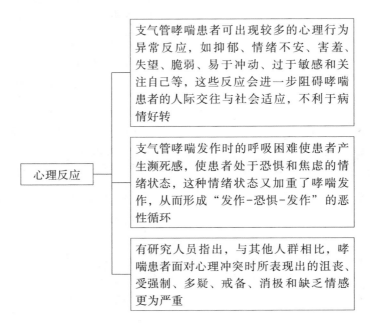

心理反应 — 支气管哮喘患者可出现较多的心理行为异常反应，如抑郁、情绪不安、害羞、失望、脆弱、易于冲动、过于敏感和关注自己等，这些反应会进一步阻碍哮喘患者的人际交往与社会适应，不利于病情好转

支气管哮喘发作时的呼吸困难使患者产生濒死感，使患者处于恐惧和焦虑的情绪状态，这种情绪状态又加重了哮喘发作，从而形成"发作–恐惧–发作"的恶性循环

有研究人员指出，与其他人群相比，哮喘患者面对心理冲突时所表现出的沮丧、受强制、多疑、戒备、消极和缺乏情感更为严重

3. 心理干预策略

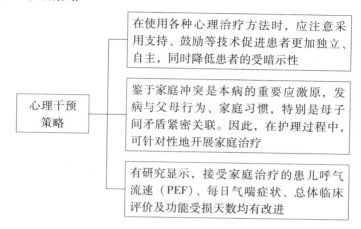

心理干预策略
- 在使用各种心理治疗方法时，应注意采用支持、鼓励等技术促进患者更加独立、自主，同时降低患者的受暗示性
- 鉴于家庭冲突是本病的重要应激原，发病与父母行为、家庭习惯，特别是母子间矛盾紧密关联。因此，在护理过程中，可针对性地开展家庭治疗
- 有研究显示，接受家庭治疗的患儿呼气流速（PEF）、每日气喘症状、总体临床评价及功能受损天数均有改进

五、糖尿病

糖尿病是由多种病因引起，以慢性高血糖为特征的代谢紊乱性疾病。高血糖是由于胰岛素分泌不足或胰岛素作用的缺陷，或者两者同时存在而引起，除糖类以外尚有蛋白质、脂肪代谢异常，晚期常伴有感染和酮症酸中毒昏迷而危及生命。

1. 致病因素

糖尿病的发病除与遗传、自身免疫、感染和肥胖等躯体因素有关外，还与社会心理因素存在密切联系。下面介绍社会心理因素的致病性作用。

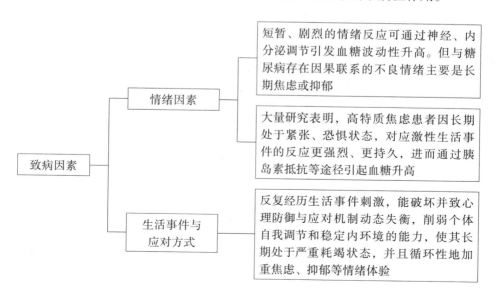

致病因素
- 情绪因素
  - 短暂、剧烈的情绪反应可通过神经、内分泌调节引发血糖波动性升高。但与糖尿病存在因果联系的不良情绪主要是长期焦虑或抑郁
  - 大量研究表明，高特质焦虑患者因长期处于紧张、恐惧状态，对应激性生活事件的反应更强烈、更持久，进而通过胰岛素抵抗等途径引起血糖升高
- 生活事件与应对方式
  - 反复经历生活事件刺激，能破坏并致心理防御与应对机制动态失衡，削弱个体自我调节和稳定内环境的能力，使其长期处于严重耗竭状态，并且循环性地加重焦虑、抑郁等情绪体验

续流程

致病因素 ── 人格特征 ──┬── 内向、固执、神经质、情绪不稳是易罹患糖尿病的共同个性特征，表现出自卑、攻击倾向、喜怒无常、缺乏理性、环境适应不良、抑郁、易焦虑等

└── 导致糖尿病的主要心理生理机制为各种致病因素与耗竭性的不良状态，导致自主神经系统、代谢、内分泌等功能紊乱，形成胰岛素抵抗、胰岛细胞功能降低

2. 心理反应

心理反应 ──┬── 糖尿病是一种慢性疾病，长期的治疗任务有赖于患者的密切配合，常常需要患者改变多年来养成的生活习惯和行为模式。患病初期，患者常表现为心理上的否认

├── 随着病情的进展，易产生紧张、恐惧、忧郁或焦虑情绪，而且由于糖尿病的病情易于发生波动，患者的应对努力和预防措施并非总能奏效，一旦发生这种情况，患者就可能会感到失望、苦闷，对生活和未来失去信心，从而导致应对外界挑战和适应性生活的能力下降，甚至产生自杀的意念和行为

├── 另外，有报道指出心境恶劣的糖尿病患者自控能力较差，血糖控制不理想，糖化血红蛋白（HbA1c）上升，睡眠差，生活质量下降；伴有抑郁症的糖尿病患者语言表达能力下降，认知缺陷增多，注意力不集中，处理问题速度减慢，口头记忆减退

└── 糖尿病患者心理反应的性质、强度和持久性取决于多种因素。例如，病情的严重程度、既往的健康状况、生活经历、社会支持、对疾病的认识和对预后的评估以及应对能力和性格等

3. 糖尿病与抑郁

糖尿病与抑郁 ──┬── 糖尿病与抑郁共患是临床上常见的重要问题。Lustman 等（2000）综合了数十个研究结果后认为糖尿病患者抑郁发生率>25%，并发现抑郁和高血糖有关。在新近被诊断为糖尿病的患者中发现约30%曾患过抑郁症，而在非糖尿病患者群中抑郁症的发生率仅为3.8%

└── 美国疾病预防控制中心（CDC）在对1万例糖尿病患者进行调查之后发现，情绪低落为主的患者心理障碍的发生率要比非糖尿病患者增加2倍以上。多数专家认为抑郁与糖尿病之间的相关性要比糖尿病症状与血糖控制以及与并发症之间的相关性还要密切。糖尿病发生抑郁的机制可能与神经内分泌功能改变有关

续流程

	有实验表明高血糖与血浆皮质醇增多有关，认为高血糖可引起血浆皮质醇、高血糖素、生长激素的增多，长期高血糖可能引发皮质醇活性改变，从而导致抑郁
	有研究表明糖尿病和抑郁症都有生长激素过度分泌以及下丘脑-垂体-肾上腺（HPA）轴的功能失调，皮质醇分泌紊乱、胰岛素抵抗
糖尿病与抑郁	皮质醇分泌紊乱可引起脑内高亲和性盐皮质激素受体和低亲和性糖皮质激素受体间激素作用失衡，致使 5-羟色胺（5-HT）系统功能障碍，从而发生情绪障碍。另一个方面，抑郁可增加患糖尿病的风险，影响治疗效果
	有研究人员对患抑郁症但无糖尿病的人群随访 13 年，认为重度抑郁增加了发生 2 型糖尿病的危险性，抑郁心理状态可影响体内糖代谢，使机体对糖代谢的调节能力降低。该研究还证实了 2 型糖尿病的临床抑郁的发生早于糖尿病的发生
	还有研究表明，抑郁可使空腹血中胰岛素水平降低，血糖升高，但目前抑郁导致糖尿病机制不详

4. 心理干预策略

心理干预策略	除针对性进行不同取向的心理治疗外，还需加强健康教育，教会患者进行不同时段的血糖自我监控和管理
	对于 1 型糖尿病患者还可针对性地开展血糖觉察训练（BGAT）。即训练患者利用内部和外部的线索作为反馈信号，及时觉察并预测血糖波动，同时学会自我调节

六、癌症

癌症是一种严重危害人类健康和生命的常见病、多发病，其患病率与死亡率正在逐年上升，已成为当前人类最主要的死因之一。人体各部位均可发生恶性肿瘤，男性以消化道癌最多，呼吸道癌次之，女性除上消化道癌和呼吸道癌多见外，子宫颈癌和乳腺癌亦很多见。癌症的病因十分复杂，许多发病机制还不十分清楚。有关的研究提示心理社会因素和癌症的发生发展密切相关，而且癌症患者的不良心理反应和应对方式对其病情的发展和生存期有显著的影响。

1. 致病因素

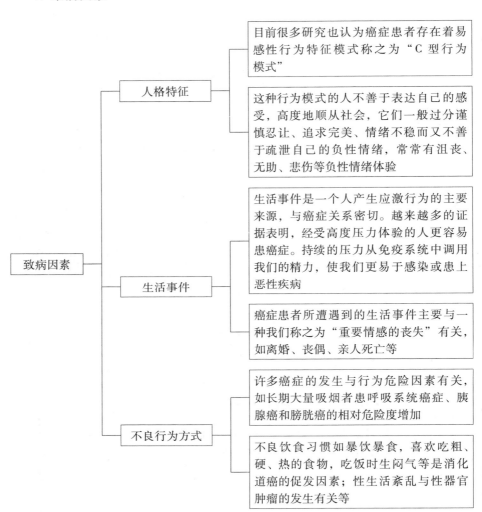

致病因素
- 人格特征
  - 目前很多研究也认为癌症患者存在着易感性行为特征模式称之为"C型行为模式"
  - 这种行为模式的人不善于表达自己的感受，高度地顺从社会，它们一般过分谨慎忍让、追求完美、情绪不稳而又不善于疏泄自己的负性情绪，常常有沮丧、无助、悲伤等负性情绪体验
- 生活事件
  - 生活事件是一个人产生应激行为的主要来源，与癌症关系密切。越来越多的证据表明，经受高度压力体验的人更容易患癌症。持续的压力从免疫系统中调用我们的精力，使我们更易于感染或患上恶性疾病
  - 癌症患者所遭遇到的生活事件主要与一种我们称之为"重要情感的丧失"有关，如离婚、丧偶、亲人死亡等
- 不良行为方式
  - 许多癌症的发生与行为危险因素有关，如长期大量吸烟者患呼吸系统癌症、胰腺癌和膀胱癌的相对危险度增加
  - 不良饮食习惯如暴饮暴食，喜欢吃粗、硬、热的食物，吃饭时生闷气等是消化道癌的促发因素；性生活紊乱与性器官肿瘤的发生有关等

2. 心理反应

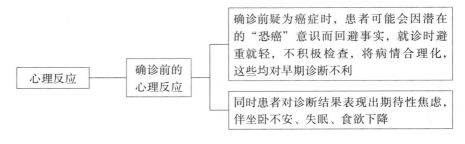

心理反应
- 确诊前的心理反应
  - 确诊前疑为癌症时，患者可能会因潜在的"恐癌"意识而回避事实，就诊时避重就轻，不积极检查，将病情合理化，这些均对早期诊断不利
  - 同时患者对诊断结果表现出期待性焦虑，伴坐卧不安、失眠、食欲下降

续流程

心理反应 —— 确诊后的心理反应

当患者得知癌症的诊断消息后其心理反应大致可分为 4 期

休克-恐惧期，当患者突然得知自己患癌症后心理受到极大的冲击反应强烈，可表现为惊恐、绝望、眩晕、心慌有时出现木僵状态，逐渐意识到自己是患癌症的患者主要表现出恐惧的心理反应

否认-怀疑期，当患者从剧烈的情绪震荡中冷静下来后便开始怀疑诊断的正确性，并在潜意识中使用否认的心理防御机制来减轻内心的痛苦与紧张，同时开始四处求医，期望得到否定癌症的诊断

愤怒-沮丧期，当确认癌症不可更改的事实后，患者会表现出激动、愤怒、暴躁、爱发脾气，有时会出现攻击性行为。同时患者又会表现出沮丧、悲哀、抑郁，甚至感到绝望，可出现自杀倾向或行为

接受-适应期，患者最终不得不接受和适应患癌的事实，情绪也会逐渐平静，但多数患者难以恢复到病前的心理状态，而陷入长期的抑郁和痛苦之中

3. 心理干预策略

提供心理与社会支持、疏导不良情绪、建立积极心态、改善生活质量是癌症患者心理干预的最重要目标与原则。其中，辅予放松训练的团体心理疗法与个别支持性治疗受益较大。

第六章
心 理 评 估

第一节 概 述

一、心理评估的概念

心理评估指通过应用多种方法所获得的信息对个体某一心理现象做全面、系统和深入的客观描述。心理评估在心理学、医学、教育、人力资源、军事、司法等领域有较广泛的应用，用于临床时则称之为临床心理评估。

二、心理评估的目的和任务

心理评估对象包括了患者和健康的人，故评估的范围涉及疾病和健康两大范畴及相互间的影响，目前按照生物-心理-社会-医学模式，对健康范畴的评估更加重视，不同的评估对象和具体临床工作或研究中，常常各有不同侧重点，分析评判结果时应全面考虑评估对象多方面的相互影响。心理评估的目的及任务包括以下几个方面。

心理评估的目的及任务	描述个体或人群有关疾病的特征，主要是从疾病的行为表现或精神病学的角度进行评估，协助心理诊断、临床诊断以及分类，如评定和筛查其心理、行为是否正常，有无现存或潜在的心理健康问题以及与疾病的关系，智力落后与行为问题的鉴别，精神疾病的鉴别等
	描述个体或人群的健康状况，全面地从生理、心理、社会等方面对构成健康的诸要素进行评估，为研究增进各种人群的健康机制和方法提供依据
	评估日常健康行为习惯和日常功能的有效水平
	评估疾病发展中的心理过程，包括认知、情绪与情感等诸多心理过程
	评估心理社会因素在疾病自然愈合过程中的作用

续流程

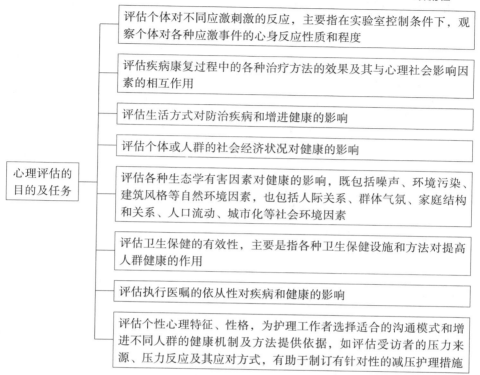

心理评估的目的及任务 —— 评估个体对不同应激刺激的反应，主要指在实验室控制条件下，观察个体对各种应激事件的心身反应性质和程度

评估疾病康复过程中的各种治疗方法的效果及其与心理社会影响因素的相互作用

评估生活方式对防治疾病和增进健康的影响

评估个体或人群的社会经济状况对健康的影响

评估各种生态学有害因素对健康的影响，既包括噪声、环境污染、建筑风格等自然环境因素，也包括人际关系、群体气氛、家庭结构和关系、人口流动、城市化等社会环境因素

评估卫生保健的有效性，主要是指各种卫生保健设施和方法对提高人群健康的作用

评估执行医嘱的依从性对疾病和健康的影响

评估个性心理特征、性格，为护理工作者选择适合的沟通模式和增进不同人群的健康机制及方法提供依据，如评估受访者的压力来源、压力反应及其应对方式，有助于制订有针对性的减压护理措施

三、心理评估的主要功能

临床心理评估对护理实施及质量有指导意义，是护理过程不可缺少的环节。护理过程中，临床心理评估主要有以下功能。

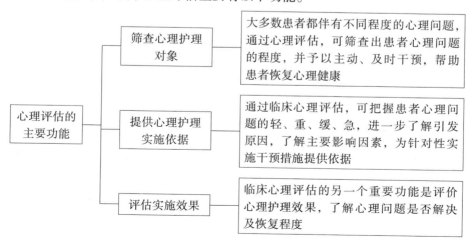

心理评估的主要功能 —— 筛查心理护理对象 —— 大多数患者都伴有不同程度的心理问题，通过心理评估，可筛查出患者心理问题的程度，并予以主动、及时干预，帮助患者恢复心理健康

提供心理护理实施依据 —— 通过临床心理评估，可把握患者心理问题的轻、重、缓、急，进一步了解引发原因，了解主要影响因素，为针对性实施干预措施提供依据

评估实施效果 —— 临床心理评估的另一个重要功能是评价心理护理效果，了解心理问题是否解决及恢复程度

四、心理评估在护理工作中的意义

临床心理评估为护理活动提供重要依据，如辅助护理诊断、制订和实施护理计划、实现护理目标等。护理程序是一个各环节互相渗透、循环往复的动态护理过程，临床心理评估贯穿于护理全过程，它既可与各护理环节实施同步，也可独立进行。因此，临床心理评估对于促进患者康复、和谐护患关系、提高护理质量诸方面具有重要意义。

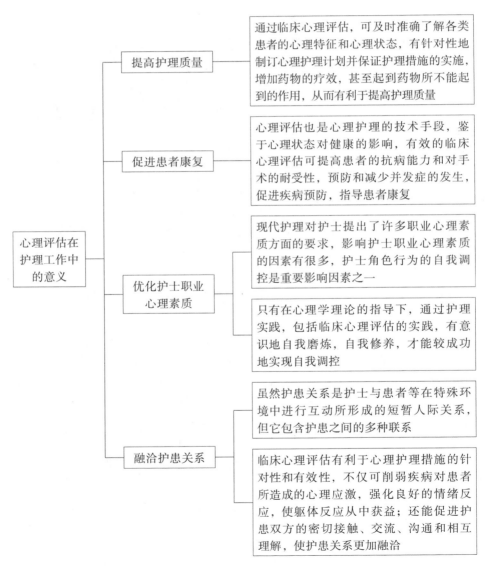

五、心理评估者应具备的条件

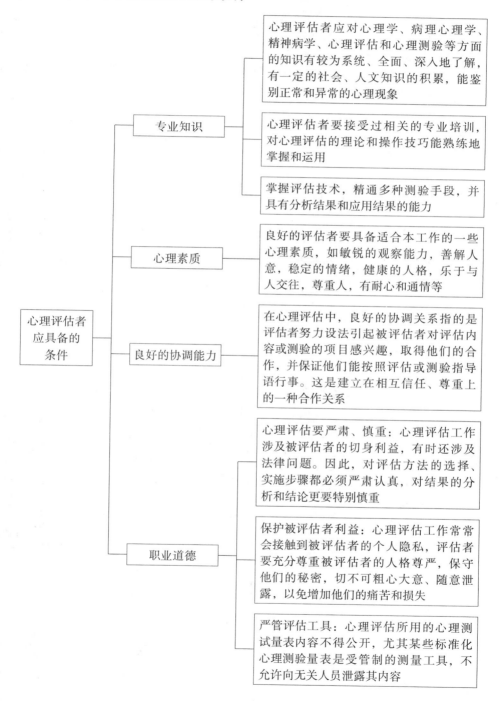

心理评估者应具备的条件

专业知识
- 心理评估者应对心理学、病理心理学、精神病学、心理评估和心理测验等方面的知识有较为系统、全面、深入地了解，有一定的社会、人文知识的积累，能鉴别正常和异常的心理现象
- 心理评估者要接受过相关的专业培训，对心理评估的理论和操作技巧能熟练地掌握和运用
- 掌握评估技术，精通多种测验手段，并具有分析结果和应用结果的能力

心理素质
- 良好的评估者要具备适合本工作的一些心理素质，如敏锐的观察能力，善解人意，稳定的情绪，健康的人格，乐于与人交往，尊重人，有耐心和通情等

良好的协调能力
- 在心理评估中，良好的协调关系指的是评估者努力设法引起被评估者对评估内容或测验的项目感兴趣，取得他们的合作，并保证他们能按照评估或测验指导语行事。这是建立在相互信任、尊重上的一种合作关系

职业道德
- 心理评估要严肃、慎重：心理评估工作涉及被评估者的切身利益，有时还涉及法律问题。因此，对评估方法的选择、实施步骤都必须严肃认真，对结果的分析和结论更要特别慎重
- 保护被评估者利益：心理评估工作常常会接触到被评估者的个人隐私，评估者要充分尊重被评估者的人格尊严，保守他们的秘密，切不可粗心大意、随意泄露，以免增加他们的痛苦和损失
- 严管评估工具：心理评估所用的心理测试量表内容不得公开，尤其某些标准化心理测验量表是受管制的测量工具，不允许向无关人员泄露其内容

六、临床心理评估的过程

心理评估是系统收集评估对象的相关信息以描述和鉴定其心理过程，是一种有目的有计划的过程，用途不同，评估的具体步骤、方法就不同。大体而言，心理评估过程包括准备、资料收集、分析总结三大阶段，每一个阶段可分解为若干小步骤。

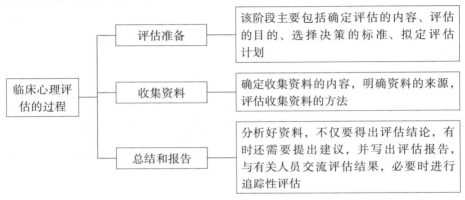

七、临床心理评估的实施原则与注意事项

1. 实施原则

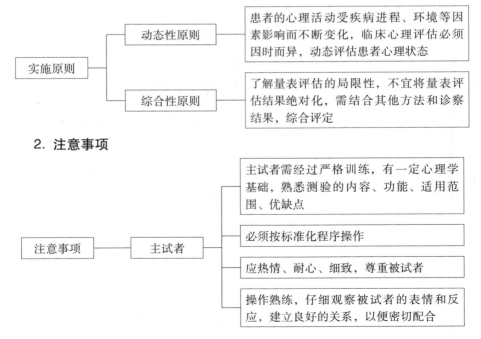

2. 注意事项

续流程

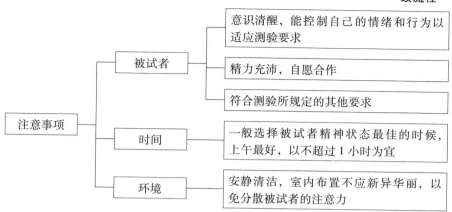

第二节 临床护理心理评估的常用方法

一、行为观察法

1. 概念

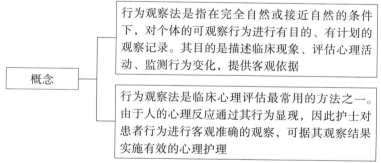

2. 行为观察的特点

行为观察法与其他心理评估方法相比，具有自身的优势和不足。

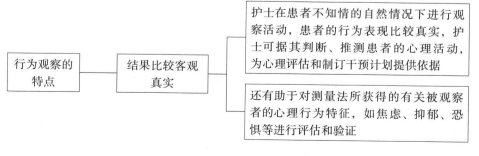

续流程

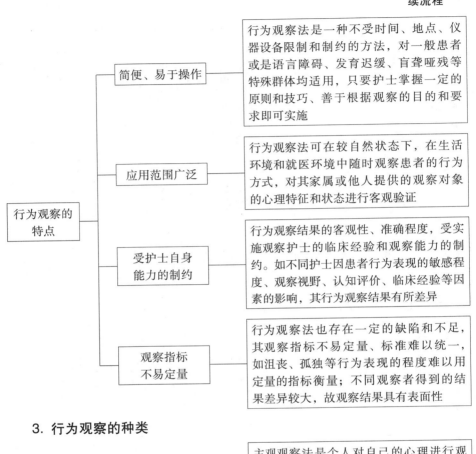

行为观察的特点

- **简便、易于操作** — 行为观察法是一种不受时间、地点、仪器设备限制和制约的方法，对一般患者或是语言障碍、发育迟缓、盲聋哑残等特殊群体均适用，只要护士掌握一定的原则和技巧、善于根据观察的目的和要求即可实施

- **应用范围广泛** — 行为观察法可在较自然状态下，在生活环境和就医环境中随时观察患者的行为方式，对其家属或他人提供的观察对象的心理特征和状态进行客观验证

- **受护士自身能力的制约** — 行为观察结果的客观性、准确程度，受实施观察护士的临床经验和观察能力的制约。如不同护士因患者行为表现的敏感程度、观察视野、认知评价、临床经验等因素的影响，其行为观察结果有所差异

- **观察指标不易定量** — 行为观察法也存在一定的缺陷和不足，其观察指标不易定量、标准难以统一，如沮丧、孤独等行为表现的程度难以用定量的指标衡量；不同观察者得到的结果差异较大，故观察结果具有表面性

3. 行为观察的种类

行为观察的种类

- **主观观察法**
  - 主观观察法是个人对自己的心理进行观察和分析研究，传统上称为内省法。用内省法进行心理研究是由心理学的特殊性性质所决定的
  - 但这种方法存在较大的局限性，因为只有当事人自己的体验，所以影响对结果的验证、推广和交流

- **客观观察法**
  - 客观观察法是研究者对个体或群体的行为进行观察和分析研究。科学心理学广泛采用客观观察法进行研究。客观观察法要求按严格的客观规律忠实地记录，正确地反映实际情况，并对观察的结果进行科学的分析，用于解释心理素质

续流程

行为观察的种类 ── 自然观察法

自然观察法是在不加控制的自然情境中对个体行为做直接或间接的观察研究。如观察患儿在病室的表现，可以了解患儿的情绪状态和人格的某些特征，自然观察法一般在下列情况下采用

对所研究的对象无法对某种现象进行控制

在控制条件下可能影响某种行为的出现

由于社会道德的要求，不能对某种现象进行控制

由于自然观察法是在自然条件下进行的，不为被观察者所知，他们的行为和心理活动较少或没有收到"环境干扰"。因此，应用这种方法有可能了解到现象的真实状况

4. 行为观察的设计

行为观察的设计是确保行为观察结果科学性、客观性、准确性的重要前提和保证，在观察方案的设计时要考虑以下因素。

（1）确定观察行为

确定观察行为

对患者行为进行观察的内容包括仪表、身体状况、言谈举止、个性特征、疾病认知及态度、应对方式和应变能力等

以观察目标的行为与评估目的密切联系的行为特征进行观察，即每次观察确定其中几项观察内容，分清主次，而不是全面观察其所有行为，以免顾此失彼，达不到观察效果

明确每个准备观察目标的操作定义，以便准确地观察和记录

确定观察行为时，首先要考虑行为的可观察性，有些行为易于观察，如坐立不安、沉默不语、双手颤抖等；某些行为隐匿，不易观察，如平静卧床休息的患者，其内心却可充满极大恐惧感和轻生念头。若两种行为对观察者同等意义，可考虑选择易于观察的行为作为观察内容

考虑有关行为的关键性反应属性

区别搜集资料的目的。有时搜集资料用于描述的目的，只要观察行为所需即可。若要设计一个护理干预方案，就必须观察、记录其所有反应，进行细致的分析

（2）确定观察情境：行为观察可在完全自然的情况下进行，也可在实验室情境下进行，还可在特殊环境下进行，如在医院中观察患者等。确定观察情境时，应坚持观察的可行性。

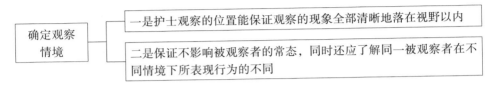

| 确定观察情境 | 一是护士观察的位置能保证观察的现象全部清晰地落在视野以内 |
| | 二是保证不影响被观察者的常态，同时还应了解同一被观察者在不同情境下所表现行为的不同 |

（3）确定观察方式

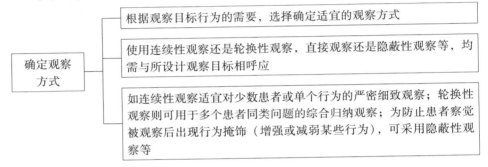

确定观察方式	根据观察目标行为的需要，选择确定适宜的观察方式
	使用连续性观察还是轮换性观察，直接观察还是隐蔽性观察等，均需与所设计观察目标相呼应
	如连续性观察适宜对少数患者或单个行为的严密细致观察；轮换性观察则可用于多个患者同类问题的综合归纳观察；为防止患者察觉被观察后出现行为掩饰（增强或减弱某些行为），可采用隐蔽性观察等

（4）确定观察指标

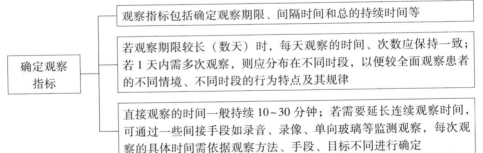

确定观察指标	观察指标包括确定观察期限、间隔时间和总的持续时间等
	若观察期限较长（数天）时，每天观察的时间、次数应保持一致；若1天内需多次观察，则应分布在不同时段，以便较全面观察患者的不同情境、不同时段的行为特点及其规律
	直接观察的时间一般持续10~30分钟；若需要延长连续观察时间，可通过一些间接手段如录音、录像、单向玻璃等监测观察，每次观察的具体时间需依据观察方法、手段、目标不同进行确定

（5）确定观察的记录方法

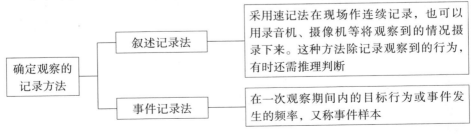

| 确定观察的记录方法 | 叙述记录法 | 采用速记法在现场作连续记录，也可以用录音机、摄像机等将观察到的情况摄录下来。这种方法除记录观察到的行为，有时还需推理判断 |
| | 事件记录法 | 在一次观察期间内的目标行为或事件发生的频率，又称事件样本 |

续流程

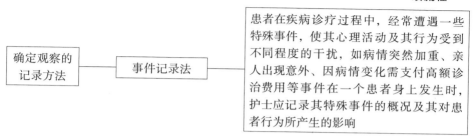

确定观察的记录方法 → 事件记录法 → 患者在疾病诊疗过程中，经常遭遇一些特殊事件，使其心理活动及其行为受到不同程度的干扰，如病情突然加重、亲人出现意外、因病情变化需支付高额诊治费用等事件在一个患者身上发生时，护士应记录其特殊事件的概况及其对患者行为所产生的影响

二、临床访谈法

1. 概念

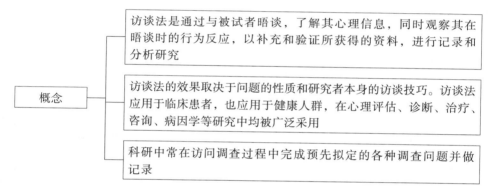

概念
- 访谈法是通过与被试者晤谈，了解其心理信息，同时观察其在晤谈时的行为反应，以补充和验证所获得的资料，进行记录和分析研究
- 访谈法的效果取决于问题的性质和研究者本身的访谈技巧。访谈法应用于临床患者，也应用于健康人群，在心理评估、诊断、治疗、咨询、病因学等研究中均被广泛采用
- 科研中常在访问调查过程中完成预先拟定的各种调查问题并做记录

2. 访谈的重要目的

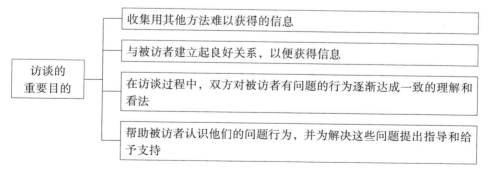

访谈的重要目的
- 收集用其他方法难以获得的信息
- 与被访者建立起良好关系，以便获得信息
- 在访谈过程中，双方对被访者有问题的行为逐渐达成一致的理解和看法
- 帮助被访者认识他们的问题行为，并为解决这些问题提出指导和给予支持

3. 访谈内容

为弥补观察和访谈法的不足，临床工作者发展了一种半定式的访谈方法，访谈者可根据自己的需要编制半定式访谈检查表。Gart G Marntat 认为，一个有关疾病病史的半定式访谈表至少应涵盖以下几方面问题，参见表6-1。

表 6-1　半定式的访谈表的主要内容

内容分类

有关障碍（问题）的情况：

对问题的描述	强度和时间长度	首次发作
以前的处理	发生频度的变化	为解决问题做了些什么
诱因及其结果	正规的处理	

家庭背景：

社会经济水平	文化背景	父母职业
父母目前健康状况	情绪和疾病史	家庭关系
婚姻状态	生长地（城市/农村）	家族结构

个人史：

1. 婴儿

发展里程碑	早期疾病史	家庭气氛
大小便训练	与父母接触的密切程度	

2. 儿童

在学校的适应性	与同学的关系	学业成绩
与父母的关系	爱好/活动/兴趣	生活的重要改变

3. 青少年

"儿童"标题下的各项内容均应包括出现这些行为的时间	出现有关法律、性、药瘾行为否 青春发育期的反应

4. 成年和中年

专业和职业	婚姻情况	人际关系
疾病和情绪变化史	生活目标的满意度	与父母的关系

5. 老年

疾病史	对于能力下降的反应	自我的完整性
经济收入的稳定性		

其他：自我概念（喜欢/厌恶）	躯体化症状（头痛、胃病等）
最幸福和悲伤的记忆害怕	最早记忆引起愉快和悲伤的事件
	值得注意的梦和再现的梦

根据表 6-1，使用者可自编一些问题，对各方面情况进行检查，例如有关被访者的情况可以设计如下提问：

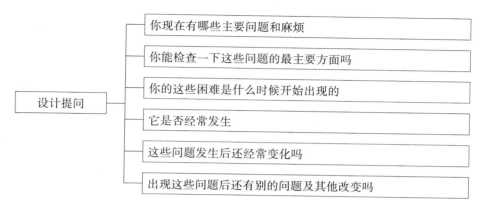

在对被访者进行评估性访谈时，在一般问题和病史访谈后，根据需要，可进行心理（精神）状况检查，主要对包括感知觉阶段思维障碍、智力、定向、注意和记忆、情绪表现、行为方式和仪表、自知力等方面的精神状况进行检查。

4. 访谈的形式

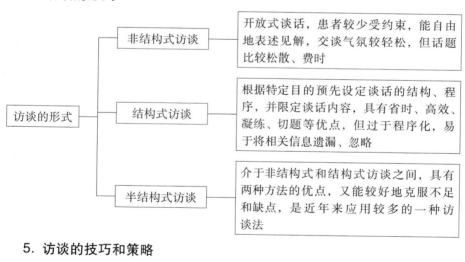

5. 访谈的技巧和策略

续流程

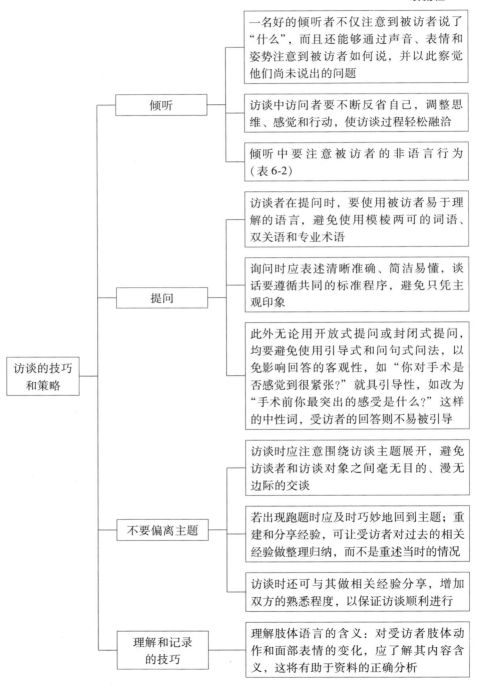

```
                        ┌─ 一名好的倾听者不仅注意到被访者说了
                        │  "什么",而且还能够通过声音、表情和
                        │  姿势注意到被访者如何说,并以此察觉
          ┌─ 倾听 ──────┤  他们尚未说出的问题
          │             │
          │             ├─ 访谈中访问者要不断反省自己,调整思
          │             │  维、感觉和行动,使访谈过程轻松融洽
          │             │
          │             └─ 倾听中要注意被访者的非语言行为
          │                (表6-2)
          │
          │             ┌─ 访谈者在提问时,要使用被访者易于理
          │             │  解的语言,避免使用模棱两可的词语、
          │             │  双关语和专业术语
          │             │
          │             ├─ 询问时应表述清晰准确、简洁易懂,谈
          ├─ 提问 ──────┤  话要遵循共同的标准程序,避免只凭主
访谈的技巧 │             │  观印象
和策略 ────┤             │
          │             └─ 此外无论用开放式提问或封闭式提问,
          │                均要避免使用引导式和问句式问法,以
          │                免影响回答的客观性,如"你对手术是
          │                否感觉到很紧张?"就具引导性,如改为
          │                "手术前你最突出的感受是什么?"这样
          │                的中性词,受访者的回答则不易被引导
          │
          │             ┌─ 访谈时应注意围绕访谈主题展开,避免
          │             │  访谈者和访谈对象之间毫无目的、漫无
          │             │  边际的交谈
          │             │
          ├─ 不要偏离主题─┤  若出现跑题时应及时巧妙地回到主题;重
          │             │  建和分享经验,可让受访者对过去的相关
          │             │  经验做整理归纳,而不是重述当时的情况
          │             │
          │             └─ 访谈时还可与其做相关经验分享,增加
          │                双方的熟悉程度,以保证访谈顺利进行
          │
          └─ 理解和记录 ── 理解肢体语言的含义:对受访者肢体动
             的技巧          作和面部表情的变化,应了解其内容含
                             义,这将有助于资料的正确分析
```

续流程

```
                              ┌─────────────────────────────────┐
                              │ 相信直觉：访问时，若觉得哪里有问题，│
                              │ 可凭直觉作判断                    │
                              └─────────────────────────────────┘
                              ┌─────────────────────────────────┐
                              │ 使用访员手册：将访员手册带在身旁，│
                              │ 一旦有问题，可随时翻阅参考        │
                              └─────────────────────────────────┘
                              ┌─────────────────────────────────┐
┌────────┐   ┌────────┐      │ 详细记录，保持客观：无论有否录音录│
│访谈的技巧│   │理解和记录│      │ 像，访谈者都要做详细的现场笔录，不│
│和策略   │───│的技巧   │──────│ 论现场记录还是后记，访谈者都要注意│
└────────┘   └────────┘      │ 尽量使用受访者自己的语言和说话的方│
                              │ 式，不要任意诠释，不要将访问者的个│
                              │ 人看法加到资料中，以免影响资料收集│
                              │ 的客观性                        │
                              └─────────────────────────────────┘
                              ┌─────────────────────────────────┐
                              │ 勿强化其回答：对受访者谈话内容的记│
                              │ 录，勿强调、加重其个人的叙述内容，│
                              │ 客观说明即可，使用照相机、摄像机和│
                              │ 录音机（笔）前须征得受访者同意，并│
                              │ 尽可能不要干扰访谈的气氛，见表6-2 │
                              └─────────────────────────────────┘
```

表 6-2　非语言行为可能表明的意义

非语言行为	可能表明的意义
1. 直接的目光接触	人际交往的准备就绪或意愿、关注
2. 注视或固定在某人或某物上	面对挑战、全神贯注、刻板或焦虑
3. 双唇紧闭	应激、决心、愤怒、敌意
4. 左右摇头	不同意、不允许、无信心
5. 坐在椅子上无精打采或离开访问者	悲观、与访问者观点不一致、不愿继续讨论
6. 发抖、双手反复搓动不安	焦虑、愤怒
7. 脚敲打地面	无耐心、焦虑
8. 耳语	难以泄露的秘密
9. 沉默不语	不愿意、全神贯注
10. 手心冷汗、呼吸浅、瞳孔散大、脸色苍白、脸红、皮疹	害怕、正性觉醒（兴趣、感兴趣）、负性觉醒（焦虑、窘迫）、药物中毒

6. 访谈的信度和效度

由于访谈法主要通过交谈获取研究资料，评价访谈的信度与效度的方法如下：

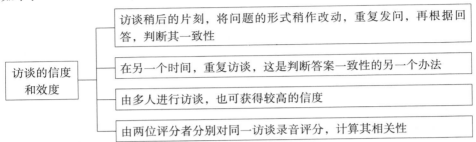

访谈的信度和效度

- 访谈稍后的片刻，将问题的形式稍作改动，重复发问，再根据回答，判断其一致性
- 在另一个时间，重复访谈，这是判断答案一致性的另一个办法
- 由多人进行访谈，也可获得较高的信度
- 由两位评分者分别对同一访谈录音评分，计算其相关性

访谈的效度指受访者的谈话与其真实的态度、情感、知觉的一致性，所表述事实的客观性。这是个很难把握的问题，我们常说"眼见为实，耳听为虚"，虽然通过谈话可能洞察某个人的做法和对世界的看法，但一个人所说与其真正所做的可有很大不同，一个人在访谈时所说的，不一定代表他在其他情景下的真实所想、真实所为。访谈的设计、访谈的技巧、访谈者与受访者的关系等因素，都影响访谈的效度。如果访谈根据审慎设计的结构，或确实能引出重要的研究资料，其效度较大。

总之，访谈法是获取第一手资料的重要途径，若运用得当，可弥补问卷法之不足，扩展资料的层面和加深资料分析的深度，发挥访谈法的各项优点；反之，在某种程度上会导致访谈结果的无效信息。作为一种谈话的形式，访谈者至关重要，访谈者的态度是否客观、眼光是否敏锐、是否有真知灼见对访谈结果有直接影响。至于访谈的程序，仍具有专业性，缺乏经验的研究者难以胜任。

三、心理测试法

1. 心理测验概念

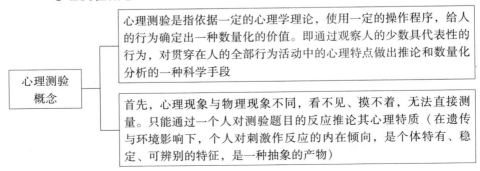

心理测验概念

- 心理测验是指依据一定的心理学理论，使用一定的操作程序，给人的行为确定出一种数量化的价值。即通过观察人的少数具代表性的行为，对贯穿在人的全部行为活动中的心理特点做出推论和数量化分析的一种科学手段
- 首先，心理现象与物理现象不同，看不见、摸不着，无法直接测量。只能通过一个人对测验题目的反应推论其心理特质（在遗传与环境影响下，个人对刺激作反应的内在倾向，是个体特有、稳定、可辨别的特征，是一种抽象的产物）

续流程

心理测验概念

其次，心理测验具有相对性。心理测验量表属于次序量表，即没有绝对标准，没有零点，只是一个连续的行为序列。测验就是看每个人处在某序列的什么位置。个体的智力高低、兴趣大小，都是与所在团体大多数人的状况比较而言的

再次，心理测验具有客观性。即测验的标准化问题，在测验的刺激、反应的量化、分数的转换与解释方面都经过标准化，结果客观，比较可信

心理测验可用于测量个体间差异或同一个体在不同场合下的反应。在选拔人才、就业安置、临床诊断、心理咨询和人格评价等方面都有较大作用

但切不可将测验结果绝对化，解决实际问题时，应注意心理测验的结果不是充分条件，只是一个要考虑的因素，必须结合其他方面的信息作为必要的参照

2. 常用心理测验分类

心理测验的数目很多，据统计，以英文发表的测验已有 5000 余种。从不同的角度、以不同的标准可划分出多种心理测验类型。常用的心理测验有如下分类。

常用心理测验分类

个别测验和团体测验

个别测验是在某一时间内由一位主试者测量一名被试者，其优点是对被试者观察详细，提供的有关信息准确，容易控制施测过程，临床上主要采用这种测验

团体测验是在某一时间内由一位或几位主试者同时测量多名或几十名被试者，其优点是主试者可在较短时间内搜集较多信息资料，适用于群体心理的研究

言语测验和非言语测验

言语测验又称语文测验或纸笔测验，指测验的项目以言语或文字材料提出刺激，被试者必须用言语或文字材料做出反应，其优点是比较方便易测，应用广泛，能测量高层次的心理品质

非言语测验又称作业测验或操作测验，指测验的内容以图画、仪器、模型、工具、实物为材料，被试者用操作或辨认作答，其优点是不受文化程度的限制

续流程

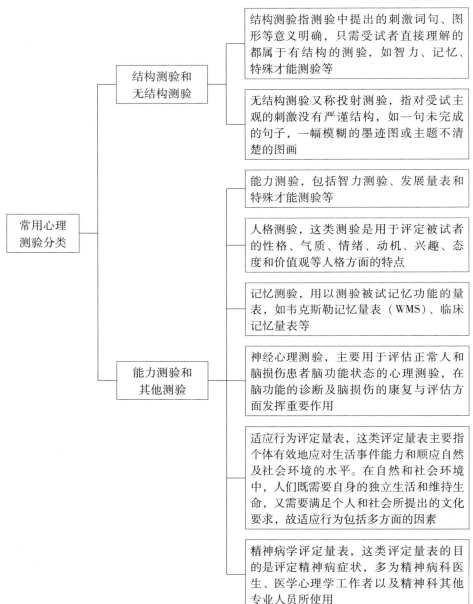

结构测验指测验中提出的刺激词句、图形等意义明确，只需受试者直接理解的都属于有结构的测验，如智力、记忆、特殊才能测验等

无结构测验又称投射测验，指对受试主观的刺激没有严谨结构，如一句未完成的句子，一幅模糊的墨迹图或主题不清楚的图画

能力测验，包括智力测验、发展量表和特殊才能测验等

人格测验，这类测验是用于评定被试者的性格、气质、情绪、动机、兴趣、态度和价值观等人格方面的特点

记忆测验，用以测验被试记忆功能的量表，如韦克斯勒记忆量表（WMS）、临床记忆量表等

神经心理测验，主要用于评估正常人和脑损伤患者脑功能状态的心理测验，在脑功能的诊断及脑损伤的康复与评估方面发挥重要作用

适应行为评定量表，这类评定量表主要指个体有效地应对生活事件能力和顺应自然及社会环境的水平。在自然和社会环境中，人们既需要自身的独立生活和维持生命，又需要满足个人和社会所提出的文化要求，故适应行为包括多方面的因素

精神病学评定量表，这类评定量表的目的是评定精神病症状，多为精神病科医生、医学心理学工作者以及精神科其他专业人员所使用

结构测验和无结构测验

常用心理测验分类

能力测验和其他测验

3. 标准化心理测验的基本特征

标准化是心理测验的最基本要求。只有通过一套标准程序，具备主要的心理测量技术指标，并达到国际公认水平的测验，才能称为标准化测验。标准化的要求表现在多方面，其中最重要的包括两方面的含义：一是测验的编

制、实施的过程、计分方法和测验分数的解释，都有明确一致的要求，如统一的指导语、测验内容、评分标准和常模材料；二是在实施过程中，不论谁使用测验量表，都要严格按照同样的程序进行。心理测验的标准化，既要排除无关因素对测验结果的影响，保证测验数据的准确性和客观性，又要能够对不同被试者测出的分数进行有效的比较。

（1）常模：常模是一种可供比较的某种形式的标准量数。某人在某项测验的结果只有与这一标准比较，才能确定测验结果的实际意义。而这一测验结果是否正确，在很大程度上取决于样本的代表性。

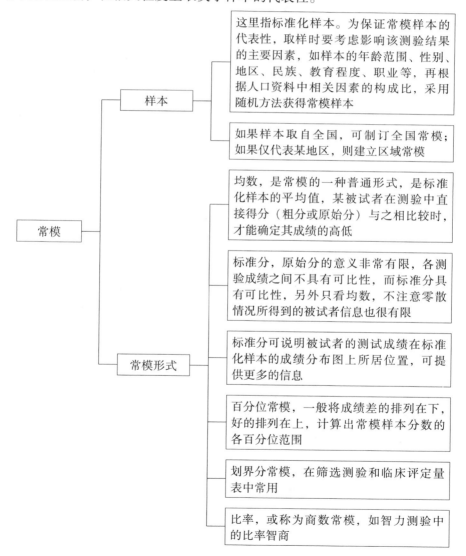

（2）信度：信度指测验或量表的可靠性和稳定性程度，用信度系数（coefficient）表示，其数值范围在−1～+1。绝对值越大，说明一致性越高，测验结果越可靠；相反则信度低。此外，信度的高低往往与测验性质有关。通常能力测验的信度在 0.80 以上为高，人格测验的信度在 0.70 以上为低。检验信度的方法很多，通常有如下几个指标。

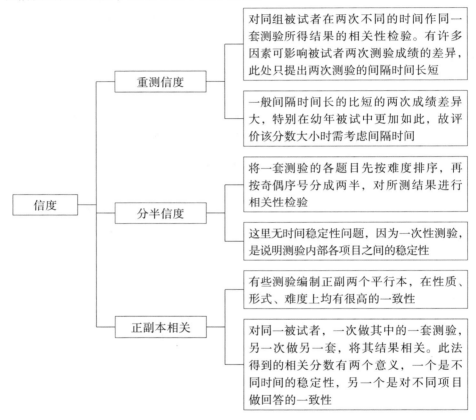

（3）效度：效度指测验结果的有效性，即某种测验是否测查到所要测查的内容，测查至何种程度。效度越高则表示该测验测量的结果所能代表要测量行为的真实度越高，能够达到所要测量的目的；反之则相反。反映测验效度高低的主要有以下 3 种具体指标。

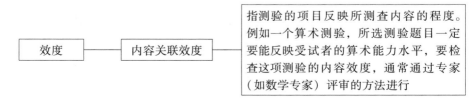

续流程

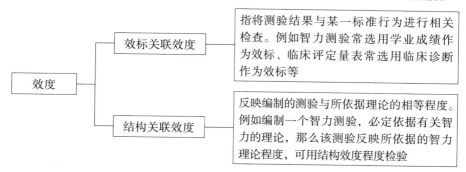

第三节　临床心理护理常用评定量表

一、临床常用心理评估量表分类

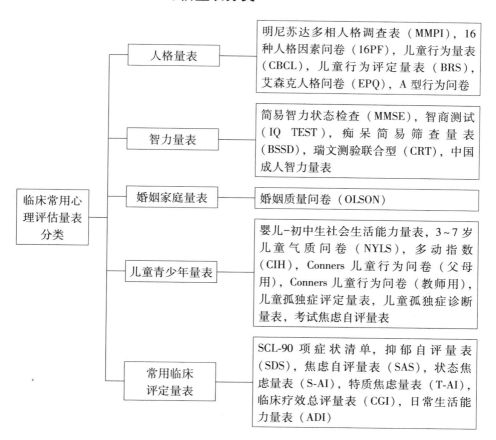

续流程

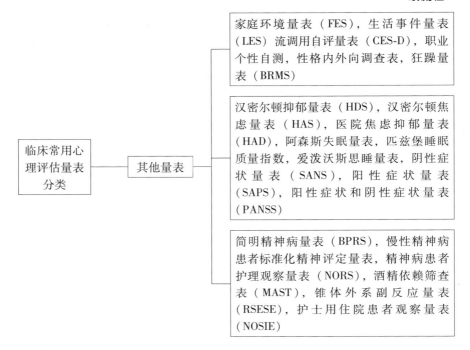

临床常用心理评估量表分类 —— 其他量表

家庭环境量表（FES），生活事件量表（LES）流调用自评量表（CES-D），职业个性自测，性格内外向调查表，狂躁量表（BRMS）

汉密尔顿抑郁量表（HDS），汉密尔顿焦虑量表（HAS），医院焦虑抑郁量表（HAD），阿森斯失眠量表，匹兹堡睡眠质量指数，爱泼沃斯思睡量表，阴性症状量表（SANS），阳性症状量表（SAPS），阳性症状和阴性症状量表（PANSS）

简明精神病量表（BPRS），慢性精神病患者标准化精神评定量表，精神病患者护理观察量表（NORS），酒精依赖筛查表（MAST），锥体外系副反应量表（RSESE），护士用住院患者观察量表（NOSIE）

二、临床常用的心理评估量表

1. 症状自评量表（SCL-90）

症状自评量表，又名 90 项症状清单（SCL-90）或 Hopkin's 症状清单，由德若伽提斯（L R Derogatis）设计，是世界上最著名的心理健康测试量表，也是使用最为广泛的精神障碍和心理疾病门诊检查量表，从 10 个方面了解受试者的心理健康程度（表 6-3）。该量表共有 90 个项目，包含有较广泛的精神病症状学内容，从感觉、情感、思维、意识、行为直至生活习惯、人际关系、饮食睡眠等方面均有涉及，并采用 10 个因子分别反映 10 个方面的心理症状情况（表 6-4）。

（1）相关情况

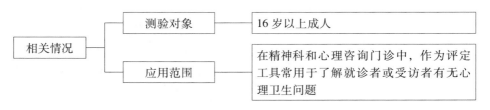

相关情况 —— 测验对象 —— 16 岁以上成人

应用范围 —— 在精神科和心理咨询门诊中，作为评定工具常用于了解就诊者或受访者有无心理卫生问题

续流程

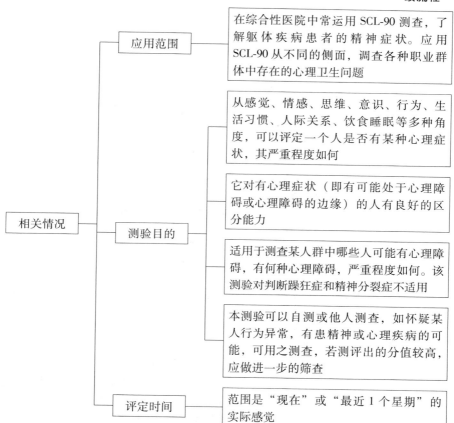

（2）评分要求：评定前应向受测者交代清楚评分方法和要求，做独立的、不受任何人影响的自我评定。要求用铅笔填写，便于修正。每一项目均采用5级评分制。

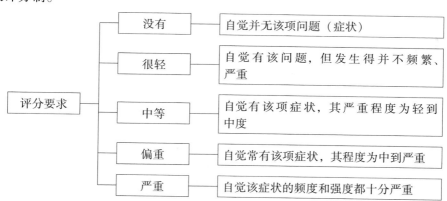

依次按 1、2、3、4、5 分值计分。测验记分：SCL-90 的结果统计指标包含两项，总分和因子分。

（3）总分：总分是 90 个项目所得分之和，能反映其病情的严重程度。

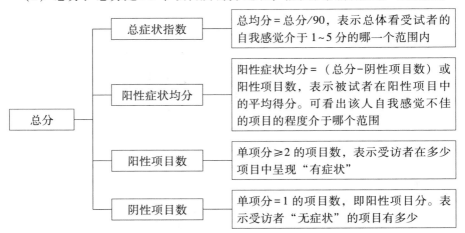

总分
- 总症状指数 —— 总均分＝总分/90，表示总体看受试者的自我感觉介于 1~5 分的哪一个范围内
- 阳性症状均分 —— 阳性症状均分＝（总分－阴性项目数）或阳性项目数，表示被试者在阳性项目中的平均得分。可看出该人自我感觉不佳的项目的程度介于哪个范围
- 阳性项目数 —— 单项分≥2 的项目数，表示受访者在多少项目中呈现"有症状"
- 阴性项目数 —— 单项分＝1 的项目数，即阳性项目分。表示受访者"无症状"的项目有多少

（4）因子分：SCL-90 有 10 个因子，着重反映出受访者某方面症状的痛苦水平。通过因子分可了解症状分布特点，并可以做轮廓图分析，了解各因子的分布趋势和评定结果的特征。

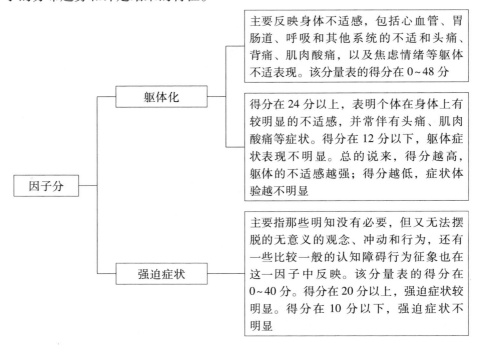

因子分
- 躯体化
  - 主要反映身体不适感，包括心血管、胃肠道、呼吸和其他系统的不适和头痛、背痛、肌肉酸痛，以及焦虑情绪等躯体不适表现。该分量表的得分在 0~48 分
  - 得分在 24 分以上，表明个体在身体上有较明显的不适感，并常伴有头痛、肌肉酸痛等症状。得分在 12 分以下，躯体症状表现不明显。总的说来，得分越高，躯体的不适感越强；得分越低，症状体验越不明显
- 强迫症状
  - 主要指那些明知没有必要，但又无法摆脱的无意义的观念、冲动和行为，还有一些比较一般的认知障碍行为征象也在这一因子中反映。该分量表的得分在 0~40 分。得分在 20 分以上，强迫症状较明显。得分在 10 分以下，强迫症状不明显

续流程

强迫症状 —— 总的来说，得分越高，表明个体越无法摆脱一些无意义的行为、观念和冲动，并可能表现出一些认知障碍的行为征兆。得分越低，表明个体在此种症状上表现越不明显，没有出现强迫行为

人际关系敏感 —— 主要是指某些人际方面的不自在与自卑感，特别是与他人相比时更加突出。在人际交往中的自卑感、心神不安、明显的不自在、人际交流中的不良自我暗示和消极的期待等

—— 该分量表的得分在 0~36 分。得分在 18 分以上，表明个体人际关系较为敏感，人际交往中自卑感较强，并伴有行为症状，如坐立不安、退缩等。得分在 9 分以下，表明个体在人际关系上较为正常

—— 总的来说，得分越高，人际交往中表现的问题就越多，自卑、自我为中心越突出，并表现出消极的期待。得分越低，个体在人际关系上越能应付自如，人际交流自信，胸有成竹并抱有积极的期待

因子分

抑郁 —— 苦闷的情感与心境为代表性症状，并以生活兴趣的减退、动力缺乏、活力丧失等为特征，伴失望、悲观和与抑郁相关的认知及躯体方面的感受，还有有关死亡的思想和自杀观念

—— 该分量表的得分范围在 0~52 分。得分在 26 分以上，表明个体的抑郁程度较强，生活缺乏足够的兴趣，缺乏运动活力，极端情况下，可能会有想死的念头和自杀观念

焦虑 —— 一般指烦躁、坐立不安、神经过敏、紧张以及由此产生的躯体征象，如震颤等

续流程

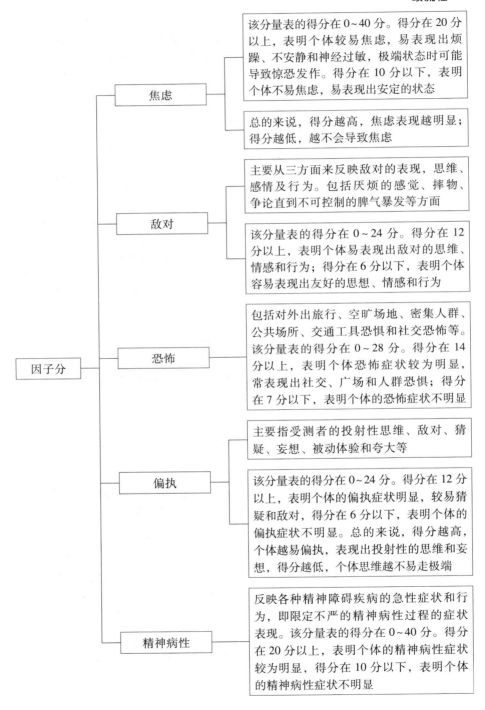

因子分

焦虑
该分量表的得分在 0~40 分。得分在 20 分以上，表明个体较易焦虑，易表现出烦躁、不安静和神经过敏，极端状态时可能导致惊恐发作。得分在 10 分以下，表明个体不易焦虑，易表现出安定的状态

总的来说，得分越高，焦虑表现越明显；得分越低，越不会导致焦虑

敌对
主要从三方面来反映敌对的表现，思维、感情及行为。包括厌烦的感觉、摔物、争论直到不可控制的脾气暴发等方面

该分量表的得分在 0~24 分。得分在 12 分以上，表明个体易表现出敌对的思维、情感和行为；得分在 6 分以下，表明个体容易表现出友好的思想、情感和行为

恐怖
包括对外出旅行、空旷场地、密集人群、公共场所、交通工具恐惧和社交恐怖等。该分量表的得分在 0~28 分。得分在 14 分以上，表明个体恐怖症状较为明显，常表现出社交、广场和人群恐惧；得分在 7 分以下，表明个体的恐怖症状不明显

偏执
主要指受测者的投射性思维、敌对、猜疑、妄想、被动体验和夸大等

该分量表的得分在 0~24 分。得分在 12 分以上，表明个体的偏执症状明显，较易猜疑和敌对，得分在 6 分以下，表明个体的偏执症状不明显。总的来说，得分越高，个体越易偏执，表现出投射性的思维和妄想，得分越低，个体思维越不易走极端

精神病性
反映各种精神障碍疾病的急性症状和行为，即限定不严的精神病性过程的症状表现。该分量表的得分在 0~40 分。得分在 20 分以上，表明个体的精神病性症状较为明显，得分在 10 分以下，表明个体的精神病性症状不明显

续流程

因子分	其他项目	睡眠、饮食等附加项目或其他未归类项目，作为第 10 个因子来处理，以便使各因子分之和等于总分

结果解释：该量表的作者未提出分界值，按全国的常模，总分超过 160 分或 1~5 级评分阳性项目数超过 43 项，或任一因子分超过 2 分，可考虑筛选阳性，需进一步进行检查。

表 6-3　症状自评量表（SCL-90）

0~4 级评分总分超过 70 分，因子分≥1 分，可考虑筛选阳性。

指导语：以下表格中列出了有些人可能有的病痛或问题，请仔细阅读每一条，然后根据最近一星期以内（或过去）下列问题影响你或使你感到苦恼的程度，在方框内选择最合适的一项，画一个钩，请不要漏掉问题。

项　　目	从无（0）	轻度（1）	中度（2）	偏重（3）	严重（4）
1. 头痛					
2. 神经过敏，感到不踏实					
3. 头脑中有不必要的想法或字句盘旋					
4. 头晕或昏倒					
5. 对异性的兴趣减退					
6. 对旁人求全责备					
7. 感到别人能控制你的思想					
8. 责怪别人制造麻烦					
9. 忘性大					
10. 担心自己的衣饰整齐及仪态的端庄					
11. 容易烦恼和激动					
12. 胸痛					
13. 害怕空旷的场所或街道					
14. 感到自己的精力下降，活动减慢					
15. 想结束自己的生命					
16. 听到旁人听不到的声音					
17. 发抖					

续　表

项　　目	从无 （0）	轻度 （1）	中度 （2）	偏重 （3）	严重 （4）
18. 感到大多数人都不可信任					
19. 胃口不好					
20. 容易哭泣					
21. 同异性相处时感到害羞，不自在					
22. 感到受骗、中了圈套或有人想抓住你					
23. 无缘无故地突然感到害怕					
24. 自己不能控制地大发脾气					
25. 怕单独出门					
26. 经常责备自己					
27. 腰痛					
28. 感到难以完成任务					
29. 感到孤独					
30. 感到苦闷					
31. 过分担忧					
32. 对事物不感兴趣					
33. 感到害怕					
34. 感情容易受到伤害					
35. 旁人能知道你的私下想法					
36. 感到别人不理解、不同情你					
37. 感到人们对你不友好、不喜欢你					
38. 做事必须做得很慢以保证做得正确					
39. 心跳得很厉害					
40. 恶心或胃部不舒服					
41. 感到比不上他人					
42. 肌肉酸痛					
43. 感到有人在监视你、谈论你					
44. 难以入睡					
45. 做事必须反复检查					

项　　目	从无 （0）	轻度 （1）	中度 （2）	偏重 （3）	严重 （4）
46. 难以做出决定					
47. 怕乘坐电车、公共汽车、地铁或火车					
48. 呼吸有困难					
49. 一阵阵发冷或发热					
50. 因为感到害怕而避开某些东西、场合或活动					
51. 脑子变空了					
52. 身体发麻或刺痛					
53. 喉咙有梗塞感					
54. 感到前途没有希望					
55. 不能集中注意力					
56. 感到身体的某一部分软弱无力					
57. 感到紧张或容易紧张					
58. 感到手或脚发重					
59. 想到死亡的事					
60. 吃得太多					
61　当别人看着你或谈论你时感到不自在					
62. 有一些不属于你自己的想法					
63. 有想打人或伤害他人的冲动					
64. 醒得太早					
65. 必须反复洗手、点数					
66. 睡得不稳不深					
67. 有想摔坏或破坏东西的冲动					
68. 有一些别人没有的想法					
69. 感到对别人神经过敏					
70. 在商店或电影院等人多的地方感到不自在					
71. 感到任何事情都很困难					
72. 一阵阵恐惧或惊恐					
73. 感到在公共场合吃东西很不舒服					

续 表

项　　目	从无 (0)	轻度 (1)	中度 (2)	偏重 (3)	严重 (4)
74. 经常与人争论					
75. 单独一人时神经很紧张					
76. 别人对你的成绩没有做出恰当的评价					
77. 即使和别人在一起也感到孤单					
78. 感到坐立不安、心神不安					
79. 感到自己没有什么价值					
80. 感到熟悉的东西变得陌生或不像是真的了					
81. 大叫或摔东西					
82. 害怕会在公共场合昏倒					
83. 感到别人想占你的便宜					
84. 为一些有关"性"的想法而很苦恼					
85. 认为应该因自己的过错而受到惩罚					
86. 感到要赶快把事情做完					
87. 感到自己的身体有严重的问题					
88. 从未感到和其他人很亲近					
89. 感到自己有罪					
90. 感到自己的脑子有毛病					

表 6-4　SCL-90 测验结果处理

因子	因子含义	项　　目	T 分＝项目 总分/项目数	T 分
F1	躯体化	1、4、12、27、40、42、48、49、52、53、56、58，共 12 项	/12	
F2	强迫	3、9、10、28、38、45、46、51、55、65，共 10 项	/10	
F3	人际关系	6、21、34、36、37、41、61、69、73，共 9 项	/9	
F4	抑郁	5、14、15、20、22、26、29、30、31、32、54、71、79，共 13 项	/13	

续　表

因子	因子含义	项　　　目	T分=项目总分/项目数	T分
F5	焦虑	2、17、23、33、39、57、72、78、80、86，共10项	/10	
F6	敌对性	11、24、63、67、74、81，共6项	/6	
F7	恐怖	13、25、47、50、70、75、82，共7项	/7	
F8	偏执	8、18、43、68、76、83，共6项	/6	
F9	精神病性	7、16、35、62、77、84、85、87、88、90，共10项	/10	
F10	睡眠及饮食	19、44、59、60、64、66、89，共7项	/7	

2. 焦虑自评量表（SAS）

焦虑自评量表（SAS）是由（W K Zung）于1971年编制的，是一种分析受访者主观症状的相当简便的临床工具，适用于具有焦虑症状的成年人，具有广泛的应用性。国外研究认为，SAS能够较好地反映有焦虑倾向的精神病求助者的主观感受。而焦虑是心理咨询门诊中较常见的一种情绪障碍，所以近年来SAS是咨询门诊中了解焦虑症状的常用自评工具（表6-5）。

表6-5　焦虑自评量表（SAS）

指导语：下面有20条文字（括号中为症状名称），请仔细阅读每一条，把意思弄明白，每一条文字后有4级评分，1表示没有或偶尔；2表示有时；3表示经常；4表示总是如此。然后根据您最近1星期的实际情况，在分数栏1～4分适当的分数下画"√"。

项　　　目	没有偶尔	有时	经常	总是如此
1. 我觉得比平时容易紧张和着急（焦虑）	1	2	3	4
2. 我无缘无故地感到害怕（害怕）	1	2	3	4
3. 我容易心里烦乱或觉得惊恐（惊恐）	1	2	3	4
4. 我觉得我可能将要发疯（发疯感）	1	2	3	4
*5. 我觉得一切都很好，也不会发生什么不幸（不幸预感）	4	3	2	1
6. 我手脚发抖打战（手足颤抖）	1	2	3	4

续　表

项　　目	没有偶尔	有时	经常	总是如此
7. 我因为头痛、颈痛和背痛而苦恼（躯体疼痛）	1	2	3	4
8. 我感觉容易衰弱和疲乏（乏力）	1	2	3	4
*9. 我觉得心平气和，并且容易安静坐着（静坐不能）	4	3	2	1
10. 我觉得心跳得快（心慌）	1	2	3	4
11. 我因为一阵阵头晕而苦恼（头晕）	1	2	3	4
12. 我有晕倒发作，或觉得要晕倒似的（晕厥感）	1	2	3	4
*13. 我呼气吸气都感到很容易（呼吸困难）	4	3	2	1
14. 我手脚麻木和刺痛（手足刺痛）	1	2	3	4
15. 我因胃痛和消化不良而苦恼（胃痛或消化不良）	1	2	3	4
16. 我常常要小便（尿意频数）	1	2	3	4
*17. 我的手常常是干燥温暖的（多汗）	4	3	2	1
18. 我脸红发热（面部潮红）	1	2	3	4
*19. 我容易入睡并且一夜睡得很好（睡眠障碍）	4	3	2	1
20. 我做噩梦	1	2	3	4

（1）适用范围：本量表可以评定焦虑症状的轻重程度及其在治疗中的变化。主要用于护理干预的疗效评估，不能作为焦虑症的诊断标准。适用于具有焦虑症状的成年人和下列情况。

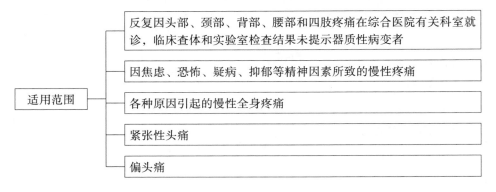

（2）相关情况

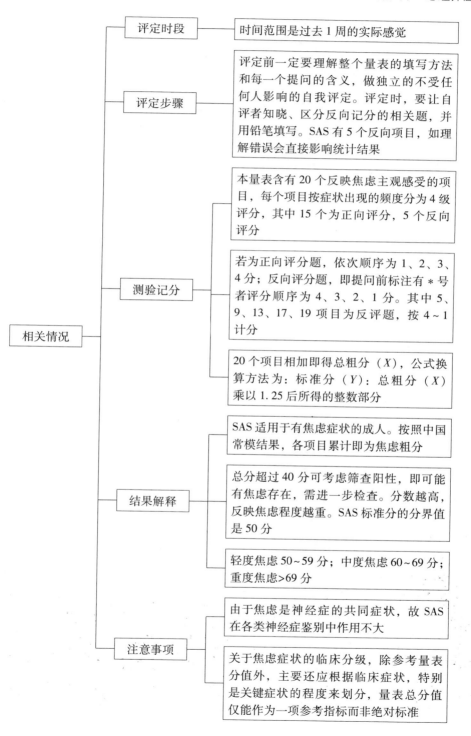

评定时段 —— 时间范围是过去 1 周的实际感觉

评定步骤 —— 评定前一定要理解整个量表的填写方法和每一个提问的含义,做独立的不受任何人影响的自我评定。评定时,要让自评者知晓、区分反向记分的相关题,并用铅笔填写。SAS 有 5 个反向项目,如理解错误会直接影响统计结果

相关情况

测验记分
- 本量表含有 20 个反映焦虑主观感受的项目,每个项目按症状出现的频度分为 4 级评分,其中 15 个为正向评分,5 个反向评分
- 若为正向评分题,依次顺序为 1、2、3、4 分;反向评分题,即提问前标注有 * 号者评分顺序为 4、3、2、1 分。其中 5、9、13、17、19 项目为反评题,按 4~1 计分
- 20 个项目相加即得总粗分(X),公式换算方法为:标准分(Y):总粗分(X)乘以 1.25 后所得的整数部分

结果解释
- SAS 适用于有焦虑症状的成人。按照中国常模结果,各项目累计即为焦虑粗分
- 总分超过 40 分可考虑筛查阳性,即可能有焦虑存在,需进一步检查。分数越高,反映焦虑程度越重。SAS 标准分的分界值是 50 分
- 轻度焦虑 50~59 分;中度焦虑 60~69 分;重度焦虑>69 分

注意事项
- 由于焦虑是神经症的共同症状,故 SAS 在各类神经症鉴别中作用不大
- 关于焦虑症状的临床分级,除参考量表分值外,主要还应根据临床症状,特别是关键症状的程度来划分,量表总分值仅能作为一项参考指标而非绝对标准

3. 抑郁自评量表（SDS）

Zung 抑郁自评量表由美国杜克大学医学院的 W K Zung 于 1965 年所编制，从量表构造的形式到具体评定的方法，都与 SAS 十分相似（表 6-6）。

表 6-6　抑郁自评量表（SDS）

指导语：下面有 20 条文字（括号中为症状名称），请仔细阅读每一条，把意思弄明白，每一条文字后有 4 级评分：1 表示没有或偶尔；2 表示有时；3 表示经常；4 表示总是如此。然后根据您最近 1 星期的实际情况，在分数栏 1~4 适当的分数下画"√"。

项　　　目	没有或偶尔	有时	经常	总是如此
1. 我感到情绪沮丧，郁闷	1	2	3	4
*2. 我感到早晨心情最好	4	3	2	1
3. 我要哭或想哭	1	2	3	4
4. 我夜间睡眠不好	1	2	3	4
*5. 我吃饭像平时一样多	4	3	2	1
*6. 我的性功能正常	4	3	2	1
7. 我感到体重减轻	1	2	3	4
8. 我为便秘苦恼	1	2	3	4
9. 我的心跳比平时快	1	2	3	4
10. 我无故感到疲劳	1	2	3	4
*11. 我的头脑像往常一样清楚	4	3	2	1
*12. 我做事情像平时一样不感到困难	4	3	2	1
13. 我坐卧不安，难以保持平静	1	2	3	4
*14. 我对未来感到有希望	4	3	2	1
15. 我比平时更容易激怒	1	2	3	4
*16. 我觉得决定什么事很容易	4	3	2	1
*17. 我感到自己是有用的和不可缺少的人	4	3	2	1
*18. 我的生活很有意义	4	3	2	1
19. 假若我死了别人会过得更好	1	2	3	4
*20. 我仍旧喜爱自己平时喜爱的东西	4	3	2	1

抑郁是个体失去某种他所看重的或追求的人、事、物时产生的情绪体验，常由亲人丧亡、失恋、失学、失业、遭受重大挫折和长期病痛等原因引起。表现为情绪低落、悲哀、寂寞、孤独、丧失感和厌世感等消极情绪状态，多伴有疲劳、失眠、食欲减退、动作迟缓等现象，严重抑郁可能导致自杀。

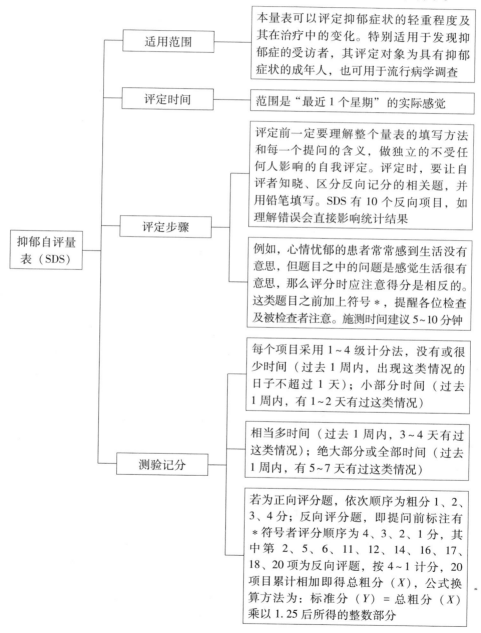

抑郁自评量表（SDS）

适用范围　本量表可以评定抑郁症状的轻重程度及其在治疗中的变化。特别适用于发现抑郁症的受访者，其评定对象为具有抑郁症状的成年人，也可用于流行病学调查

评定时间　范围是"最近1个星期"的实际感觉

评定步骤　评定前一定要理解整个量表的填写方法和每一个提问的含义，做独立的不受任何人影响的自我评定。评定时，要让自评者知晓、区分反向记分的相关题，并用铅笔填写。SDS 有 10 个反向项目，如理解错误会直接影响统计结果

例如，心情忧郁的患者常常感到生活没有意思，但题目之中的问题是感觉生活很有意思，那么评分时应注意得分是相反的。这类题目之前加上符号 ∗，提醒各位检查及被检查者注意。施测时间建议 5~10 分钟

测验记分　每个项目采用 1~4 级计分法，没有或很少时间（过去 1 周内，出现这类情况的日子不超过 1 天）；小部分时间（过去 1 周内，有 1~2 天有过这类情况）

相当多时间（过去 1 周内，3~4 天有过这类情况）；绝大部分或全部时间（过去 1 周内，有 5~7 天有过这类情况）

若为正向评分题，依次顺序为粗分 1、2、3、4 分；反向评分题，即提问前标注有 ∗ 符号者评分顺序为 4、3、2、1 分，其中第 2、5、6、11、12、14、16、17、18、20 项为反向评题，按 4~1 计分，20 项目累计相加即得总粗分（X），公式换算方法为：标准分（Y）= 总粗分（X）乘以 1.25 后所得的整数部分

续流程

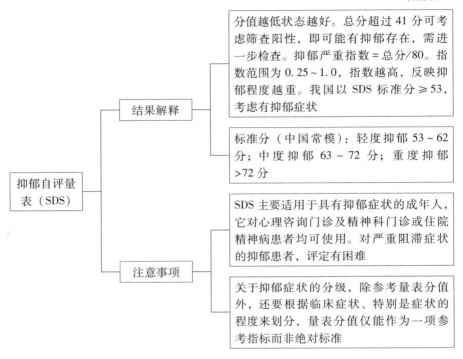

抑郁自评量表（SDS）

结果解释

分值越低状态越好。总分超过 41 分可考虑筛查阳性，即可能有抑郁存在，需进一步检查。抑郁严重指数 = 总分/80。指数范围为 0.25~1.0，指数越高，反映抑郁程度越重。我国以 SDS 标准分 ≥53，考虑有抑郁症状

标准分（中国常模）：轻度抑郁 53~62 分；中度抑郁 63~72 分；重度抑郁 >72 分

注意事项

SDS 主要适用于具有抑郁症状的成年人，它对心理咨询门诊及精神科门诊或住院精神病患者均可使用。对严重阻滞症状的抑郁患者，评定有困难

关于抑郁症状的分级，除参考量表分值外，还要根据临床症状、特别是症状的程度来划分，量表分值仅能作为一项参考指标而非绝对标准

4. 状态-特质焦虑问卷（STAI）

状态-特质焦虑问卷由 Charles D Spielberger 等编制，1981 年译成中文，并于 1983 年修订（Y 版本）（表 6-7）。该量表是 40 个项描述题组成的自评量表，有两个分量表组成：①状态焦虑量表（简称 S-AI），包括第 1~20 题；②特质焦虑量表（简称 T-AI），包括第 21~40 题。其特点是简便，效度高，易于分析，能相当直观地反映焦虑患者的主观感受，可将短暂（当前）的情绪焦虑状态和一贯的人格特质性焦虑倾向区分开来。为不同的研究目的和临床实践服务。状态焦虑描述一种通常为短暂性的不愉快的情绪体验，如紧张、恐惧、忧虑和神经质，伴有自主神经系统的功能亢进。特质焦虑是描述一类相对稳定的焦虑倾向的人格特质。

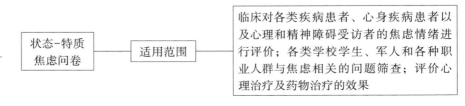

状态-特质焦虑问卷

适用范围

临床对各类疾病患者、心身疾病患者以及心理和精神障碍受访者的焦虑情绪进行评价；各类学校学生、军人和各种职业人群与焦虑相关的问题筛查；评价心理治疗及药物治疗的效果

续流程

评定步骤 —— 该量表用于个人或集体测试，受试者一般需具有初中文化水平

测查时间 ——

一般 10~20 分钟可完成。在评定前，一定要把整个量表填写方法及每条问题的含义都弄明白，然后做独立的不受任何人影响的自我评定。评定时，提醒自评者理解反向记分的各题，STAI 有 20 个反向项目，如未正确理解会直接影响统计结果

特别要提醒被试注意，该量表分两部分，S-AI 的 20 项应按"此时此刻"的感觉来评定，而 T-AI 的 20 项则应按"一贯的"或"平时"的感觉情况来评定

状态-特质焦虑问卷

测验记分 ——

第 1~20 题为状态焦虑量表，主要用于反映即刻的或最近某一特定时间的恐惧、紧张、忧虑和神经质的体验或感受，可以用来评价应激情况下的焦虑水平。量表分为 1~4 级评分（状态焦虑：1，完全没有；2，有些；3，中等程度；4，非常明显）

第 21~40 题为特质焦虑量表，用于评定人们经常的情绪体验。量表进行 1~4 级评分（特质焦虑：1，几乎没有；2，有些；3，经常；4，几乎总是如此）

由受试者根据自己的体验选择最合适的等级。分别计算出状态焦虑和特质焦虑量表的累加分值，附表中带符号 * 的项目即正性情绪，其计分按反序进行

结果解释 ——

最小值为 20 分，最大值为 80 分，某量表上的得分越高，反映了受试者该方面的焦虑水平越高

该量表国内尚无常模，美国的常模如下，①19 ~ 39 岁：男性 56 分，女性 57 分；②40 ~ 49 岁：男性 55 分，女性 58 分；③50 ~ 69 岁：男性 52 分，女性 47 分

续流程

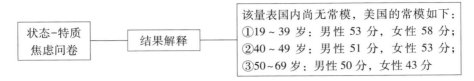

状态-特质焦虑问卷 → 结果解释 → 该量表国内尚无常模，美国的常模如下：
①19～39岁：男性53分，女性58分；
②40～49岁：男性51分，女性53分；
③50～69岁：男性50分，女性43分

表 6-7　状态-特质焦虑问卷

指导语：下面列出的是一些人们常常用来描述他们自己的陈述，请阅读每一个陈述，然后在右边适当的圈上打钩来表示你现在最恰当的感觉，也就是你此时此刻最恰当的感觉。没有对或错的回答，不要对任何一个陈述花太多的时间去考虑，但所给的回答应该是你现在最恰当的感觉。

项　　目	完全没有	有些	中等程度	非常明显
*1. 我感到心情平静	4	3	2	1
*2. 我感到安全	4	3	2	1
3. 我是紧张的	1	2	3	4
4. 我感到紧张束缚	1	2	3	4
*5. 我感到安逸	4	3	2	1
6. 我感到烦乱	1	2	3	4
7. 我现在正烦恼，感到这种烦恼超过了可能的不幸	1	2	3	4
*8. 我感到满意	4	3	2	1
9. 我感到害怕	1	2	3	4
*10. 我感到舒适	4	3	2	1
*11. 我有自信心	4	3	2	1
12. 我觉得神经过敏	1	2	3	4
13. 我极度紧张不安	1	2	3	4
14. 我优柔寡断	1	2	3	4
*15. 我是轻松的	4	3	2	1
*16. 我感到心满意足	4	3	2	1
17. 我是烦恼的	1	2	3	4
18. 我感到慌乱	1	2	3	4
*19. 我感觉镇定	4	3	2	1

续　表

项　目	完全没有	有些	中等程度	非常明显
*20. 我感到愉快	4	3	2	1
21. 我感到愉快	1	2	3	4
22. 我感到神经过敏和不安	1	2	3	4
*23. 我感到自我满足	4	3	2	1
*24. 我希望能像别人那样高兴	4	3	2	1
25. 我感到我像衰竭一样	1	2	3	4
*26. 我感到很宁静	4	3	2	1
*27. 我是平静的、冷静的和泰然自若的	4	3	2	1
28. 我感到困难——堆集起来，因此无法克服	1	2	3	4
29. 我过分忧虑一些事，实际这些事无关紧要	1	2	3	4
*30. 我是高兴的	4	3	2	1
31. 我的思想处于混乱状态	1	2	3	4
32. 我缺乏自信心	1	2	3	4
*33. 我感到安全	4	3	2	1
*34. 我容易做出决断	4	3	2	1
35. 我感到不合适	1	2	3	4
*36. 我是满足的	4	3	2	1
37. 一些不重要的思想总缠绕着我，并打扰我	1	2	3	4
38. 我产生的沮丧是如此强烈，以致我不能从思想中排除它们	1	2	3	4
*39. 我是一个镇定的人	4	3	2	1
40. 当我考虑我目前的事情和利益时，我就陷入紧张状态	1	2	3	4

5. A 型行为类型问卷（TABP）

A 型行为类型问卷采用 1983 年由张伯源主持全国性的协作组，研究参考美国的 A 型行为测查量表内容，并根据中国人的自身特点，经过 3 次测试和修订完成，属信度效度较高的 A 型行为类型问卷，包括 TH 量表、CH 量表、L 量表 3 个分量表。A 型行为的评估不能只靠问卷答案计算，必须结合临床观察和会谈获得的资料做出综合的判断（表 6-8、表 6-9）。

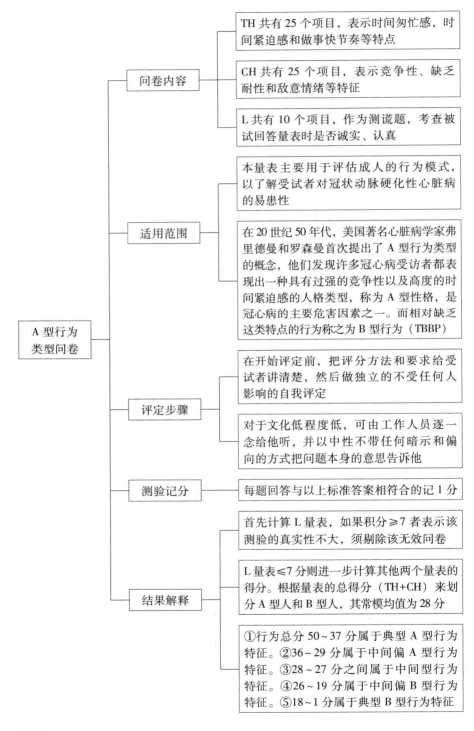

A 型行为
类型问卷

问卷内容
- TH 共有 25 个项目，表示时间匆忙感，时间紧迫感和做事快节奏等特点
- CH 共有 25 个项目，表示竞争性、缺乏耐性和敌意情绪等特征
- L 共有 10 个项目，作为测谎题，考查被试回答量表时是否诚实、认真

适用范围
- 本量表主要用于评估成人的行为模式，以了解受试者对冠状动脉硬化性心脏病的易患性
- 在 20 世纪 50 年代，美国著名心脏病学家弗里德曼和罗森曼首次提出了 A 型行为类型的概念，他们发现许多冠心病受访者都表现出一种具有过强的竞争性以及高度的时间紧迫感的人格类型，称为 A 型性格，是冠心病的主要危害因素之一。而相对缺乏这类特点的行为称之为 B 型行为（TBBP）

评定步骤
- 在开始评定前，把评分方法和要求给受试者讲清楚，然后做独立的不受任何人影响的自我评定
- 对于文化低程度低，可由工作人员逐一念给他听，并以中性不带任何暗示和偏向的方式把问题本身的意思告诉他

测验记分
- 每题回答与以上标准答案相符合的记 1 分

结果解释
- 首先计算 L 量表，如果积分 ≥7 者表示该测验的真实性不大，须剔除该无效问卷
- L 量表 ≤7 分则进一步计算其他两个量表的得分。根据量表的总得分（TH+CH）来划分 A 型人和 B 型人，其常模均值为 28 分
- ①行为总分 50～37 分属于典型 A 型行为特征。②36～29 分属于中间偏 A 型行为特征。③28～27 分之间属于中间型行为特征。④26～19 分属于中间偏 B 型行为特征。⑤18～1 分属于典型 B 型行为特征

表 6-8　A 型行为问卷

指导语：请回答下列问题，凡是符合您的情况的就在"是"字上打"√"；凡是不符合你的要求的在"否"字打"√"。每个问题必须回答，答案无所谓对与不对，好与不好。请尽快回答，不要在每个问题上太多思索。回答时不要考虑应该怎样，只回答平时是怎样就行了。

项　　目	是	否
1. 我觉得自己是一个无忧无虑、悠闲自在的人	□	□
2. 即使没有什么要紧事，我走路也很快	□	□
3. 我经常感到应该做的事很多，有压力	□	□
4. 我自己决定的事，别人很难让我改变主意	□	□
5. 有些人和事常常使我十分恼火	□	□
6. 我急需买东西但又要排长队时，我宁愿不买	□	□
7. 有些工作我根本安排不过来，只能临时挤时间去做	□	□
8. 我上班或赴约时，从来不迟到	□	□
9. 当我正在做事，谁要打扰我，不管有意无意，我都非常恼火	□	□
10. 我总看不惯那些慢条斯理、不紧不慢的人	□	□
11. 有时我简直忙得透不过气来，因为该做的事情太多了	□	□
12. 即使跟别人合作，我也总想单独完成一些更重要的部分	□	□
13. 有时我真想骂人	□	□
14. 我做事喜欢慢慢来，而且总是思前想后，拿不定主意	□	□
15. 排队买东西，要是有人插队，我就忍不住要指责他或出来干涉	□	□
16. 我总是力图说服别人同意我的观点	□	□
17. 有时连我自己都晓得，我所操心的事，远超出我应该操心的范围	□	□
18. 无论做什么事，即使比别人差，我也无所谓	□	□
19. 做什么事我也不着急，着急也没有用，不着急也误不了事	□	□
20. 我从来没想过要按照自己的想法办事	□	□
21. 每天的事情都使我的神经十分紧张	□	□
22. 就是去玩，如逛公园等，我总是先看完，等着同来的人	□	□
23. 我常常不能宽容别人的缺点和毛病	□	□

续 表

项 目	是	否
24. 在我所认识的人里，个个我都喜欢	☐	☐
25. 听到别人发表不正确的见解，我总想立即去纠正他	☐	☐
26. 无论做什么事，我都比别人快一些	☐	☐
27. 人们认为我是一个干脆、利落、高效率的人	☐	☐
28. 我觉得我有能力把一切事情办好	☐	☐
29. 聊天时，我也总是急于说出自己的想法，甚至打断别人的话	☐	☐
30. 人们认为我是一个安静、沉着、有耐性的人	☐	☐
31. 我觉得在我认识的人之中值得我信任和佩服的人实在不多	☐	☐
32. 对未来我有许多想法和打算，并总想一下子都能实现	☐	☐
33. 有时我也会说人家的闲话	☐	☐
34. 尽管时间很宽裕，我吃饭也快	☐	☐
35. 听人讲话或报告如讲得不好时，我就非常着急，总想还不如我来讲	☐	☐
36. 即使有人欺侮了我，我也不在乎	☐	☐
37. 我有时会把今天该做的事拖到明天去做	☐	☐
38. 当别人对我无礼时，我对他也不客气	☐	☐
39. 有人对我或我的工作吹毛求疵，很容易挫伤我的积极性	☐	☐
40. 我常常感到时间晚了，可一看表还早呢	☐	☐
41. 我觉得我是一个非常敏感的人	☐	☐
42. 我做事总是匆匆忙忙的、力图用最少的时间办尽量多的事情	☐	☐
43. 如果犯了错误，不管大小，我全都主动承认	☐	☐
44. 坐公共汽车时，尽管车开得快我也常常感到车开得太慢	☐	☐
45. 无论做什么事，即使看着别人做不好，我也不想拿来替他做	☐	☐
46. 我常常为工作没做完，一天又过去了而感到忧虑	☐	☐
47. 很多事情如果由我来负责，情况要比现在好得多	☐	☐
48. 有时我会想到一些说不出口的坏念头	☐	☐
49. 即使领导我的人能力差、水平低，不怎么样，我也能服从和合作	☐	☐
50. 必须等待什么的时候，我总心急如焚，缺乏耐心	☐	☐

续　表

项　目	是	否
51. 我常常感到自己能力不够，所以在做事遇到不顺利时就想放弃不干了	☐	☐
52. 我每天都看电视，同时也看电影，不然心里就不舒服	☐	☐
53. 别人托我办的事，只要答应了，我从不拖延	☐	☐
54. 人们认为我做事很有耐性，干什么都不会着急	☐	☐
55. 外出乘车、船或跟人约定时间办事时，我很少迟到，如果对方耽误我就恼火	☐	☐
56. 偶尔我也会说一两句假话	☐	☐
57. 许多事情本来可以大家分担，可我喜欢一个人去干	☐	☐
58. 我觉得别人对我的话理解太慢，甚至理解不了我的意思似的	☐	☐
59. 我是一个性子暴躁的人	☐	☐
60. 我常常容易看到别人的短处而忽视别人的长处	☐	☐

表 6-9　A 型行为类型问卷（TABP）

分量表	答"是"的题目	答"否"的题目
TH 量表	2、3、6、7、10、11、19、21、22、26、29、34、38、40、42、44、46、50、53、55、58	14、16、30、54
CH 量表	1、5、9、12、15、17、23、25、27、28、31、32、35、39、41、47、57、59、60	4、18、36、45、49、51
L 量表	8、20、24、43、56	13、33、37、48、52

6. 其他量表

（1）特质应对方式问卷（TCSQ）：特质应对方式问卷由姜乾金编制，是对应对方式的评估测量，应对是心理应激过程的重要中介因素，与应激事件性质以及应激结果均有关系。在 20 世纪 80 年代国外已有不少应对量表出现，20 世纪 90 年代应对的定量研究在国内也开始被重视，近 10 年来应对方式研究受到广泛的重视。特质应对方式问卷是自评量表，由 20 条反映应对特点的项目组成，包括两个方面，积极应对与消极应对（各含 10 个条目），用于反映被试者面对困难挫折时的积极与消极的态度和行为特征（表 6-10）。

特质应对方式问卷（TCSQ）	计分方法	被试根据自己大多数情况时的表现填写，采用 1~5 五级计分法。各项答案从"肯定不是"定为 1 级，到"肯定是"定为 5 级，中间三个不同程度过度级别为 2、3、4 三个级别答案
		从中分别汇总计算出积极应对分（PC）和消极应对分（NC）。各包含 10 个条目，消极应对的计分由第 2、4、6、7、10、12、13、17、19 条目分累计相加；积极应对 PC 的计分由第 1、3、5、8、9、11、14、15、18、20 条目分累计相加
	测验结果	分数越高，提示积极应对或消极应对的特征越明显

表 6-10 特质应对方式问卷（TCSQ）

指导语：下面列出的是一些人们常常用来描述他们自己的陈述，请阅读每一个陈述，然后在右边适当的框内打钩来表示你现在最恰当的感觉，也就是你此时此刻最恰当的感觉。没有对或错的回答，不要对任何一个陈述花太多的时间去考虑，但所给的回答应该是你现在最恰当的感觉。

项　　目	肯定不是				肯定是
1. 能尽快地将不愉快忘掉	1	2	3	4	5
2. 陷入对事件的回忆和幻想之中而不能摆脱	□	□	□	□	□
3. 当作事情根本未发生过	□	□	□	□	□
4. 易迁怒于别人而经常发脾气	□	□	□	□	□
5. 通常向好的方面想，想开些	□	□	□	□	□
6. 不愉快的事很容易引起情绪波动	□	□	□	□	□
7. 将情绪压在心底里不表现出来，但又忘不掉	□	□	□	□	□
8. 通常与类似的人比较，就觉得算不了什么	□	□	□	□	□
9. 将消极因素化为积极因素，例如参加活动	□	□	□	□	□
10. 遇烦恼的事很容易想悄悄地哭一场	□	□	□	□	□
11. 旁人很容易使你重新高兴起来	□	□	□	□	□
12. 如果与人发生冲突，宁可长期不理对方	□	□	□	□	□

项　　目	肯定不是				肯定是
13. 对重大困难往往举棋不定，想不出办法	☐	☐	☐	☐	☐
14. 对困难和痛苦能很快适应	☐	☐	☐	☐	☐
15. 相信网难和挫折可以锻炼人	☐	☐	☐	☐	☐
16. 在很长的时间里回忆所遇到的不愉快事	☐	☐	☐	☐	☐
17. 遇到难题往往责怪自己无能而怨恨自己	☐	☐	☐	☐	☐
18. 认为天底下没有什么大不了的事	☐	☐	☐	☐	☐
19. 遇苦恼事喜欢一人独处	☐	☐	☐	☐	☐
20. 通常以幽默的方式化解尴尬局面	☐	☐	☐	☐	☐

（2）领悟社会支持量表（PSSS）：领悟社会支持量表由 Blumenthal 1987 年报道，国内姜乾金等人修订，是对社会支持的评估测量。社会支持被看作是决定心理应激与健康关系的重要中介因素之一（表6-11）。

领悟社会支持量表（PSSS）	测验记分	PSSS 具有简单易用的特点，由 12 条反映个体对社会支持感受的条目组成，每个条目均采用 1~7 级计分法，即分为"极不同意""很不同意""稍不同意""中立""稍同意""很同意""极同意"7 个级别
		"家庭支持"分由 3、4、8、11 题累计。"朋友支持"分由 6、7、9、12 题累计，"其他人支持"由 1、2、5、10 题累计。计分：选 1 级记 1 分，选 7 级记 7 分，以此类推
	结果解释	PSSS 测定个体领悟到的来自各种社会支持源，如家庭、朋友和其他人的支持程度，并以总分反映个体感受到的社会支持总程度。所有题累计得分为社会支持总分。总分越高，反映被试感受的社会支持程度越高
		得分<32，说明你的社会支持系统存在严重的问题，可能和你的个性有关
		得分<50，说明你的社会支持存在一定问题，但不是很严重

表 6-11　领悟社会支持量表

指导语：以下 12 个句子，每一个句子后面各有 7 个答案。请你根据自己的实际情况在每句后面选择一个答案。如选择 1 表示您极不同意，即说明您的实际情况与这一句子极不相符。选择 7 表示您极同意，即说明你的实际情况与这一句子极相符。选择 2~5 表示不同程度的中间状态。

项　　目	极不同意 1	很不同意 2	稍不同意 3	中立 4	稍同意 5	很同意 6	极同意 7
1. 在我遇到问题时有些人（领导、亲戚、同事）会出现在我的身旁							
2. 我能够与有些人（领导、亲戚、同事）共享快乐与忧伤							
3. 我的家庭能够切实具体地给我帮助							
4. 在需要时我能够从家庭获得感情上的帮助和支持							
5. 当我有困难时有些人（领导、亲戚、同事）是安慰我的真正源泉							
6. 我的朋友们能真正地帮助我							
7. 在发生困难时我可以依靠我的朋友们							
8. 我能与自己的家庭谈论我的难题							
9. 我的朋友们能与我分享快乐与忧伤							
10. 在我的生活中有些人（领导、亲戚、同事）关心着我的感情							
11. 我的家庭能心甘情愿协助我做出各种决定							
12. 我能与朋友们讨论自己的难题							

7. 选择心理量表的注意事项

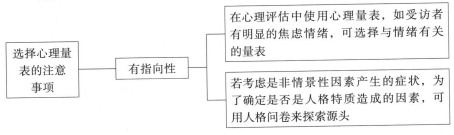

选择心理量表的注意事项 —— 有指向性 —— 在心理评估中使用心理量表，如受访者有明显的焦虑情绪，可选择与情绪有关的量表

若考虑是非情景性因素产生的症状，为了确定是否是人格特质造成的因素，可用人格问卷来探索源头

续流程

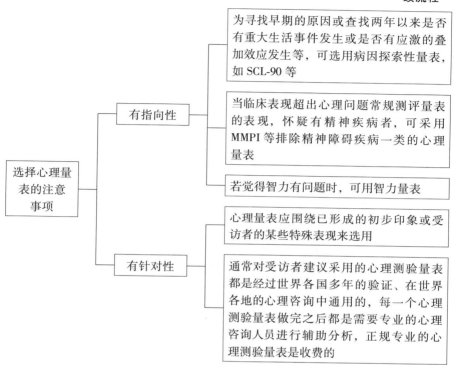

为寻找早期的原因或查找两年以来是否有重大生活事件发生或是否有应激的叠加效应发生等，可选用病因探索性量表，如 SCL-90 等

当临床表现超出心理问题常规测评量表的表现，怀疑有精神疾病者，可采用 MMPI 等排除精神障碍疾病一类的心理量表

若觉得智力有问题时，可用智力量表

心理量表应围绕已形成的初步印象或受访者的某些特殊表现来选用

通常对受访者建议采用的心理测验量表都是经过世界各国多年的验证、在世界各地的心理咨询中通用的，每一个心理测验量表做完之后都是需要专业的心理咨询人员进行辅助分析，正规专业的心理测验量表是收费的

有指向性

有针对性

选择心理量表的注意事项

第七章
心理治疗

第一节 概　述

一、心理治疗的概念

心理治疗的概念

- 心理治疗又称为精神治疗，指经过专业训练的治疗者，在良好治疗关系的基础上，以心理学相关理论为指导，应用心理学方法、技术，矫正或消除患者不合理认知、情绪障碍、异常行为及其所导致的躯体症状，最终促进人格健康发展的一类治疗方法

- 必须指出，心理治疗不能替代患者直接处理现实问题

- 躯体症状的改善必定是因为首先解决了引起该症状的心理原因

- 心理治疗与思想工作不同，思想工作是按法规、制度的要求处理世界观、价值观、人生观等思想道德问题

二、心理治疗的分类

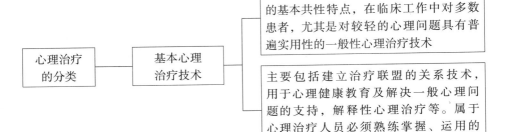

心理治疗的分类 —— 基本心理治疗技术

- 基本心理治疗技术指综合各种心理流派的基本共性特点，在临床工作中对多数患者，尤其是对较轻的心理问题具有普遍实用性的一般性心理治疗技术

- 主要包括建立治疗联盟的关系技术，用于心理健康教育及解决一般心理问题的支持，解释性心理治疗等。属于心理治疗人员必须熟练掌握、运用的通用技术

续流程

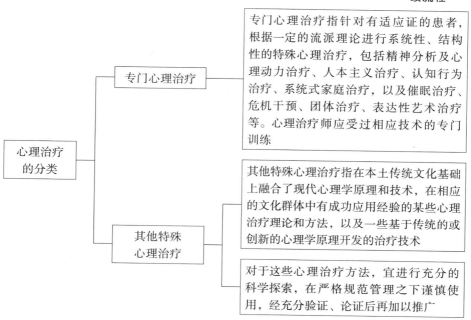

心理治疗的分类

专门心理治疗 —— 专门心理治疗指针对有适应证的患者，根据一定的流派理论进行系统性、结构性的特殊心理治疗，包括精神分析及心理动力治疗、人本主义治疗、认知行为治疗、系统式家庭治疗，以及催眠治疗、危机干预、团体治疗、表达性艺术治疗等。心理治疗师应受过相应技术的专门训练

其他特殊心理治疗 —— 其他特殊心理治疗指在本土传统文化基础上融合了现代心理学原理和技术，在相应的文化群体中有成功应用经验的某些心理治疗理论和方法，以及一些基于传统的或创新的心理学原理开发的治疗技术

对于这些心理治疗方法，宜进行充分的科学探索，在严格规范管理之下谨慎使用，经充分验证、论证后再加以推广

三、心理治疗的对象与范围

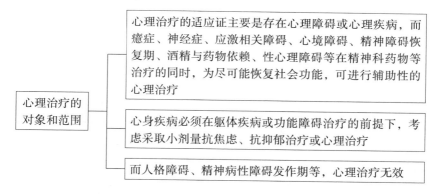

心理治疗的对象和范围

心理治疗的适应证主要是存在心理障碍或心理疾病，而癔症、神经症、应激相关障碍、心境障碍、精神障碍恢复期、酒精与药物依赖、性心理障碍等在精神科药物等治疗的同时，为尽可能恢复社会功能，可进行辅助性的心理治疗

心身疾病必须在躯体疾病或功能障碍治疗的前提下，考虑采取小剂量抗焦虑、抗抑郁治疗或心理治疗

而人格障碍、精神病性障碍发作期等，心理治疗无效

四、心理治疗的基本原则

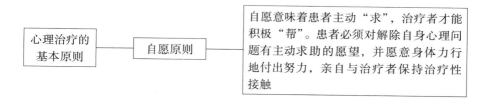

心理治疗的基本原则

自愿原则 —— 自愿意味着患者主动"求"，治疗者才能积极"帮"。患者必须对解除自身心理问题有主动求助的愿望，并愿意身体力行地付出努力，亲自与治疗者保持治疗性接触

续流程

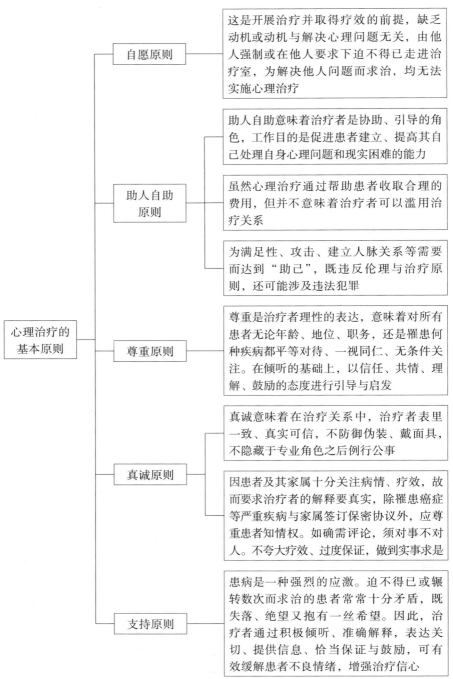

心理治疗的基本原则

自愿原则
这是开展治疗并取得疗效的前提,缺乏动机或动机与解决心理问题无关,由他人强制或在他人要求下迫不得已走进治疗室,为解决他人问题而求治,均无法实施心理治疗

助人自助原则
助人自助意味着治疗者是协助、引导的角色,工作目的是促进患者建立、提高其自己处理自身心理问题和现实困难的能力

虽然心理治疗通过帮助患者收取合理的费用,但并不意味着治疗者可以滥用治疗关系

为满足性、攻击、建立人脉关系等需要而达到"助己",既违反伦理与治疗原则,还可能涉及违法犯罪

尊重原则
尊重是治疗者理性的表达,意味着对所有患者无论年龄、地位、职务,还是罹患何种疾病都平等对待、一视同仁、无条件关注。在倾听的基础上,以信任、共情、理解、鼓励的态度进行引导与启发

真诚原则
真诚意味着在治疗关系中,治疗者表里一致、真实可信,不防御伪装、戴面具,不隐藏于专业角色之后例行公事

因患者及其家属十分关注病情、疗效,故而要求治疗者的解释要真实,除罹患癌症等严重疾病与家属签订保密协议外,应尊重患者知情权。如确需评论,须对事不对人。不夸大疗效、过度保证,做到实事求是

支持原则
患病是一种强烈的应激。迫不得已或辗转数次而求治的患者常常十分矛盾,既失落、绝望又抱有一丝希望。因此,治疗者通过积极倾听、准确解释,表达关切、提供信息、恰当保证与鼓励,可有效缓解患者不良情绪,增强治疗信心

续流程

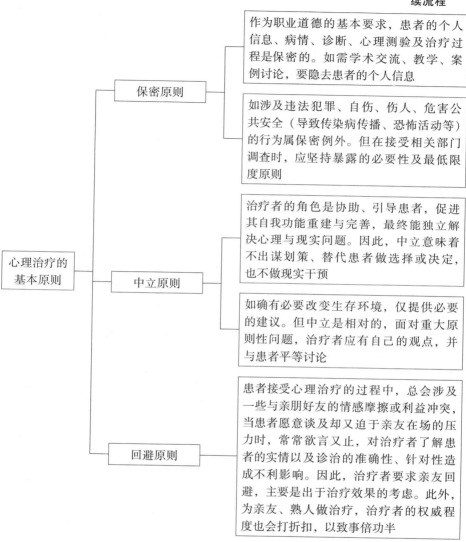

作为职业道德的基本要求，患者的个人信息、病情、诊断、心理测验及治疗过程是保密的。如需学术交流、教学、案例讨论，要隐去患者的个人信息

保密原则

如涉及违法犯罪、自伤、伤人、危害公共安全（导致传染病传播、恐怖活动等）的行为属保密例外。但在接受相关部门调查时，应坚持暴露的必要性及最低限度原则

心理治疗的基本原则

中立原则

治疗者的角色是协助、引导患者，促进其自我功能重建与完善，最终能独立解决心理与现实问题。因此，中立意味着不出谋划策、替代患者做选择或决定，也不做现实干预

如确有必要改变生存环境，仅提供必要的建议。但中立是相对的，面对重大原则性问题，治疗者应有自己的观点，并与患者平等讨论

回避原则

患者接受心理治疗的过程中，总会涉及一些与亲朋好友的情感摩擦或利益冲突，当患者愿意谈及却又迫于亲友在场的压力时，常常欲言又止，对治疗者了解患者的实情以及诊治的准确性、针对性造成不利影响。因此，治疗者要求亲友回避，主要是出于治疗效果的考虑。此外，为亲友、熟人做治疗，治疗者的权威程度也会打折扣，以致事倍功半

五、心理治疗的基本过程

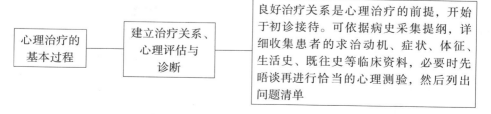

心理治疗的基本过程

建立治疗关系、心理评估与诊断

良好治疗关系是心理治疗的前提，开始于初诊接待。可依据病史采集提纲，详细收集患者的求治动机、症状、体征、生活史、既往史等临床资料，必要时先晤谈再进行恰当的心理测验，然后列出问题清单

续流程

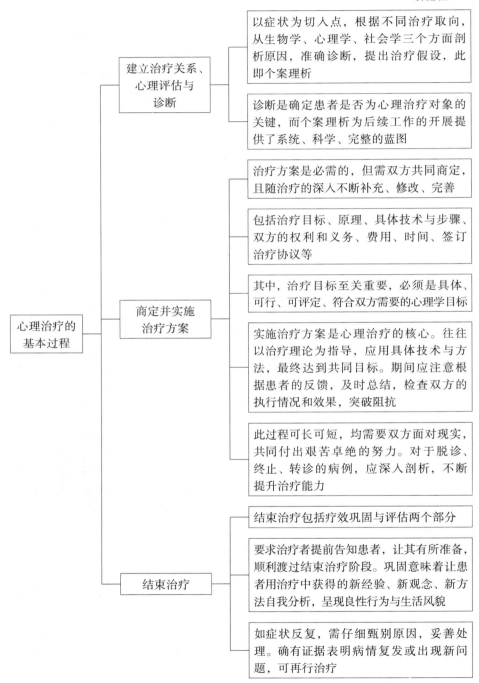

心理治疗的基本过程

建立治疗关系、心理评估与诊断

- 以症状为切入点，根据不同治疗取向，从生物学、心理学、社会学三个方面剖析原因，准确诊断，提出治疗假设，此即个案理析

- 诊断是确定患者是否为心理治疗对象的关键，而个案理析为后续工作的开展提供了系统、科学、完整的蓝图

商定并实施治疗方案

- 治疗方案是必需的，但需双方共同商定，且随治疗的深入不断补充、修改、完善

- 包括治疗目标、原理、具体技术与步骤、双方的权利和义务、费用、时间、签订治疗协议等

- 其中，治疗目标至关重要，必须是具体、可行、可评定、符合双方需要的心理学目标

- 实施治疗方案是心理治疗的核心。往往以治疗理论为指导，应用具体技术与方法，最终达到共同目标。期间应注意根据患者的反馈，及时总结，检查双方的执行情况和效果，突破阻抗

- 此过程可长可短，均需要双方面对现实，共同付出艰苦卓绝的努力。对于脱诊、终止、转诊的病例，应深入剖析，不断提升治疗能力

结束治疗

- 结束治疗包括疗效巩固与评估两个部分

- 要求治疗者提前告知患者，让其有所准备，顺利渡过结束治疗阶段。巩固意味着让患者用治疗中获得的新经验、新观念、新方法自我分析，呈现良性行为与生活风貌

- 如症状反复，需仔细甄别原因，妥善处理。确有证据表明病情复发或出现新问题，可再行治疗

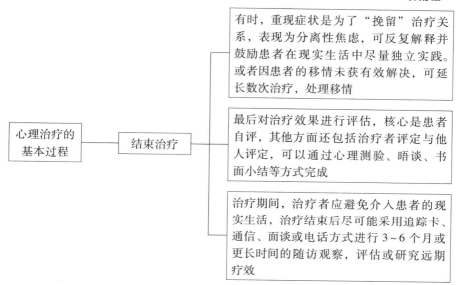

续流程

心理治疗的基本过程 —— 结束治疗

有时，重现症状是为了"挽留"治疗关系，表现为分离性焦虑，可反复解释并鼓励患者在现实生活中尽量独立实践。或者因患者的移情未获有效解决，可延长数次治疗，处理移情

最后对治疗效果进行评估，核心是患者自评，其他方面还包括治疗者评定与他人评定，可以通过心理测验、晤谈、书面小结等方式完成

治疗期间，治疗者应避免介入患者的现实生活，治疗结束后尽可能采用追踪卡、通信、面谈或电话方式进行 3~6 个月或更长时间的随访观察，评估或研究远期疗效

六、心理治疗与心理咨询的异同

陈仲庚教授等认为心理治疗和心理咨询没有本质区别，两者的指导理论、方法技术、关系性质、过程、目标均一致。但美国心理学会视两者为不同的分支，例如，心理咨询的对象侧重健康人群和有心理问题者，而心理治疗侧重患者；前者历时短，后者较长。

第二节　临床护理常用心理治疗方法

一、精神分析疗法

1. 概述

概述

精神分析疗法又称心理分析，由弗洛伊德创立

以精神动力学理论为基础，主张采用耐心长期的引导，让患者通过内省的方式，以自由联想、精神疏泄和分析解释的方法，把压抑在潜意识当中的、某些幼年时期的精神创伤和痛苦体验挖掘出来，从中发现焦虑的根源，启发并帮助患者彻底领悟并重新认识它，从而改变原有病理行为模式，重建自己的人格，达到治疗目的

续流程

概述
- 从事精神分析的护士必须熟悉弗洛伊德的心理动力学理论，特别是关于潜意识和意识以及各种心理防卫机制的知识，开展难度高，时间长，故此方法不常用于护理中
- 会谈的目的是分析患者所暴露的、压抑在潜意识中的心理资料，使患者意识到焦虑情绪的根源
- 会谈的方式一般是在安静、温暖的房间内，让患者斜躺在舒适的沙发椅上，面朝天花板，便于集中注意力于回忆上，治疗者坐在患者身后，避开患者的视线
- 会谈的时间每次 45~50 分钟，每周会谈 5 次左右。治疗过程需要半年至 3 年之久
- 长期的会谈才能获得患者足够的心理资料，加深患者与治疗者的关系。使治疗者能全面了解患者的成长过程、生活经历、性格形成和处理问题的方式；患者通过会谈也逐步加深对自我的认识，为改变自己性格上的弱点找到了努力的方向

2. 基本理论

（1）潜意识理论

潜意识理论
- 弗洛伊德把心理活动划分为 3 个层次
- 意识是清醒状态下，个体能够注意并可通过语言表达的感知觉、情绪、思维等心理活动
- 潜意识或无意识则指不能被客观现实、道德理智所接受、无法被意识感知的本能欲求、原始冲动、创伤性经历和未实现的愿望等
- 介于两者之间的部分是前意识，又称为下意识，是指既不在潜意识又无法被意识到的负责审查的心理活动，但经他人提醒或集中注意力可进入意识领域而被感知
- 个体的大部分行为受潜意识驱动，但需要通过潜意识审查、认可，否则便以各种变相的方式进行表达，在临床各科的护理过程中较为常见
- 如求治者被多家医院确诊无躯体疾病，但无论怎样解释仍不相信检查结果，也没有任何现实动机，却总认为医院不负责任而反复诉说焦虑、恐惧，或者毫无根据地斥责、攻击他人
- 其行为之所以莫名其妙，动力可能来自潜意识，只要仔细探寻其生活史，特别是童年经历，进行深度分析解释，便可达成护患双方的真正理解

（2）人格结构与发展理论

人格结构与
发展理论

弗洛伊德将人格结构划分 3 个部分。其中，本我是指由本能欲求支配、不考虑道德良知和理智而奉行"快乐原则"的最原始心理活动，属于潜意识

超我或"自我理想"是通过父母训谕与后天教育所形成的奉行"至善原则"的良知，大部分属于潜意识。本我是动力，超我是准则，常常相互冲突

为调节两者的矛盾，发展出遵循"现实原则"的理性自我，既满足超我又满足本我欲求。三者的均衡发展是人格健康、行为合理的基础。正常人格总是在短暂对立之后又重获统一。如果三者的矛盾难于调和，可形成长期冲突，导致疾病

弗洛伊德认为，人格发展的根本动力源自性欲驱力，即力比多。其并非专指两性间成熟的性欲，还泛指所有能满足自己、引起快感的需要，力比多投注器官顺序经过如下过程

口欲期（出生至 1.5 岁）获得安全感；肛欲期（1.5~3 岁）形成自治自律；性器官欲期（3~6 岁）通过恋母、恋父情感及其压抑过程，促进性别认同并初步理解复杂的"三角"人际关系

潜伏期（6~12 岁）发展同性友谊，建立自信；生殖期（12 岁之后）开始进行与性别关联的职业规划，构建婚姻理想，是成人社会化的标志

如果力比多在生殖期之前的任何阶段未获满足，人格的发育就会停滞于该阶段，称为固着，或者受挫之后向早期退行

因为固着或退行的某个时期，力比多投注的目的和对象都与现实环境和年龄不相称，是倒错的潜意识"症结"，因而，表现各种形式的病态心理、行为和人格特征，而且退行和固着的阶段越早，症状越严重

（3）心理防御机制理论：心理防御机制是指个体在面对挫折、压力、内心冲突时，为缓解紧张焦虑和痛苦所无意识采取的应对策略。各年龄阶段的心理防御机制与所处环境、发育水平相称，从而能有效应对相应的危机，是个性发展的必然要求与结果。这意味着每个成年人也会偶尔、暂时使用非成熟型心理防御，但时间短而不至于导致精神与心身疾病，只有过度、长期的使用才表现为退行或固着。因此，在精神分析或心理护理过程中，必定要面对来自治疗双方的心理防御，只有不断剖析、领悟，建立健全成熟型防御方

式，方能达到治疗效果。

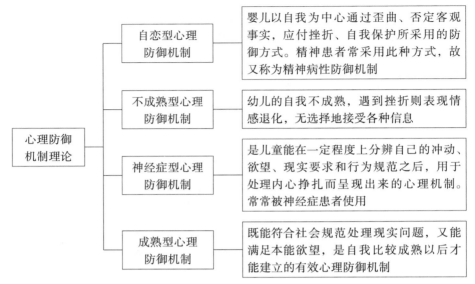

基于上述理论，弗洛伊德把心理障碍的基本反应过程描述为：童年压抑的潜意识欲望及现实心理冲突→焦虑→采用不恰当的心理防御→退化、固着→变形症状。

3. 治疗过程与常用技术

精神分析疗法将移情与反移情、阻抗作为探索潜意识的线索和治疗工具，通过自由联想、梦的分析、肯定、抱持、反映、面质、澄清、解释、修通、重构等技术达到治疗目标。常用的技术有以下几点。

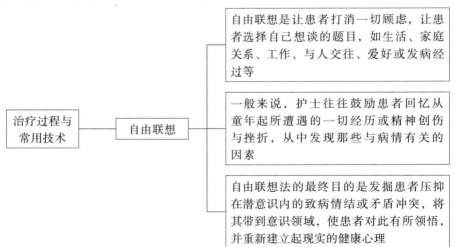

续流程

治疗过程与常用技术

自由联想 —— 自由联想的疗程颇长，一般要进行几十次，不可能只进行几次就完全解决问题。因此，事先应向患者说明这点，从而取得其合作。在治疗过程中，也会发生阻抗、移情或反复现象，要鼓励患者坚持下去，以达到解决其心理症结而痊愈的目的

移情和反移情

移情是指患者将过去的情感转移到护士身上，在对现实进行反映时总是不可避免地夹杂有过去的经验和情感

一般可分为正性移情，如依赖、顺从、爱恋等。负性移情，如气愤、憎恨、攻击、不信任等

在治疗过程中，移情是必然会发生的，护士无法凭空制造患者的移情，移情也是不可避免的。其实在其他心理治疗中同样也会出现移情的现象，只不过这些方法并不需要进入患者的潜意识领域，在这一层面对患者进行一项工作，护士只要把握好恰当的关系，不陷入不良的纠纷中即可

在治疗过程中，还会有另外一种与移情相似的现象发生，但是和移情的方向相反，这就是反移情

反移情是指护士将自己过去的情感转移到患者身上，反映了护士潜意识中的问题。反移情有狭义和广义之分

狭义的反移情指护士把自己早年对父母的感觉、想法和情绪等投射于患者身上。广义的反移情指护士因患者而引起的想法与感觉，包括正面与负面的反移情。但是，无论哪一种定义，反移情都有可能给心理治疗带来一定的消极影响

续流程

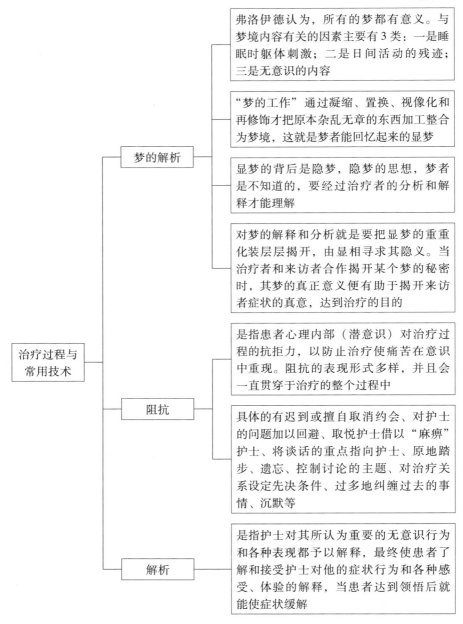

治疗过程与常用技术

梦的解析

- 弗洛伊德认为，所有的梦都有意义。与梦境内容有关的因素主要有 3 类：一是睡眠时躯体刺激；二是日间活动的残迹；三是无意识的内容
- "梦的工作"通过凝缩、置换、视像化和再修饰才把原本杂乱无章的东西加工整合为梦境，这就是梦者能回忆起来的显梦
- 显梦的背后是隐梦，隐梦的思想，梦者是不知道的，要经过治疗者的分析和解释才能理解
- 对梦的解释和分析就是要把显梦的重重化装层层揭开，由显相寻求其隐义。当治疗者和来访者合作揭开某个梦的秘密时，其梦的真正意义便有助于揭开来访者症状的真意，达到治疗的目的

阻抗

- 是指患者心理内部（潜意识）对治疗过程的抗拒力，以防止治疗使痛苦在意识中重现。阻抗的表现形式多样，并且会一直贯穿于治疗的整个过程中
- 具体的有迟到或擅自取消约会、对护士的问题加以回避、取悦护士借以"麻痹"护士、将谈话的重点指向护士、原地踏步、遗忘、控制讨论的主题、对治疗关系设定先决条件、过多地纠缠过去的事情、沉默等

解析

- 是指护士对其所认为重要的无意识行为和各种表现都予以解释，最终使患者了解和接受护士对他的症状行为和各种感受、体验的解释，当患者达到领悟后就能使症状缓解

二、认知疗法

行为疗法与认知疗法是先后出现的两类临床常用治疗方法，二者的主要理论、技术、操作步骤、治疗目标均不相同。但仅改变行为而忽略认知或仅

改变认知而不干预行为，都太绝对，且疗效不稳定。所以，在临床实践中常常结合使用，相辅相成。但对于认知功能发展尚不完善的儿童患者，应采用行为疗法。

1. 概述

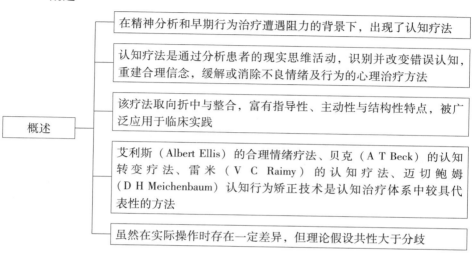

概述
- 在精神分析和早期行为治疗遭遇阻力的背景下，出现了认知疗法
- 认知疗法是通过分析患者的现实思维活动，识别并改变错误认知，重建合理信念，缓解或消除不良情绪及行为的心理治疗方法
- 该疗法取向折中与整合，富有指导性、主动性与结构性特点，被广泛应用于临床实践
- 艾利斯（Albert Ellis）的合理情绪疗法、贝克（A T Beck）的认知转变疗法、雷米（V C Raimy）的认知疗法、迈切鲍姆（D H Meichenbaum）认知行为矫正技术是认知治疗体系中较具代表性的方法
- 虽然在实际操作时存在一定差异，但理论假设共性大于分歧

2. 基本理论

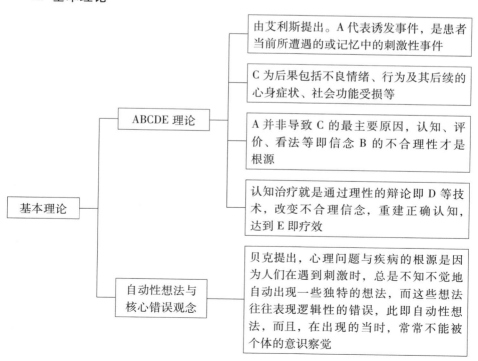

基本理论
- ABCDE 理论
  - 由艾利斯提出。A 代表诱发事件，是患者当前所遭遇的或记忆中的刺激性事件
  - C 为后果包括不良情绪、行为及其后续的心身症状、社会功能受损等
  - A 并非导致 C 的最主要原因，认知、评价、看法等即信念 B 的不合理性才是根源
  - 认知治疗就是通过理性的辩论即 D 等技术，改变不合理信念，重建正确认知，达到 E 即疗效
- 自动性想法与核心错误观念
  - 贝克提出，心理问题与疾病的根源是因为人们在遇到刺激时，总是不知不觉地自动出现一些独特的想法，而这些想法往往表现逻辑性的错误，此即自动性想法，而且，在出现的当时，常常不能被个体的意识察觉

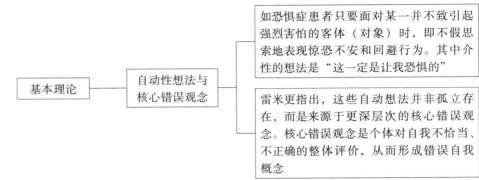

续流程

基本理论 — 自动性想法与核心错误观念

> 如恐惧症患者只要面对某一并不致引起强烈害怕的客体（对象）时，即不假思索地表现惊恐不安和回避行为。其中介性的想法是"这一定是让我恐惧的"

> 雷米更指出，这些自动想法并非孤立存在，而是来源于更深层次的核心错误观念。核心错误观念是个体对自我不恰当、不正确的整体评价，从而形成错误自我概念

3. 主要治疗技术

不同的认知治疗方法同中有异，下面介绍其中常用的技术。

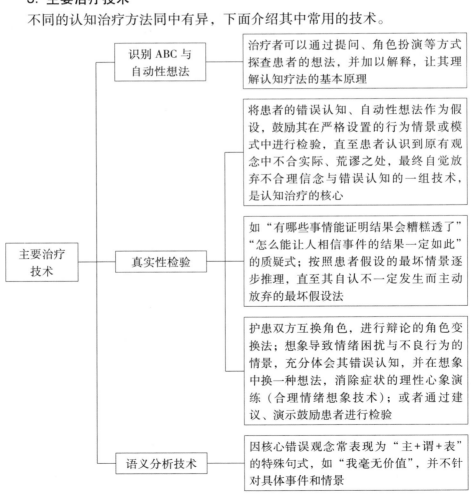

主要治疗技术

识别 ABC 与自动性想法
> 治疗者可以通过提问、角色扮演等方式探查患者的想法，并加以解释，让其理解认知疗法的基本原理

真实性检验
> 将患者的错误认知、自动性想法作为假设，鼓励其在严格设置的行为情景或模式中进行检验，直至患者认识到原有观念中不合实际、荒谬之处，最终自觉放弃不合理信念与错误认知的一组技术，是认知治疗的核心

> 如"有哪些事情能证明结果会糟糕透了""怎么能让人相信事件的结果一定如此"的质疑式；按照患者假设的最坏情景逐步推理，直至其自认不一定发生而主动放弃的最坏假设法

> 护患双方互换角色，进行辩论的角色变换法；想象导致情绪困扰与不良行为的情景，充分体会其错误认知，并在想象中换一种想法，消除症状的理性心象演练（合理情绪想象技术）；或者通过建议、演示鼓励患者进行检验

语义分析技术
> 因核心错误观念常表现为"主+谓+表"的特殊句式，如"我毫无价值"，并不针对具体事件和情景

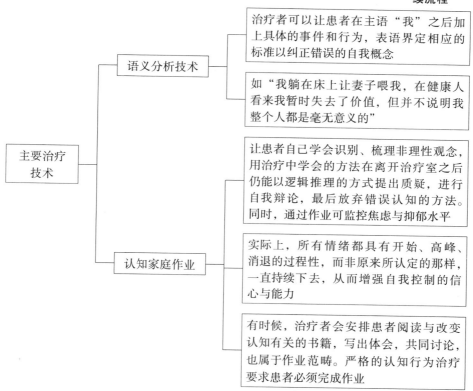

续流程

三、行为疗法

1. 概述

行为治疗又名行为矫正治疗，是采用经典条件反射理论、操作性条件反射理论、社会学习理论和认知行为理论，通过行为分析、情景设计、行为干预等技术，达到改变适应不良行为、减轻和消除症状，并建立起新的适应行为，促进患者社会功能康复的心理治疗方法。

2. 行为治疗基本原则

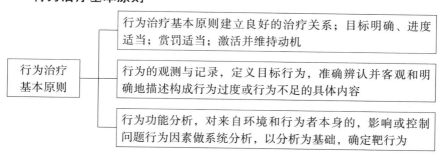

3. 放松训练

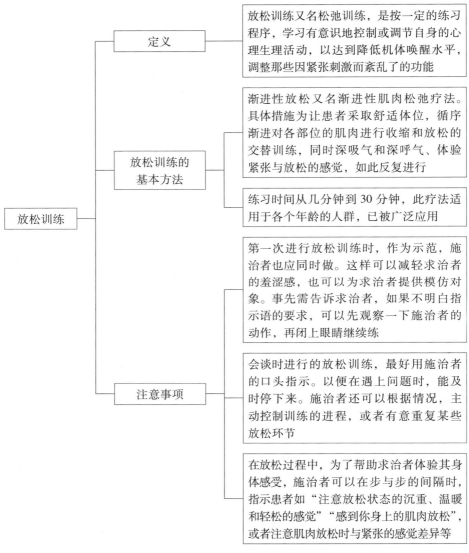

放松训练

定义

放松训练又名松弛训练，是按一定的练习程序，学习有意识地控制或调节自身的心理生理活动，以达到降低机体唤醒水平，调整那些因紧张刺激而紊乱了的功能

放松训练的基本方法

渐进性放松又名渐进性肌肉松弛疗法。具体措施为让患者采取舒适体位，循序渐进对各部位的肌肉进行收缩和放松的交替训练，同时深吸气和深呼气、体验紧张与放松的感觉，如此反复进行

练习时间从几分钟到30分钟，此疗法适用于各个年龄的人群，已被广泛应用

注意事项

第一次进行放松训练时，作为示范，施治者也应同时做。这样可以减轻求治者的羞涩感，也可以为求治者提供模仿对象。事先需告诉求治者，如果不明白指示语的要求，可以先观察一下施治者的动作，再闭上眼睛继续练

会谈时进行的放松训练，最好用施治者的口头指示。以便在遇上问题时，能及时停下来。施治者还可以根据情况，主动控制训练的进程，或者有意重复某些放松环节

在放松过程中，为了帮助求治者体验其身体感受，施治者可以在步与步的间隔时，指示患者如"注意放松状态的沉重、温暖和轻松的感觉""感到你身上的肌肉放松"，或者注意肌肉放松时与紧张的感觉差异等

4. 系统脱敏疗法

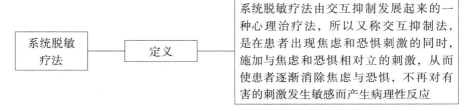

系统脱敏疗法

定义

系统脱敏疗法由交互抑制发展起来的一种心理治疗法，所以又称交互抑制法，是在患者出现焦虑和恐惧刺激的同时，施加与焦虑和恐惧相对立的刺激，从而使患者逐渐消除焦虑与恐惧，不再对有害的刺激发生敏感而产生病理性反应

续流程

```
                                    ┌─────────────────────────────────────┐
                                    │ 实际上，"系统脱敏法"就是通过一系列      │
                          ┌──────┐  │ 步骤，按照刺激强度由弱到强，由小到      │
                          │ 定义 │──│ 大逐渐训练心理的承受力、忍耐力，增      │
                          └──────┘  │ 强适应力，从而达到最后对真实体验不      │
                                    │ 产生"过敏"反应，保持身心的正常或       │
                                    │ 接近正常状态                         │
                                    └─────────────────────────────────────┘

                                    ┌─────────────────────────────────────┐
                                    │ 系统脱敏疗法是基于交互抑制原理和消      │
                                    │ 退原理而开展。交互抑制原理是指一种      │
                                    │ 反应的出现，抑制了另一种反应出现的      │
                                    │ 可能性，称为交互抑制                   │
                          ┌──────┐  └─────────────────────────────────────┘
                          │ 原理 │
                          └──────┘  ┌─────────────────────────────────────┐
                                    │ 如肌肉的放松状况可以拮抗焦虑情         │
                                    │ 绪；消退原理是指机体对某种刺激的       │
  ┌──────────┐                      │ 过敏性反应可以通过刺激由小到大，      │
  │ 系统脱敏  │                      │ 由远至近的过程，而使反应逐渐递减      │
  │   疗法   │                      │ 直至消除                            │
  └──────────┘                      └─────────────────────────────────────┘

                                    ┌─────────────────────────────────────┐
                                    │ 想象系统脱敏，护士向患者口头描述其      │
                                    │ 焦虑层级的某一事件，让患者进入想象      │
                                    │ 中的情境并体验焦虑。同时配合全身放      │
                                    │ 松，逐级去抑制由弱到强的不同层级的      │
                                    │ 焦虑，直到最后完全消除焦虑。如口吃      │
                                    │ 者对发言情景的想象，社交恐惧者对交      │
                                    │ 往中难堪情景的想象                    │
                                    └─────────────────────────────────────┘

                                    ┌─────────────────────────────────────┐
                                    │ 现实系统脱敏，护士让患者直接进入或      │
                                    │ 者接触导致其焦虑的情境或现实刺激，      │
                                    │ 反复多次地去体验焦虑，直到其适应该      │
                          ┌──────────┐ 情境；接着，再将患者引入到下一焦虑    │
                          │ 系统脱敏  │ 层级的现实情境；如此逐渐反复进行，    │
                          │   分类   │ 直到每一层级的焦虑都被消除为止，如    │
                          └──────────┘ 与幽闭恐惧者一起乘电梯、坐公共汽车    │
                                    │ 进行脱敏                            │
                                    └─────────────────────────────────────┘

                                    ┌─────────────────────────────────────┐
                                    │ 系统脱敏疗法主要用于治疗恐惧症、焦      │
                                    │ 虑症、强迫症，也可用于癔症、性功能      │
                                    │ 障碍、痛经等心理疾病。脱敏过程需要      │
                                    │ 8~10次，每日1次或隔日1次，每次        │
                                    │ 30~40分钟                          │
                                    └─────────────────────────────────────┘
```

```
系统脱敏
  疗法
```

基本步骤

放松训练，最常用的方法为循序渐进紧张放松法。护士要让患者学会渐进式紧张—放松法，并带动其进行治疗。一般需要 6~10 次练习，每次历时半小时，每天 1~2 次，以全身肌肉能够迅速进入松弛状态为合格

建立焦虑事件等级，让患者根据自己的实际感受，对每一种刺激因素引起的主观不适进行评分（SUD），然后按其分数高低将各种刺激因素排列成表，通常用 5 分、10 分或百分制评定

以 5 分制为例，心情极度不适时评 5 分，平静没有不适时评 0 分，两者之间各种不同程度心情不适可以评为 4、3、2、1 分，然后按其分数高低将各种刺激因素排列成表

实施脱敏，由最低层次开始脱敏，即对刺激不再产生紧张反应后，渐次移向对上一层次刺激的放松性适应。在脱敏期间或脱敏之后，将新建立的反应迁移到现实生活中，不断练习，巩固疗效

系统脱敏疗法在护理工作中的应用：降低患者的情景性焦虑；增强患者的应对能力；心理健康教育与住院期教育有机结合

注意事项

系统脱敏法的关键是确定引起应激反应的事件或物体。通过一系列步骤，按照刺激强度由弱到强，由小到大，逐渐训练心理承受能力、忍耐力，增强适应力，从而达到最后对真实体验不产生"过敏"反应，保持身心的正常状态

5. 冲击疗法

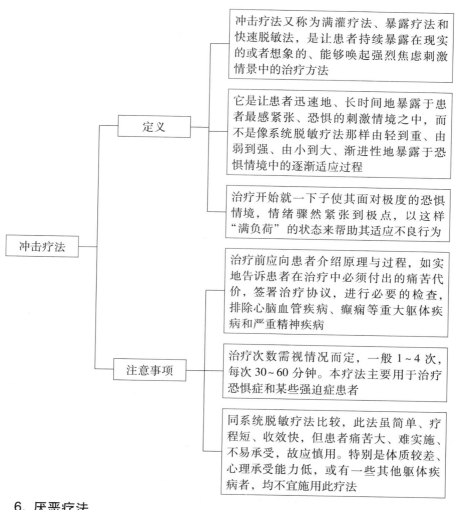

冲击疗法

定义

- 冲击疗法又称为满灌疗法、暴露疗法和快速脱敏法，是让患者持续暴露在现实的或者想象的、能够唤起强烈焦虑刺激情景中的治疗方法

- 它是让患者迅速地、长时间地暴露于患者最感紧张、恐惧的刺激情境之中，而不是像系统脱敏疗法那样由轻到重、由弱到强、由小到大、渐进性地暴露于恐惧情境中的逐渐适应过程

- 治疗开始就一下子使其面对极度的恐惧情境，情绪骤然紧张到极点，以这样"满负荷"的状态来帮助其适应不良行为

注意事项

- 治疗前应向患者介绍原理与过程，如实地告诉患者在治疗中必须付出的痛苦代价，签署治疗协议，进行必要的检查，排除心脑血管疾病、癫痫等重大躯体疾病和严重精神疾病

- 治疗次数需视情况而定，一般 1~4 次，每次 30~60 分钟。本疗法主要用于治疗恐惧症和某些强迫症患者

- 同系统脱敏疗法比较，此法虽简单、疗程短、收效快，但患者痛苦大、难实施、不易承受，故应慎用。特别是体质较差、心理承受能力低，或有一些其他躯体疾病者，均不宜施用此疗法

6. 厌恶疗法

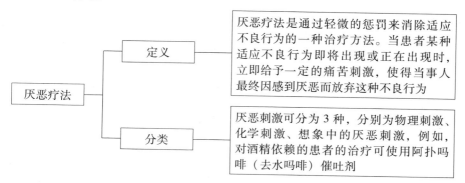

厌恶疗法

定义

- 厌恶疗法是通过轻微的惩罚来消除适应不良行为的一种治疗方法。当患者某种适应不良行为即将出现或正在出现时，立即给予一定的痛苦刺激，使得当事人最终因感到厌恶而放弃这种不良行为

分类

- 厌恶刺激可分为 3 种，分别为物理刺激、化学刺激、想象中的厌恶刺激，例如，对酒精依赖的患者的治疗可使用阿扑吗啡（去水吗啡）催吐剂

续流程

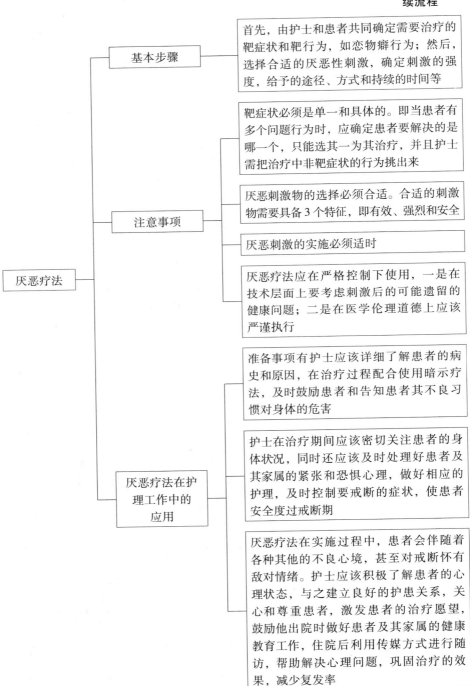

首先，由护士和患者共同确定需要治疗的靶症状和靶行为，如恋物癖行为；然后，选择合适的厌恶性刺激，确定刺激的强度，给予的途径、方式和持续的时间等

靶症状必须是单一和具体的。即当患者有多个问题行为时，应确定患者要解决的是哪一个，只能选其一为其治疗，并且护士需把治疗中非靶症状的行为挑出来

厌恶刺激物的选择必须合适。合适的刺激物需要具备3个特征，即有效、强烈和安全

厌恶刺激的实施必须适时

厌恶疗法应在严格控制下使用，一是在技术层面上要考虑刺激后的可能遗留的健康问题；二是在医学伦理道德上应该严谨执行

准备事项有护士应该详细了解患者的病史和原因，在治疗过程配合使用暗示疗法，及时鼓励患者和告知患者其不良习惯对身体的危害

护士在治疗期间应该密切关注患者的身体状况，同时还应该及时处理好患者及其家属的紧张和恐惧心理，做好相应的护理，及时控制要戒断的症状，使患者安全度过戒断期

厌恶疗法在实施过程中，患者会伴随着各种其他的不良心境，甚至对戒断怀有敌对情绪。护士应该积极了解患者的心理状态，与之建立良好的护患关系，关心和尊重患者，激发患者的治疗愿望，鼓励他出院时做好患者及其家属的健康教育工作，住院后利用传媒方式进行随访，帮助解决心理问题，巩固治疗的效果，减少复发率

基本步骤

注意事项

厌恶疗法

厌恶疗法在护理工作中的应用

7. 生物反馈疗法

定义

生物反馈疗法是借助现代电子仪器，将个体在通常情况下不能觉察的内脏器官的生理功能予以描记，并转换为数据、图形或声、光等反馈信号，让患者根据反馈信号的变化有意识地进行反复训练和学习，以此来调节和控制内脏功能及其他身体功能，达到防治疾病的目的

生物反馈疗法

分类

肌电反馈仪，利用肌肉收缩或松弛的电生理指标，用肌电反馈仪把测得的肌电放大，然后整流、集合变成声光信号，告诉被试者他的肌肉是相对的紧张或是松弛

患者还可在声、光信号的提示下体会自己肌肉的细微变化。通过这种训练，可以使被试者对肌肉活动获得自我控制能力，这种控制能力对于使紧张的肌肉松弛和恢复衰退肌肉的运动功能有特殊的意义

皮电反馈仪，以皮肤汗腺经常出汗，相对于皮肤表面来说具有负电势为原理，当出汗增加时，皮肤表面和汗腺之间的电阻下降，会造成皮肤导电性的增加

皮肤导电性直接受汗腺影响，而汗腺又受控于交感神经，在紧张、焦虑、恐惧等情况下，交感神经兴奋，汗液分泌增加，使皮肤导电性能增加，因此，可以将皮电看作是情绪活动的一个重要指标

脑电反馈仪，大脑活动时会不断地产生一些微弱的电信号，脑电反馈仪可以将个体觉察不到的脑电活动转换成可视信号，并让患者理解这些信号的意义，在患者体验到这些直观信号与各种心理状态之间的关系后，学会改变这些信号，实际上就是随意控制脑电活动

续流程

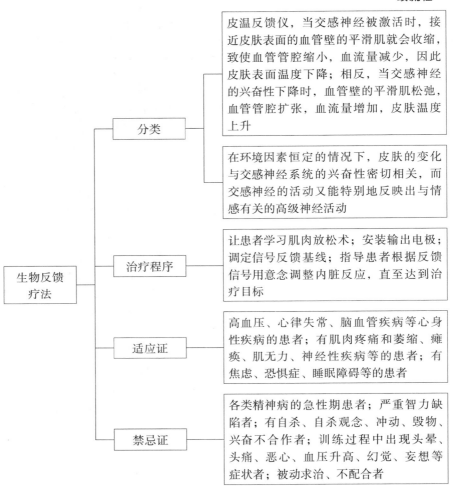

8. 自我管理法

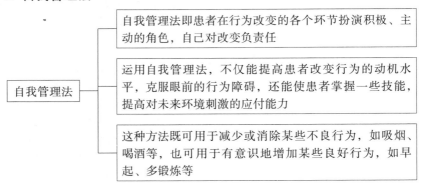

9. 自信训练

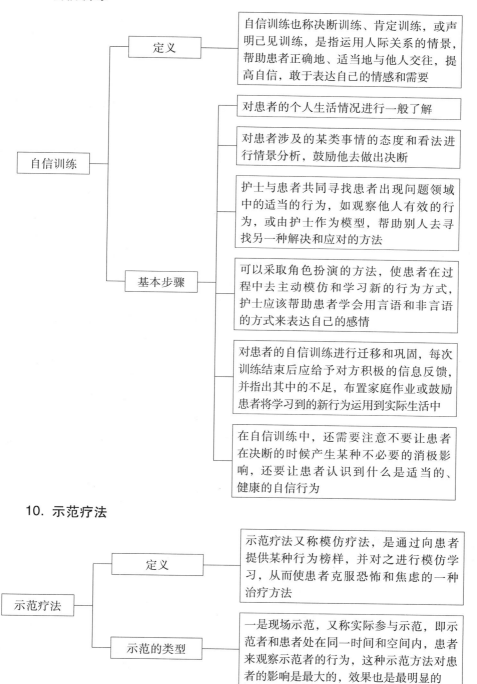

自信训练 — **定义**：自信训练也称决断训练、肯定训练，或声明己见训练，是指运用人际关系的情景，帮助患者正确地、适当地与他人交往，提高自信，敢于表达自己的情感和需要

基本步骤：
- 对患者的个人生活情况进行一般了解
- 对患者涉及的某类事情的态度和看法进行情景分析，鼓励他去做出决断
- 护士与患者共同寻找患者出现问题领域中的适当的行为，如观察他人有效的行为，或由护士作为模型，帮助别人去寻找另一种解决和应对的方法
- 可以采取角色扮演的方法，使患者在过程中去主动模仿和学习新的行为方式，护士应该帮助患者学会用言语和非言语的方式来表达自己的感情
- 对患者的自信训练进行迁移和巩固，每次训练结束后应给予对方积极的信息反馈，并指出其中的不足，布置家庭作业或鼓励患者将学习到的新行为运用到实际生活中
- 在自信训练中，还需要注意不要让患者在决断的时候产生某种不必要的消极影响，还要让患者认识到什么是适当的、健康的自信行为

10. 示范疗法

示范疗法 — **定义**：示范疗法又称模仿疗法，是通过向患者提供某种行为榜样，并对之进行模仿学习，从而使患者克服恐怖和焦虑的一种治疗方法

示范的类型：一是现场示范，又称实际参与示范，即示范者和患者处在同一时间和空间内，患者来观察示范者的行为，这种示范方法对患者的影响是最大的，效果也是最明显的

续流程

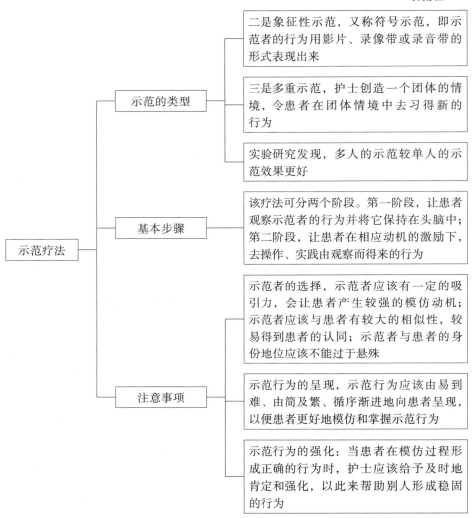

四、来访者中心疗法

1. 概述

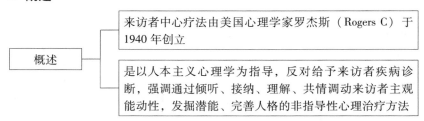

2. 基本方法

基本理论
- 罗杰斯认为人性本善，是与生俱来的特性，若提供一个良好的环境，其潜能便能获得自由发展，健康而富有建设性
- 价值条件化、心理防御、理想自我与现实自我的冲突是心理问题的根源而非出自其本性
- 因此，意识和经验是行为的基础，人既不是本能的牺牲品，也不排斥道德、伦理和价值观
- 该疗法的非指导性方式最早见于罗杰斯 1942 年的名著《咨询和心理治疗》
- 他认为指导性意味着治疗者为来访者选择治疗目标，并指导其努力去达成，使来访者处于被动地位，无法自主选择
- 非指导性意味着治疗者与来访者是平等的，尽管双方的看法可能并不相同，但来访者有权利为自己的生活做出选择
- 决定疗效的关键是人本的治疗关系，可促使来访者领悟自身问题，并做出富有智慧的明智选择

3. 基本方法

基本方法 — 建立良好治疗关系
- 真诚与尊重：具体内容见本章第一节"心理治疗的基本原则"
- 无条件积极关注：无条件关注意味着无论来访者的情感与表述多么荒谬、不合情理或错误，都乐于接受而不带任何条件，不强加价值判断、干预，也不暗示对方接受治疗者所认为正确的观念
- 事实上，心理冲突经常表现为价值观冲突，是心理治疗现象中的常态，应善于从心理内容和心理治疗角度回应来访者
- 共情，又称为同感、通情，是指治疗者站在来访者的角度，设身处地去体会其情感、认识与态度，达到心领神会的能力

续流程

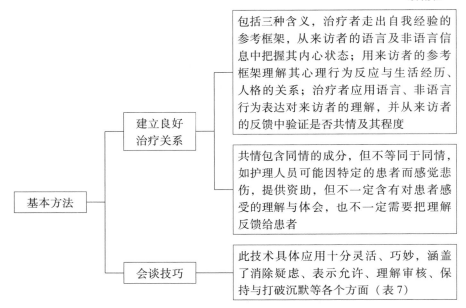

基本方法 ── 建立良好治疗关系
- 包括三种含义，治疗者走出自我经验的参考框架，从来访者的语言及非语言信息中把握其内心状态；用来访者的参考框架理解其心理行为反应与生活经历、人格的关系；治疗者应用语言、非语言行为表达对来访者的理解，并从来访者的反馈中验证是否共情及其程度
- 共情包含同情的成分，但不等同于同情，如护理人员可能因特定的患者而感觉悲伤，提供资助，但不一定含有对患者感受的理解与体会，也不一定需要把理解反馈给患者

会谈技巧
- 此技术具体应用十分灵活、巧妙，涵盖了消除疑虑、表示允许、理解审核、保持与打破沉默等各个方面（表7）

表7　来访者中心疗法常用技术及其在护理中的应用举例

技　术	内　　涵	举　　例
表达关注	通过倾听、专注的态度表达对患者的无条件接纳	肯定地点头，简短的"嗯"，目光接触
开放性提问	用"什么……怎样……如何"进行提问，让患者尽量、充分地表达，而非"是不是""会不会"等为结束语的封闭性提问	你的感觉是什么？你如何知道别人的这些看法？ （封闭性提问：对于手术，你是担心还是失望？）
提出反问	治疗者通过反问，促进患者自己探索，获得问题的答案与方法	患者："我该采用怎样的心态面对我的疾病呢？" 治疗者："我想知道，你希望我如何回答？"
复述	通过重复患者叙述中的某个信息，表达理解、关注，并鼓励患者继续就该信息进行更广泛、深入的表达、探索。常常重复患者的某个词、某个短语	患者："马上就要手术了，但我却很矛盾" 治疗者："很矛盾"

续　表

技术	内　涵	举　例
内容反映与情感反映	治疗者准确理解患者所表达的陈述性内容及情绪、情感，并简明扼要地反馈给患者，是共情的基本技术	患者："我生了病，自然会有些担忧，但丈夫不理解我，我自己又没有能力克制，也没有解决的办法" 治疗者："你因为生病而感到担心，希望先生能理解，但事与愿违，目前，有些不知所措"
自我暴露	治疗者表达自己的个人经验，但应有助于推动患者自我探索，且是积极而必要的，而非自我发泄和漫无边际	我也有类似的……
具体化	治疗者通过提问协助患者清楚、准确地表达其观点、概念、情绪及所经历的事件，起到澄清作用	患者："自从生病以后，我很痛苦" 治疗者："你很痛苦，请具体谈谈是怎样的，我很愿意听"
对峙	治疗者指出患者表达中的矛盾之处	"你说要积极配合治疗，但不愿改变生活习惯，似乎有些矛盾，你怎么解释呢？"

五、心理疗法

1. 团体心理疗法

团体心理疗法

- 1905年，美国内科医生普拉特（J H Pratt）为帮助久治不愈而情绪低落的肺结核患者康复，开办了指导治疗的培训班，被认为是团体心理治疗的开创者
- 团体心理疗法是由1~2名治疗者（领导者）主持，与数名或数十名成员组成团体，通过定期共同讨论，借助人际交互作用，提供心理支持与指导，促使个体在交往中认识、接纳自我，学习新的态度与行为，调整并改善人际关系，发展良好适应能力、完善人格的一种心理治疗形式
- 团体疗法可应用于各种治疗取向的理论与方法，包括精神分析性团体、认知行为团体等

续流程

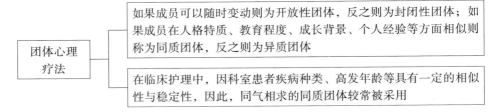

2. 团体心理疗法的优点

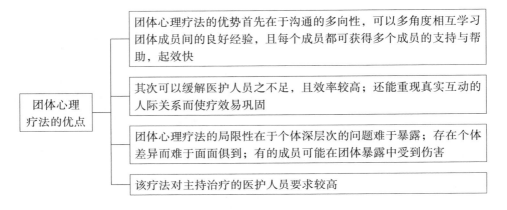

3. 中医心理疗法

中医心理治疗是以中医传统理论为指导，应用其心理学理论与传统技术治疗精神障碍与心身疾病的方法。其理论雏形最早见于《黄帝内经》。

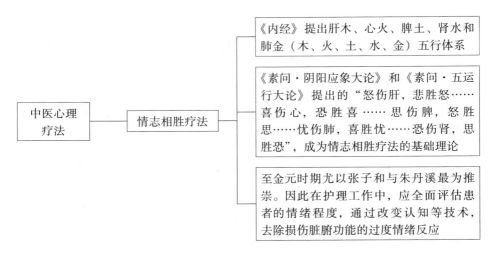

续流程

中医心理疗法

言语开导疗法

言语开导疗法，源自祝由。祝，告也。由，病之所以出也。因此，祝由是一种直接采用语言说理，解释病因，改变患者错误认知的方法

《灵枢·师传篇》提出："人之情，莫不恶死而乐生，告之以其败，语之以其善，导之以其所便，开之以其所苦，虽有无道之人，恶有不听者乎。"

清代名医吴鞠通在其著作《温病条辨》中指出："吾谓凡治内伤者，必先祝由，详告以病之所由来，使患者知之，而不敢再犯……婉言以开导之，重言以振惊之，危言以悚惧之。必使之心悦诚服，而后可以奏效如神"

移情易性疗法

移情易性疗法又称为移精变气疗法

《临证指南医案》有言："情志之郁，由于隐情曲意不伸……盖郁证全在病者能移情易性"。因此，该疗法通过转移患者的注意力，排遣思情，创造有利于心理疾病治愈的心理环境，即可移精气、利气血而祛除疾病

在护理中，鼓励患者改变致病环境，采用阅读、音乐、书画等方式转移注意力，有利于早日康复

顺志从欲法

《素问·移精变气论》云："闭户塞牖，系以病者，数问其情，以从其意"

顺志从欲法是顺从患者的某种或某些意愿，满足其一定的欲望，借以改善其不良的情绪状态，形成良好的心境，从而调动自身抗病能力的疗法

六、艺术疗法

1. 概述

概述

- 艺术治疗是将艺术创造形式作为表达内心情感的媒介，促进患者与治疗师及其他人交流，从而改善症状、促进心理发展的一类治疗方法

- 其机制是通过想象和其他形式的创造性表达，帮助个体通过想象、舞蹈、音乐、诗歌等形式，激发、利用内在的自然能力进行创造性的表达，以处理内心冲突、发展人际技能、减少应激、增加自我觉察和自信、获得领悟，促进心理健康、矫治异常心理

- 表达性艺术治疗适用于大多数人群，从一般人群到适应困难者，再到多数精神障碍患者均可应用

- 表达性艺术治疗包括很多形式，常见的如绘画治疗、戏剧治疗、音乐治疗、舞蹈治疗、沙盘治疗、诗歌治疗、园艺治疗等。表达性艺术治疗可以个别治疗方式进行，也可以团体治疗方式进行

- 由于表达性艺术治疗的异质性，没有明确统一的禁忌证。一般而言，精神障碍急性发病期，兴奋躁动、严重自伤和自杀倾向的患者，不宜接受表达性艺术治疗

2. 音乐治疗

在音乐治疗过程中，治疗师利用音乐体验的各种形式，以及在治疗过程中发展起来的治疗关系，帮助被治疗者达到健康的目的。

（1）接受式音乐疗法

接受式音乐疗法

- 接受式音乐疗法又称被动音乐治疗法和聆听法

- 在对患者进行该法治疗时，需要先对其进行催眠，让患者呈现出潜意识的活动，然后通过事先选定的音乐对其进行引导，让患者产生想象和自由联想，并在不知不觉中去充分地认识自我和环境

- 该法适用于非器质性精神疾病的治疗

- 其主要方法为让患者对选定的歌曲进行讨论，让患者选择与自己人生阶段有关的歌曲，并以此回忆来释放情感体验

- 治疗师选用与患者相关的音乐来与患者的生理、心理状态同步，引导和进行治疗，治疗法使患者在特别编制好的音乐背景下产生自我的自由联想，并与之共同探讨想象内容的意义

（2）参与式音乐疗法

参与式音乐疗法

参与式音乐疗法，又称主动音乐疗法，其中包括再创造式音乐治疗和即兴演奏式音乐治疗

再创造式音乐治疗旨在让患者亲身参与其中去学习和体验，以此增强患者的学习动机和抗挫折能力，并增强患者的自尊心，改善精神状态

方法包括音乐性和非音乐性，即兴演奏音乐治疗一般采用集体治疗，患者自由随意地演奏，尽情地抒发和宣泄自己的情感。每个人在治疗中的参与程度和对乐器的选择都可以显示出各自的行为特征和个人特点

最后，一般在治疗师引导下患者分享自己的情感感受，使自己的心理问题在治疗师的分析中得以解决

（3）注意事项

注意事项

音乐治疗适用于神经症、严重精神疾病、心身疾病、各类行为问题、社会适应不良、某些老年病、各种心理障碍、人格障碍与性变态、亚健康状态等，也适用于智力障碍、心智疾病、戒毒、怯场、临终关怀和孤独自闭症等

治疗的原则一是要根据患者的心理特点循序渐进地播放音乐；二是要重视学习和启发，对不懂音乐的患者要进行教育和引导；三是体验的原则，在治疗中要让患者根据音乐所营造的意境，去用心地体验自己的情感

治疗前需要对患者的个人资料有一定的了解，从而选用合适的乐曲；治疗前要对患者进行解释，告知其需自我调节的必要性；治疗应该选取安谧的环境，有助于患者的身心放松

治疗时间不宜过长，一般以 30~60 分钟为参考。疗程需根据患者的表现，来决定长或短。如果出现不适，应该立即停止治疗

3. 绘画治疗

绘画治疗通过绘画的创作过程，让绘画者将混乱、困惑的内心感受导入直观、有趣的状态，将潜意识内压抑的感情与冲突呈现出来，获得舒解与满足，从而达到治疗的效果。

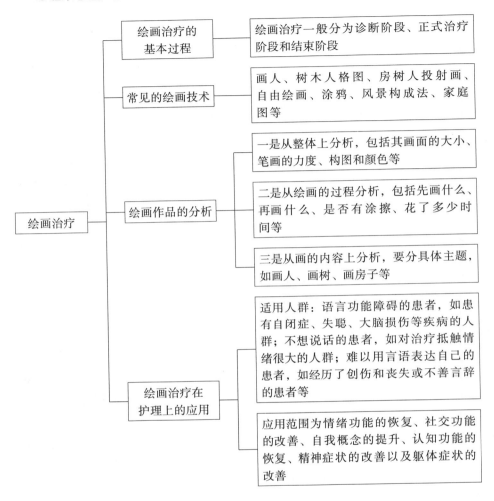

4. 其他治疗方法

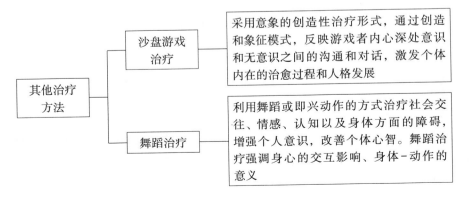

续流程

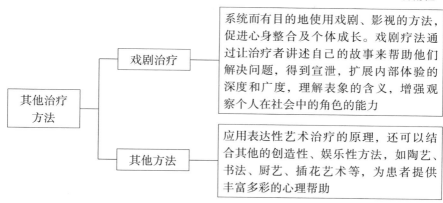

5. 表达性艺术治疗的过程

大多数表达性艺术治疗大致可分为四个阶段。四个阶段大体是一个从理性控制到感受，再到理性反思的过程。

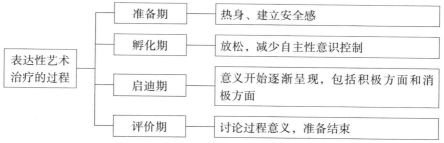

6. 注意事项

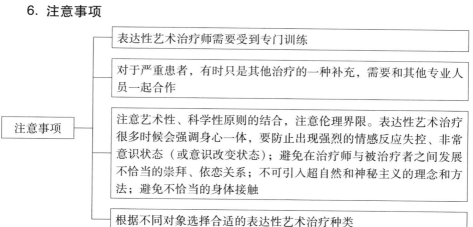

第八章
患 者 心 理

第一节　患者角色

一、患者角色的概念

患者角色，又称患者身份，指被医生或社会确认的患病者应具有的心理活动和行为模式。患者角色是以社会角色为基础的，社会角色是社会规定的用于表现社会地位的行为模式，社会中的一切行为都与各自特定的角色相联系。

二、患者的角色适应

角色适应是指个体承担并发展一个新角色的过程。当个体被诊断患有某种疾病时，原来已有的心理和行为模式，以及社会对他的期望和义务都随之发生了相应的变化。人们期望患者的行为应符合患者角色的要求，但在现实生活中，部分患者实际角色与期望角色常有一定差距，称为患者角色适应不良。通常患者角色适应不良有以下几种类型。

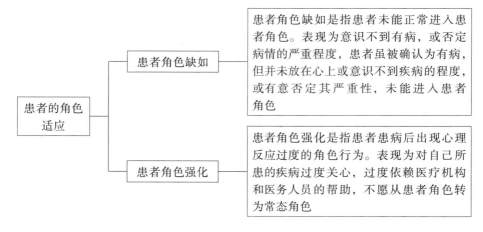

患者的角色适应

患者角色缺如 —— 患者角色缺如是指患者未能正常进入患者角色。表现为意识不到有病，或否定病情的严重程度，患者虽被确认为有病，但并未放在心上或意识不到疾病的程度，或有意否定其严重性，未能进入患者角色

患者角色强化 —— 患者角色强化是指患者患病后出现心理反应过度的角色行为。表现为对自己所患的疾病过度关心，过度依赖医疗机构和医务人员的帮助，不愿从患者角色转为常态角色

续流程

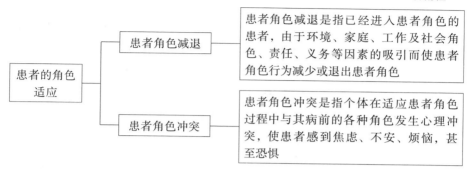

第二节　患者行为

一、求医行为

求医行为，指个体感到身体不适、有"病感"，或出现某种症状时，主动请求医疗机构或医护人员给予帮助的行为。了解患者求医行为的常见类型、影响因素等，是医护人员更好地服务患者的前提。患者通常有以下几种求医行为的基本类型。

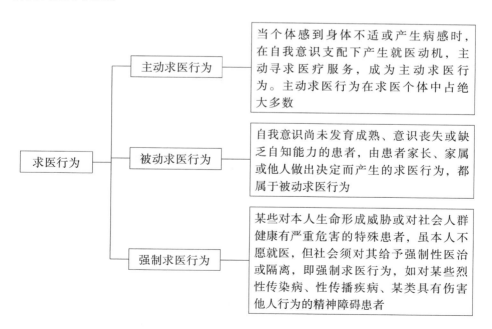

二、遵医行为

患者的遵医行为即患者对于医务人员医疗行为的认同与执行。遵医行为在患者的就医行为中是十分重要的组成部分，医生对患者诊治疾病的顺利、临床疗效，以及康复的完整都与患者的遵医行为有着密切的关系。

患者在遵医行为方面常常会有一些阻抗现象，了解这些阻抗，有助于与患者产生共感，改善医患关系。常见影响遵医行为的因素如下。

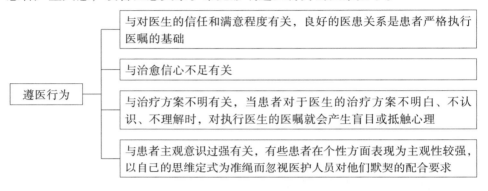

遵医行为
- 与对医生的信任和满意程度有关，良好的医患关系是患者严格执行医嘱的基础
- 与治愈信心不足有关
- 与治疗方案不明有关，当患者对于医生的治疗方案不明白、不认识、不理解时，对执行医生的医嘱就会产生盲目或抵触心理
- 与患者主观意识过强有关，有些患者在个性方面表现为主观性较强，以自己的思维定式为准绳而忽视医护人员对他们默契的配合要求

三、患者的权利

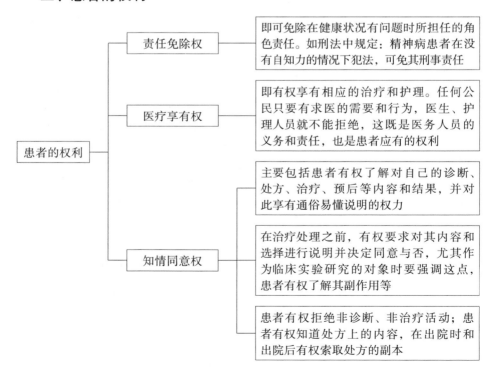

患者的权利
- 责任免除权：即可免除在健康状况有问题时所担任的角色责任。如刑法中规定：精神病患者在没有自知力的情况下犯法，可免其刑事责任
- 医疗享有权：即有权享有相应的治疗和护理。任何公民只要有求医的需要和行为，医生、护理人员就不能拒绝，这既是医务人员的义务和责任，也是患者应有的权利
- 知情同意权：
  - 主要包括患者有权了解对自己的诊断、处方、治疗、预后等内容和结果，并对此享有通俗易懂说明的权力
  - 在治疗处理之前，有权要求对其内容和选择进行说明并决定同意与否，尤其作为临床实验研究的对象时要强调这点，患者有权了解其副作用等
  - 患者有权拒绝非诊断、非治疗活动；患者有权知道处方上的内容，在出院时和出院后有权索取处方的副本

四、患者的义务

患者除了享有一定的权力外，社会也要求他们承担一定的义务，主要包括以下内容。

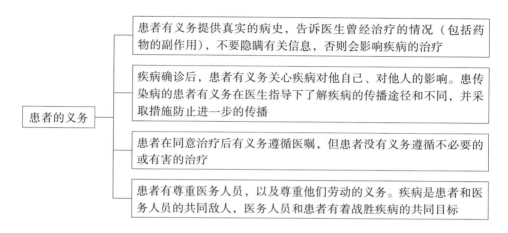

患者的义务 —— 患者有义务提供真实的病史，告诉医生曾经治疗的情况（包括药物的副作用），不要隐瞒有关信息，否则会影响疾病的治疗

疾病确诊后，患者有义务关心疾病对他自己、对他人的影响。患传染病的患者有义务在医生指导下了解疾病的传播途径和不同，并采取措施防止进一步的传播

患者在同意治疗后有义务遵循医嘱，但患者没有义务遵循不必要的或有害的治疗

患者有尊重医务人员，以及尊重他们劳动的义务。疾病是患者和医务人员的共同敌人，医务人员和患者有着战胜疾病的共同目标

第三节　患者的心理反应

一、认知改变

疾病可引起个体的生理和心理应激，两者均可直接或间接地影响患者的认知活动，甚至会造成认知功能障碍，出现感知、记忆和思维方面的特异和非特异性表现。患者常见的认知活动变化包括以下几个方面。

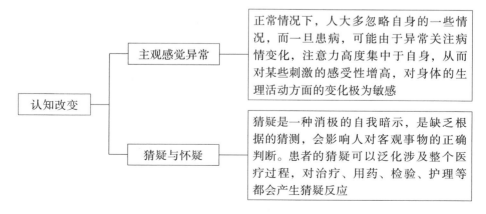

认知改变 —— 主观感觉异常 —— 正常情况下，人大多忽略自身的一些情况，而一旦患病，可能由于异常关注病情变化，注意力高度集中于自身，从而对某些刺激的感受性增高，对身体的生理活动方面的变化极为敏感

猜疑与怀疑 —— 猜疑是一种消极的自我暗示，是缺乏根据的猜测，会影响人对客观事物的正确判断。患者的猜疑可以泛化涉及整个医疗过程，对治疗、用药、检验、护理等都会产生猜疑反应

二、情绪改变

情绪变化是多数患者在患病中不同程度地体验到的最常见、最重要的心理变化，情绪反应涉及范围广，在疾病的早期、危重期和难以治愈的慢性疾病中更突出。

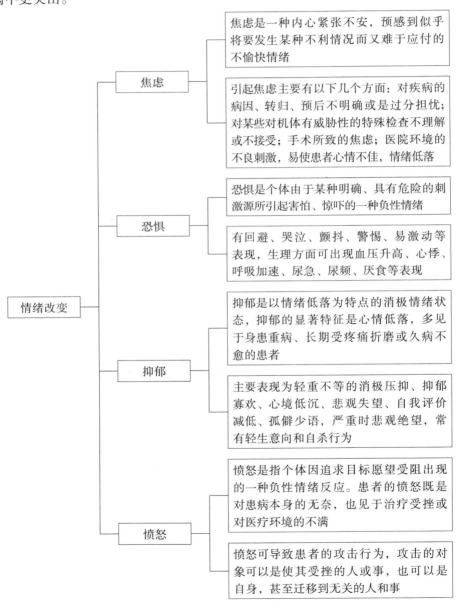

情绪改变

焦虑

> 焦虑是一种内心紧张不安，预感到似乎将要发生某种不利情况而又难于应付的不愉快情绪

> 引起焦虑主要有以下几个方面：对疾病的病因、转归、预后不明确或是过分担忧；对某些对机体有威胁性的特殊检查不理解或不接受；手术所致的焦虑；医院环境的不良刺激，易使患者心情不佳，情绪低落

恐惧

> 恐惧是个体由于某种明确、具有危险的刺激源所引起害怕、惊吓的一种负性情绪

> 有回避、哭泣、颤抖、警惕、易激动等表现，生理方面可出现血压升高、心悸、呼吸加速、尿急、尿频、厌食等表现

抑郁

> 抑郁是以情绪低落为特点的消极情绪状态，抑郁的显著特征是心情低落，多见于身患重病、长期受疼痛折磨或久病不愈的患者

> 主要表现为轻重不等的消极压抑、抑郁寡欢、心境低沉、悲观失望、自我评价减低、孤僻少语，严重时悲观绝望，常有轻生意向和自杀行为

愤怒

> 愤怒是指个体因追求目标愿望受阻出现的一种负性情绪反应。患者的愤怒既是对患病本身的无奈，也见于治疗受挫或对医疗环境的不满

> 愤怒可导致患者的攻击行为，攻击的对象可以是使其受挫的人或事，也可以是自身，甚至迁移到无关的人和事

三、意志行为改变

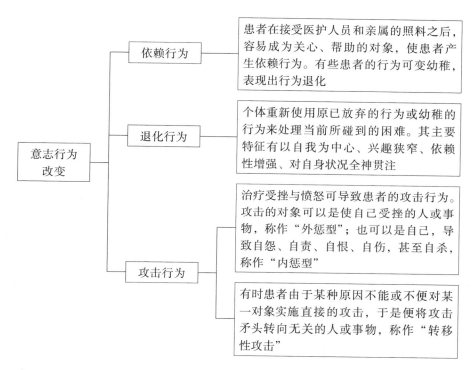

依赖行为　　患者在接受医护人员和亲属的照料之后，容易成为关心、帮助的对象，使患者产生依赖行为。有些患者的行为可变幼稚，表现出行为退化

退化行为　　个体重新使用原已放弃的行为或幼稚的行为来处理当前所碰到的困难。其主要特征有以自我为中心、兴趣狭窄、依赖性增强、对自身状况全神贯注

攻击行为　　治疗受挫与愤怒可导致患者的攻击行为。攻击的对象可以是使自己受挫的人或事物，称作"外惩型"；也可以是自己，导致自怨、自责、自恨、自伤，甚至自杀，称作"内惩型"

有时患者由于某种原因不能或不便对某一对象实施直接的攻击，于是便将攻击矛头转向无关的人或事物，称作"转移性攻击"

四、人格改变

　　人格具有稳定性的特点，但稳定是相对的，疾病可改变人原有的反应和行为模式，甚至出现一些不鲜明的人格特征，且个体患病前的人格特征也可影响其病后的行为。特别是患慢性迁延性疾病、难治之症、毁容、截肢等，可导致个体的基本观念发生变化，引起人格的改变。

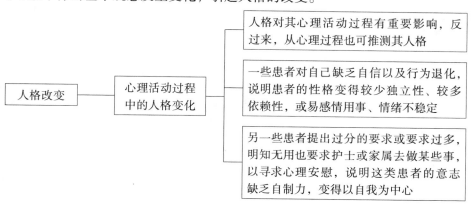

人格改变　　心理活动过程中的人格变化

人格对其心理活动过程有重要影响，反过来，从心理过程也可推测其人格

一些患者对自己缺乏自信以及行为退化，说明患者的性格变得较少独立性、较多依赖性，或易感情用事、情绪不稳定

另一些患者提出过分的要求或要求过多，明知无用也要求护士或家属去做某些事，以寻求心理安慰，说明这类患者的意志缺乏自制力，变得以自我为中心

续流程

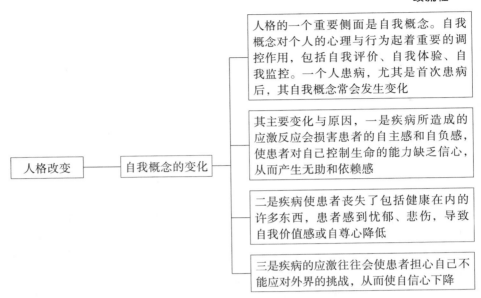

人格改变 —— 自我概念的变化

- 人格的一个重要侧面是自我概念。自我概念对个人的心理与行为起着重要的调控作用，包括自我评价、自我体验、自我监控。一个人患病，尤其是首次患病后，其自我概念常会发生变化

- 其主要变化与原因，一是疾病所造成的应激反应会损害患者的自主感和自负感，使患者对自己控制生命的能力缺乏信心，从而产生无助和依赖感

- 二是疾病使患者丧失了包括健康在内的许多东西，患者感到忧郁、悲伤，导致自我价值感或自尊心降低

- 三是疾病的应激往往会使患者担心自己不能应对外界的挑战，从而使自信心下降

第四节　患者的心理需求

一、患者的一般需求

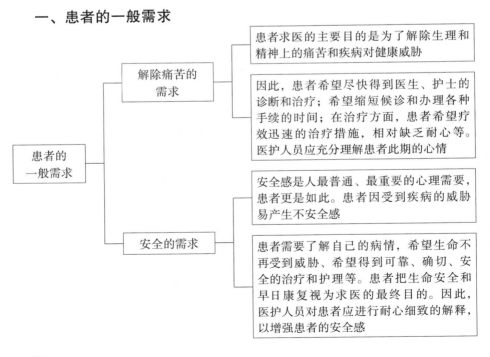

患者的一般需求

- 解除痛苦的需求
  - 患者求医的主要目的是为了解除生理和精神上的痛苦和疾病对健康威胁
  - 因此，患者希望尽快得到医生、护士的诊断和治疗；希望缩短候诊和办理各种手续的时间；在治疗方面，患者希望疗效迅速的治疗措施，相对缺乏耐心等。医护人员应充分理解患者此期的心情

- 安全的需求
  - 安全感是人最普通、最重要的心理需要，患者更是如此。患者因受到疾病的威胁易产生不安全感
  - 患者需要了解自己的病情，希望生命不再受到威胁、希望得到可靠、确切、安全的治疗和护理等。患者把生命安全和早日康复视为求医的最终目的。因此，医护人员对患者应进行耐心细致的解释，以增强患者的安全感

续流程

```
患者的          人格的尊重与
一般需求         隐私保密的         在患病前，患者都扮演着一定的社会角
               需求              色，有自己的社会地位、荣誉和业绩，
                                受人尊重

                                然而，一旦转变为患者角色，原来的那
                                些角色都暂时地被免除或"忽视"，在这
                                样一个角色转变过程中，患者自我评价
                                往往较低，但却对别人如何看待自己极
                                为敏感

                                因此，医护人员在称呼患者姓名、要求
                                患者做某些特殊检查和治疗、要求患者
                                （特别是女性患者）暴露胸、臀、会阴部
                                时应尊重患者，取得他们的认可与配合

               了解信息与         对患者来说，不管是门诊就诊还是住院
               参与的需求         都在一个陌生的环境，并且自己还要把
                                患病的身体交给陌生的医务人员诊治

                                作为一种减轻心理压力的需要，患者迫
                                切希望了解医院的各项规章制度，以及
                                就诊、化验、治疗的地点，医生及护士
                                对自己病情的诊断、治疗和护理方案，
                                所患疾病的预后，各种有关检验结果及
                                其分析等

                                同时患者还关心家人的生活、工作情况；
                                另外还想了解单位领导和同事的工作及
                                事业等方面的信息。总之，患者需要得
                                到来自医院、家庭及社会信息刺激和情
                                感支持

               被爱与被关心        患病后的患者很容易出现自卑、孤独、
               的需求            凄凉的心境，此时特别需要别人给予自
                                己爱和关心，以得到心灵的慰藉和精神
                                上的鼓舞，增强战胜疾病的信心和勇气

                                临床中偶尔见到一些自杀的患者，其实
                                除了其身患重病或绝症的原因外，还常
                                常与其缺乏家庭的关爱和社会支持有关
```

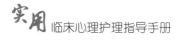

续流程

患者的一般需求	适度活动与和谐环境的需求	住院患者被束缚在病房这个窄小单调的小空间里，加之被不同程度限制活动，患者总觉得无事可干，加之疾病折磨，常感到度日如年。因此需要适当的活动，以调节和改善自己的情绪

二、门诊患者的需求

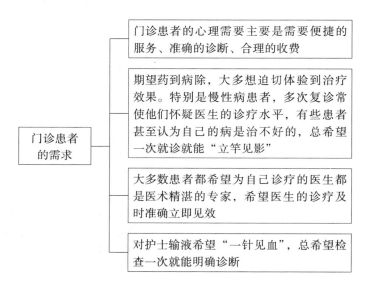

门诊患者的需求：
- 门诊患者的心理需要主要是需要便捷的服务、准确的诊断、合理的收费
- 期望药到病除，大多想迫切体验到治疗效果。特别是慢性病患者，多次复诊常使他们怀疑医生的诊疗水平，有些患者甚至认为自己的病是治不好的，总希望一次就诊就能"立竿见影"
- 大多数患者都希望为自己诊疗的医生都是医术精湛的专家，希望医生的诊疗及时准确立即见效
- 对护士输液希望"一针见血"，总希望检查一次就能明确诊断

三、急诊患者的需求

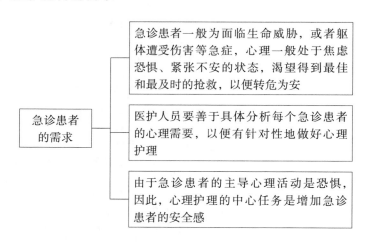

急诊患者的需求：
- 急诊患者一般为面临生命威胁，或者躯体遭受伤害等急症，心理一般处于焦虑恐惧、紧张不安的状态，渴望得到最佳和最及时的抢救，以便转危为安
- 医护人员要善于具体分析每个急诊患者的心理需要，以便有针对性地做好心理护理
- 由于急诊患者的主导心理活动是恐惧，因此，心理护理的中心任务是增加急诊患者的安全感

四、住院患者的需求

住院患者除了具有患者的一般需要以外，还有以下需要。

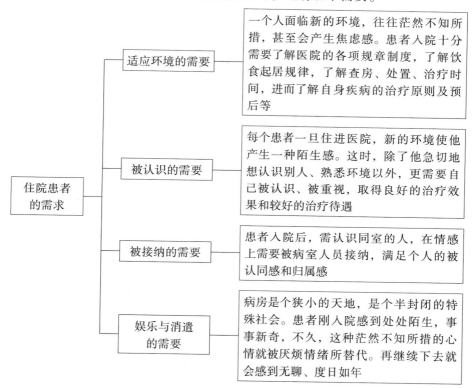

第九章
心理护理

第一节　心理护理概述

一、心理护理概念

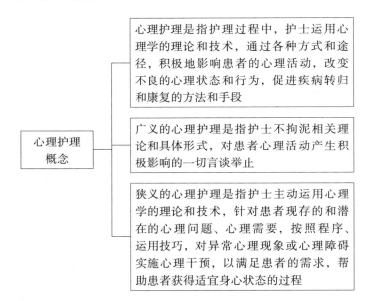

心理护理概念

心理护理是指护理过程中，护士运用心理学的理论和技术，通过各种方式和途径，积极地影响患者的心理活动，改变不良的心理状态和行为，促进疾病转归和康复的方法和手段

广义的心理护理是指护士不拘泥相关理论和具体形式，对患者心理活动产生积极影响的一切言谈举止

狭义的心理护理是指护士主动运用心理学的理论和技术，针对患者现存的和潜在的心理问题、心理需要，按照程序、运用技巧，对异常心理现象或心理障碍实施心理干预，以满足患者的需求，帮助患者获得适宜身心状态的过程

二、心理护理与相关概念的联系与区别

心理护理是运用于护理领域的独特概念，但目前一些临床护士对心理护理的理解存在误区。有人将其等同于心理治疗，认为护理人员均需接受心理治疗与咨询等系统培训；有人将其混同于思想工作，用"树立共产主义人生观"为患者做"宣教"；有人强调工作忙、时间紧，无暇顾及心理护理。上述3种片面理解在临床护士中颇具代表性，是阻碍我国临床心理护理深入发展的最主要原因之一。其实，心理护理既不同于心理治疗，亦不仅限于护患交谈。

1. 心理护理与心理治疗的联系与区别

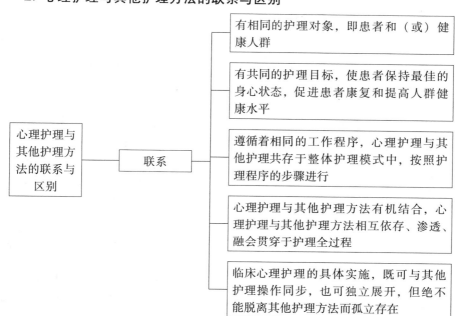

心理护理与
心理治疗的
联系与区别

心理护理与心理治疗既有联系也有区别，联系是两者的实施对象相同，区别是各自侧重点不同

心理治疗侧重神经症、人格障碍等精神异常患者的诊治、研究，主张运用心理学的理论和技术协同精神医学专业治疗精神障碍的患者

心理护理侧重精神健康人群的心理维护，强调对心身疾病、躯体疾病而无明显精神疾病的人群及健康人群提供心理健康指导或干预

心理护理是运用于护理领域、有别于"心理治疗"的独特概念。心理护理理论是护理心理学体系的重要组成部分，是护士不可或缺的知识结构。心理护理贯穿于护理过程的每个环节，正逐步发展成为具有专业特色的系统理论和应用技术

2. 心理护理与其他护理方法的联系与区别

心理护理与
其他护理方
法的联系与
区别

联系

有相同的护理对象，即患者和（或）健康人群

有共同的护理目标，使患者保持最佳的身心状态，促进患者康复和提高人群健康水平

遵循着相同的工作程序，心理护理与其他护理共存于整体护理模式中，按照护理程序的步骤进行

心理护理与其他护理方法有机结合，心理护理与其他护理方法相互依存、渗透、融会贯穿于护理全过程

临床心理护理的具体实施，既可与其他护理操作同步，也可独立展开，但绝不能脱离其他护理方法而孤立存在

续流程

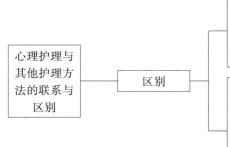

心理护理与其他护理方法的联系与区别 — 区别

关注的问题不同。心理护理更关注心理问题；其他护理方法主要关注的是如何减轻躯体痛苦、恢复健康、促进健康的问题

护理的手段不同。心理护理主要是以心理调节的方式调动患者的主观能动性；其他护理方法主要以理化、生物等方式，帮助患者增进健康。此外，心理护理与其他护理方法在原理、使用工具及行使职能等方面也有区别

三、心理护理与整体护理的关系

整体护理是一种护理行为的指导思想或护理观念，是以人为中心，以现代护理观为指导，以护理程序为基础框架，并把护理程序系统化地运用到临床护理和护理管理中去的指导思想，其目标是根据人的生理、心理、社会、文化、精神等多方面的需要，提供适合于人的最佳护理。

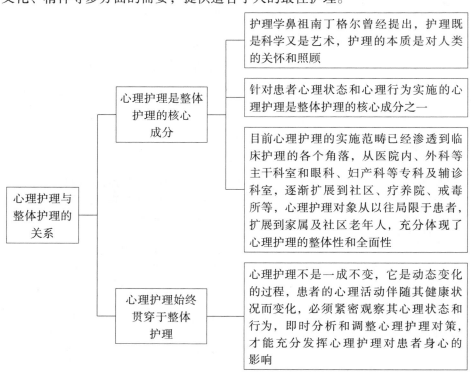

心理护理与整体护理的关系

心理护理是整体护理的核心成分

护理学鼻祖南丁格尔曾经提出，护理既是科学又是艺术，护理的本质是对人类的关怀和照顾

针对患者心理状态和心理行为实施的心理护理是整体护理的核心成分之一

目前心理护理的实施范畴已经渗透到临床护理的各个角落，从医院内、外科等主干科室和眼科、妇产科等专科及辅诊科室，逐渐扩展到社区、疗养院、戒毒所等，心理护理对象从以往局限于患者，扩展到家属及社区老年人，充分体现了心理护理的整体性和全面性

心理护理始终贯穿于整体护理

心理护理不是一成不变，它是动态变化的过程，患者的心理活动伴随其健康状况而变化，必须紧密观察其心理状态和行为，即时分析和调整心理护理对策，才能充分发挥心理护理对患者身心的影响

续流程

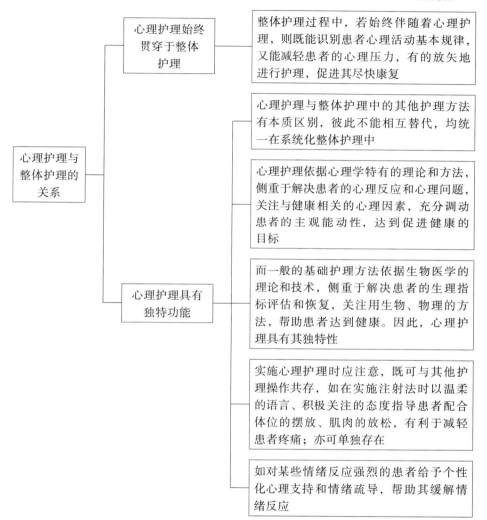

心理护理与整体护理的关系

心理护理始终贯穿于整体护理 —— 整体护理过程中，若始终伴随着心理护理，则既能识别患者心理活动基本规律，又能减轻患者的心理压力，有的放矢地进行护理，促进其尽快康复

心理护理具有独特功能 —— 心理护理与整体护理中的其他护理方法有本质区别，彼此不能相互替代，均统一在系统化整体护理中

心理护理依据心理学特有的理论和方法，侧重于解决患者的心理反应和心理问题，关注与健康相关的心理因素，充分调动患者的主观能动性，达到促进健康的目标

而一般的基础护理方法依据生物医学的理论和技术，侧重于解决患者的生理指标评估和恢复，关注用生物、物理的方法，帮助患者达到健康。因此，心理护理具有其独特性

实施心理护理时应注意，既可与其他护理操作共存，如在实施注射法时以温柔的语言、积极关注的态度指导患者配合体位的摆放、肌肉的放松，有利于减轻患者疼痛；亦可单独存在

如对某些情绪反应强烈的患者给予个性化心理支持和情绪疏导，帮助其缓解情绪反应

四、心理护理的特点

心理护理着眼于患者的心理与生理的相互作用，心理护理开展得好，有助于消除外界不良心理刺激，防止心身疾病在体内的恶性循环；有助于协调各种人际关系，使患者更加信任医护人员，更好地适应医院环境；有助于发挥药物和治疗的效果，调动患者主观能动性，使其积极主动做好自我护理，利于机体康复，并保持心理健康。良好的心理护理具备以下特点。

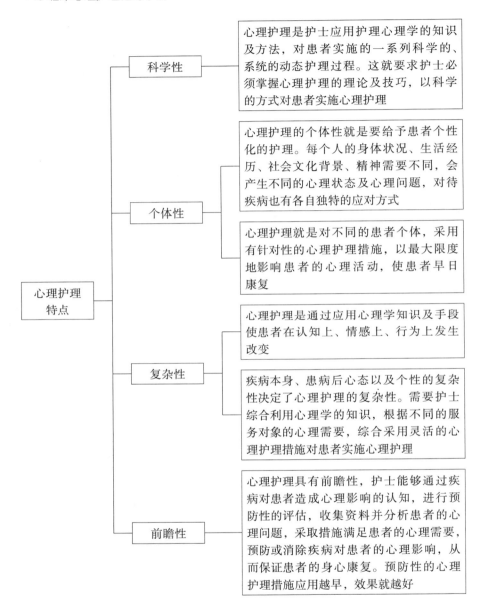

心理护理是护士应用护理心理学的知识及方法，对患者实施的一系列科学的、系统的动态护理过程。这就要求护士必须掌握心理护理的理论及技巧，以科学的方式对患者实施心理护理

科学性

心理护理的个体性就是要给予患者个性化的护理。每个人的身体状况、生活经历、社会文化背景、精神需要不同，会产生不同的心理状态及心理问题，对待疾病也有各自独特的应对方式

个体性

心理护理就是对不同的患者个体，采用有针对性的心理护理措施，以最大限度地影响患者的心理活动，使患者早日康复

心理护理特点

心理护理是通过应用心理学知识及手段使患者在认知上、情感上、行为上发生改变

复杂性

疾病本身、患病后心态以及个性的复杂性决定了心理护理的复杂性。需要护士综合利用心理学的知识，根据不同的服务对象的心理需要，综合采用灵活的心理护理措施对患者实施心理护理

前瞻性

心理护理具有前瞻性，护士能够通过疾病对患者造成心理影响的认知，进行预防性的评估，收集资料并分析患者的心理问题，采取措施满足患者的心理需要，预防或消除疾病对患者的心理影响，从而保证患者的身心康复。预防性的心理护理措施应用越早，效果就越好

五、心理护理的目标

心理护理是通过积极的态度、言行举止去影响患者，使患者在认知、情感、意志、行为上发生积极变化。心理护理的目标可分为阶段性目标和终极目标。阶段性目标是护士与患者护患关系和谐，能有效沟通，使患者在知、情、意和行为方面逐渐发生积极改变；终极目标则是促进患者的自我发展，

使其做到自我接纳、自尊、自强，提高个人完善水平，最终适应现实。具体目标包括以下几方面。

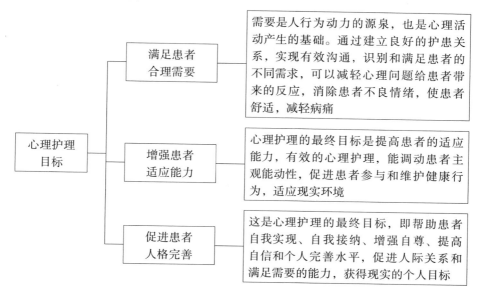

六、心理护理的原则

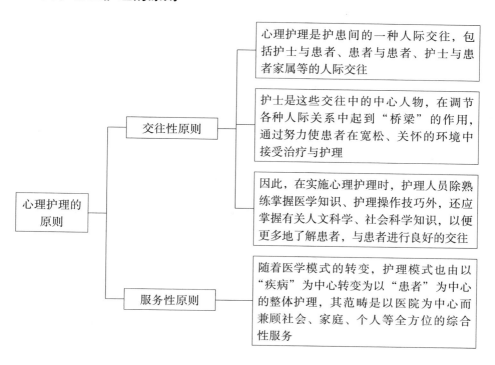

续流程

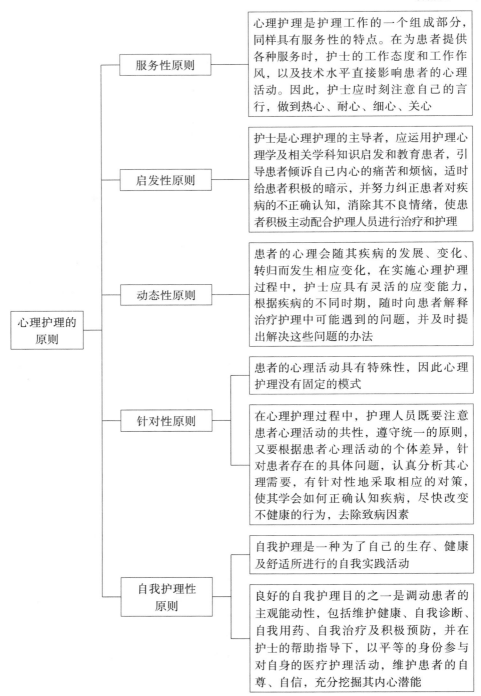

心理护理的原则

服务性原则 — 心理护理是护理工作的一个组成部分，同样具有服务性的特点。在为患者提供各种服务时，护士的工作态度和工作作风，以及技术水平直接影响患者的心理活动。因此，护士应时刻注意自己的言行，做到热心、耐心、细心、关心

启发性原则 — 护士是心理护理的主导者，应运用护理心理学及相关学科知识启发和教育患者，引导患者倾诉自己内心的痛苦和烦恼，适时给患者积极的暗示，并努力纠正患者对疾病的不正确认知，消除其不良情绪，使患者积极主动配合护理人员进行治疗和护理

动态性原则 — 患者的心理会随其疾病的发展、变化、转归而发生相应变化，在实施心理护理过程中，护士应具有灵活的应变能力，根据疾病的不同时期，随时向患者解释治疗护理中可能遇到的问题，并及时提出解决这些问题的办法

针对性原则 — 患者的心理活动具有特殊性，因此心理护理没有固定的模式

在心理护理过程中，护理人员既要注意患者心理活动的共性，遵守统一的原则，又要根据患者心理活动的个体差异，针对患者存在的具体问题，认真分析其心理需要，有针对性地采取相应的对策，使其学会如何正确认知疾病，尽快改变不健康的行为，去除致病因素

自我护理性原则 — 自我护理是一种为了自己的生存、健康及舒适所进行的自我实践活动

良好的自我护理目的之一是调动患者的主观能动性，包括维护健康、自我诊断、自我用药、自我治疗及积极预防，并在护士的帮助指导下，以平等的身份参与对自身的医疗护理活动，维护患者的自尊、自信，充分挖掘其内心潜能

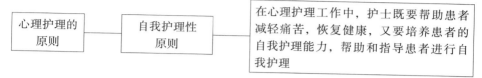

第二节 心理护理的实施程序

一、心理护理评估

1. 资料内容

通常对患者的下述资料进行收集。

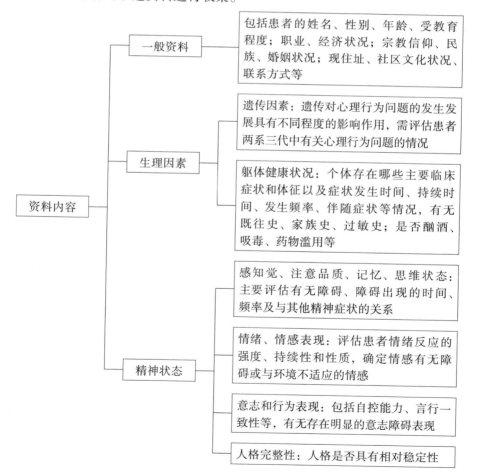

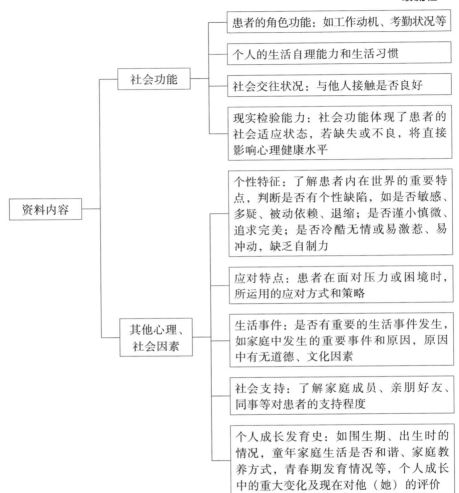

续流程

患者的角色功能：如工作动机、考勤状况等

个人的生活自理能力和生活习惯

社会交往状况：与他人接触是否良好

现实检验能力：社会功能体现了患者的社会适应状态，若缺失或不良，将直接影响心理健康水平

个性特征：了解患者内在世界的重要特点，判断是否有个性缺陷，如是否敏感、多疑、被动依赖、退缩；是否谨小慎微、追求完美；是否冷酷无情或易激惹、易冲动，缺乏自制力

应对特点：患者在面对压力或困境时，所运用的应对方式和策略

生活事件：是否有重要的生活事件发生，如家庭中发生的重要事件和原因，原因中有无道德、文化因素

社会支持：了解家庭成员、亲朋好友、同事等对患者的支持程度

个人成长发育史：如围生期、出生时的情况，童年家庭生活是否和谐、家庭教养方式，青春期发育情况等，个人成长中的重大变化及现在对他（她）的评价

2. 资料来源

患者是心理资料收集的最佳来源，此外，还可来自家属及重要影响人、医务人员、病历和各种检查记录等。

3. 资料收集方法

护士采用现场观察法、访谈法等方式收集患者心理状态的相关信息，必要时结合应用心理测验、问卷调查等方法收集

常用的量表有抑郁量表、状态焦虑问卷、家庭功能调查表、综合生活质量问卷、症状自评量表、自评抑郁量表、汉密顿焦虑量表等，通过护士的测评结果了解到患者的性格特征、情绪状态、心理水平

续流程

资料收集方法	要合理地使用量表，在评估工作中注意患者的社会文化经济背景对量表使用效果的影响，尤其是近年来引进一些国外编制的量表
	如内容与我国文化背景不符合，应在修订后方能使用，且在使用量表时还应充分考虑到文化差异所致的误差，尽量选用适合我国文化背景的评定量表，这样便于操作且更为客观
	资料收集时特别注意，护士应采用恰当的沟通技巧，尊重患者，必须客观、全面、系统，信息最好来源于患者，尽量使收集的资料量化，做好保密工作

4. 核实和整理资料

核实和整理资料	主观资料容易产生一定偏差，需运用客观方法进一步验证主观资料。若发现资料内容不全或不够确切，应进一步收集和补充，以确保资料的完整和准确
	资料可按马斯洛需要层次理论、戈登的 11 种功能性健康形态、北美护理诊断协会（NANDA）的人类反应形态分类法 II 其中之一进行归纳和整理，以利于发现患者存在或潜在的心理问题，找出相关危险因素，做好记录

二、心理护理诊断

　　心理护理诊断是心理护理程序的第二步，是在心理护理评估的基础上对所收集的心理健康资料进行分析，从而确定护理对象的心理健康问题及其产生原因的过程。心理护理诊断是护士为达到预期目标而选择心理护理措施的基础，必须是在护理的工作范围之内，通过心理护理方法方能解决或缓解的。

1. 常用心理护理诊断

常用心理护理诊断	目前在 NANDA 制订的护理诊断中，大多是描述心理、社会方面的健康问题，按照心理问题的性质，可把心理护理诊断分为现存的、潜在的、健康的、综合的心理护理诊断 4 种类型，详见表 9-1 NANDA常用心理护理诊断
	要做出恰当的护理诊断，护士应先理解每条诊断的含义和诊断依据

表 9-1　NANDA 常用心理护理诊断

现存的心理护理诊断

1. 失眠	14. 父母角色冲突	27. 悲伤
2. 睡眠型态紊乱	15. 无效性角色行为	28. 复杂性悲伤
3. 感知觉紊乱	16. 社会交往障碍	29. 持续性悲伤
4. 记忆功能障碍	17. 焦虑	30. 预感性悲哀
5. 语言沟通障碍	18. 对死亡的焦虑	31. 压力负荷过重
6. 无望感	19. 妥协性家庭应对	32. 自主性反射失调
7. 自我认同紊乱	20. 无能性家庭应对	33. 婴儿行为紊乱
8. 自我形象紊乱	21. 防卫性应对	34. 抉择冲突
9. 无能为力感	22 应对无效	35. 道德困扰
10. 情景性低自尊	23. 社区应对无效	36. 不依从行为
11. 长期性低自尊	24. 调节障碍	37. 精神困扰
12. 体像紊乱	25. 无效性否认	38. 社交孤立
13. 照顾者角色紧张	26. 恐惧	39. 成人身心功能衰退

潜在的心理护理诊断

1. 有沟通增进的趋势	3. 有孤独的危险	5 有情景性低自尊的危险
2. 有个人尊严受损的危险	4. 有无能为力感的危险	6. 有自杀的危险

健康的心理护理诊断

1. 执行治疗方案有效	3. 有沟通增进的趋势	5. 有能力增强的趋势
2. 有增强精神健康的趋势	4. 自我概念改善的趋势	

综合的心理护理诊断

1. 强暴创伤综合征	2. 创伤后反应	3. 迁移应激综合征

2. 心理护理诊断的过程

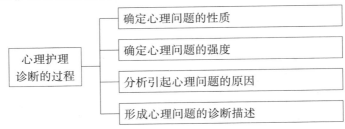

心理护理诊断的过程 — 确定心理问题的性质 / 确定心理问题的强度 / 分析引起心理问题的原因 / 形成心理问题的诊断描述

3. 心理护理诊断的陈述

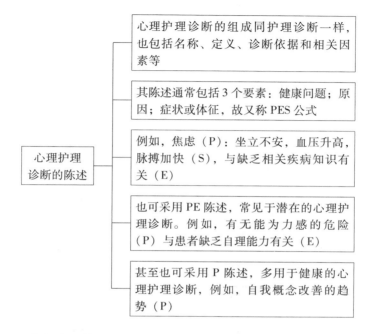

心理护理诊断的陈述

- 心理护理诊断的组成同护理诊断一样，也包括名称、定义、诊断依据和相关因素等
- 其陈述通常包括3个要素：健康问题；原因；症状或体征，故又称PES公式
- 例如，焦虑（P）：坐立不安，血压升高，脉搏加快（S），与缺乏相关疾病知识有关（E）
- 也可采用PE陈述，常见于潜在的心理护理诊断。例如，有无能为力感的危险（P）与患者缺乏自理能力有关（E）
- 甚至也可采用P陈述，多用于健康的心理护理诊断，例如，自我概念改善的趋势（P）

4. 心理护理诊断的陈述

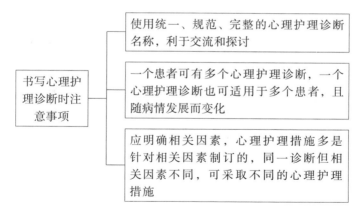

书写心理护理诊断时注意事项

- 使用统一、规范、完整的心理护理诊断名称，利于交流和探讨
- 一个患者可有多个心理护理诊断，一个心理护理诊断也可适用于多个患者，且随病情发展而变化
- 应明确相关因素，心理护理措施多是针对相关因素制订的，同一诊断但相关因素不同，可采取不同的心理护理措施

三、心理护理计划

心理护理计划是护士在评估及诊断的基础上，针对心理护理诊断提出的护理问题进一步确定目标，综合运用适合于个体的心理护理方法，制订具体护理措施的一种书面说明，是护士为护理对象实施心理护理的行为指南。

1. 排列心理护理诊断的优先顺序

排列心理护理诊断的优先顺序	当护理对象出现多个心理护理诊断或问题时，需要对这些诊断或问题按重、轻或急、缓进行排序，以便优先解决对护理对象威胁最大，需要尽快解决的问题
	注意排序时可按马斯洛需要层次理论排列，生理需要未满足的问题优先解决
	考虑护理对象的主观需求，患者认为最迫切的问题可优先解决
	排序不是固定不变的，可随病情变化而改变
	现存问题比潜在问题更为重要，需优先解决

2. 确定心理护理预期目标

确定心理护理预期目标	预期目标也称预期结果，是指护理人员期望护理对象接受心理护理后能达到的心理状态或行为的改变，可由护理人员与护理对象共同商议制订
	依据实现目标所需时间长短可分为短期目标和长期目标
	短期目标是指在较短时间内（一般 1 周以内）能实现的目标，如"患者在 1 小时会谈后能说出减轻焦虑的方法"
	长期目标则需要较长时间（数周、数月）方能达到，如"2 周内患者 SAS 测验标准分低于 50 分"
	目标陈述应以护理对象为主语，目标要具体且切实可行，有时间限制，要有明确的针对性，避免使用含糊不清、模棱两可的语句

3. 制订心理护理措施

心理护理措施是帮助护理对象实现预期目标而采取的适合个体的心理技

术实施方法。在选择心理技术前，应充分结合心理问题的层次、临床特点进行分析，甄选最适合护理对象的实施方法。心理护理措施是解决各项心理问题的干预手段及具体护理行为，措施的重点是满足患者的心理需要，减轻或消除心理问题对其心身的不良影响，维持个体心理社会功能，促进护理对象心身健康。

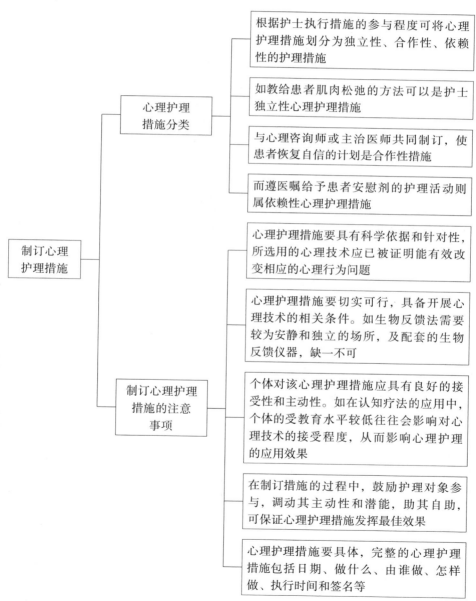

4. 书写心理护理计划

书写心理护理计划有利于医疗团队成员间的相互沟通，使工作内容一目了然，有助提高护理质量

书写心理护理计划

国内医疗机构心理护理计划书写格式不尽相同，但至少都包含护理诊断、预期目标、心理护理措施和效果评价4个部分（表9-2）

现在临床护理工作管理越来越科学，一些机构制订了"标准心理护理计划"、"心理护理临床路径"，甚至记录电子化，大大缩减了护士的书写工作量，把更多的时间赋予护士去执行心理护理措施

表 9-2　心理护理计划

日期	心理护理诊断	预期目标	短期目标	心理护理措施	效果评价	签名	日期
	焦虑：与诊断不明有关，表现为担心、紧张、入睡困难、坐立不安	患者2周后SAS测量分降至50以下	3天学会肌肉松弛疗法	1. 每天指导进行肌肉放松训练一次 2. 指导患者评估焦虑水平 3. 及时提供疾病相关信息	3天后学会肌肉放松方法和使用SAS		
			1周内能在22：30前入睡	1. 教会一种促进睡眠的方法 2. 陪伴患者，提供照顾 3. 减少入睡前对患者的感官刺激，创建良好睡眠环境	1周后在22：15左右能安静入睡		

四、心理护理实施

心理护理实施是心理护理程序的第4步，是将心理护理计划付诸实现，

达到护理目标的过程。通过实施各项心理护理技术，可以验证措施是否得当，并帮助护理对象解决心理问题。在实施心理护理措施前，应思考 5 "W"、1 "H" 的问题，即为什么做（why）、做什么（what）、谁去做（who）、何时做（when）、在哪儿做（where）、怎么做（how）？实施过程中，应注意以下几点：

心理护理实施
- 在面对具体个案时，要依据其具体状态继续收集相关资料，随时审阅和适当调整心理护理计划的内容
- 根据护理对象的情况区别轻重缓急，合理分配人力、物力，重点关注心理问题严重的患者
- 及时准确地做好心理护理记录，对连续执行的心理护理措施应做好口头或书面交班，心理护理记录形式不必强求一致
- 充分调动护理对象的积极性，建立良好的平等合作关系，若患者对护理措施有异议，可及时进行讨论最后达成一致

五、心理护理评价

心理护理评价
- 心理护理评价是指护士实施心理护理计划的措施后，对护理对象产生的认知、情绪和行为变化，对照护理目标进行重新鉴定和判断
- 评价虽是最后一个步骤，但患者的变化随时发生，心理问题随时改变，因此，心理护理评价贯穿于心理护理活动始终
- 通过护士评价或患者自评，对照预期目标，根据目标实现与否的程度可衡量目标是否达到，分 3 种评价结果：目标完全实现、目标部分实现、目标未实现
- 若反馈发现目标部分或未实现，必须探讨其发生原因，重新审视、评估，找出尚未解决的问题，制订新的心理护理计划并实施，周而复始，直至目标最终完全实现
- 心理护理程序虽分解为上述 5 个阶段，但实际上它是动态进行的过程，在收集资料的同时也在不断分析，实施心理护理措施时也在同时检验其效果，最后的评价时则又是新的评估过程
- 心理护理程序是个循环往复的过程，在这个过程中使护理对象的心理问题得以解决，同时也使护士的心理护理水平不断提高

第三节 临床心理护理基本方法

一、心理护理实施形式

临床心理护理工作中，由于护理对象的个体差异性，心理护理的实施没有统一形式，也无固定方法可循，具体实施可因人、因时、因地而异，通常根据需要采用多种方法自然融入护理活动中。以下是临床常用的两种简单分类形式。

1. 有意识心理护理与无意识心理护理

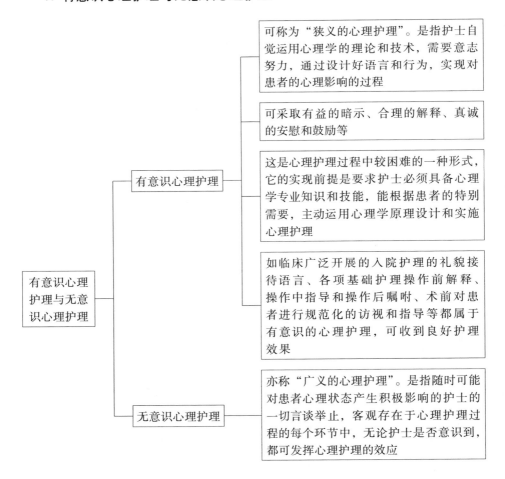

有意识心理护理与无意识心理护理

有意识心理护理

可称为"狭义的心理护理"。是指护士自觉运用心理学的理论和技术，需要意志努力，通过设计好语言和行为，实现对患者的心理影响的过程

可采取有益的暗示、合理的解释、真诚的安慰和鼓励等

这是心理护理过程中较困难的一种形式，它的实现前提是要求护士必须具备心理学专业知识和技能，能根据患者的特别需要，主动运用心理学原理设计和实施心理护理

如临床广泛开展的入院护理的礼貌接待语言、各项基础护理操作前解释、操作中指导和操作后嘱咐、术前对患者进行规范化的访视和指导等都属于有意识的心理护理，可收到良好护理效果

无意识心理护理

亦称"广义的心理护理"。是指随时可能对患者心理状态产生积极影响的护士的一切言谈举止，客观存在于心理护理过程的每个环节中，无论护士是否意识到，都可发挥心理护理的效应

续流程

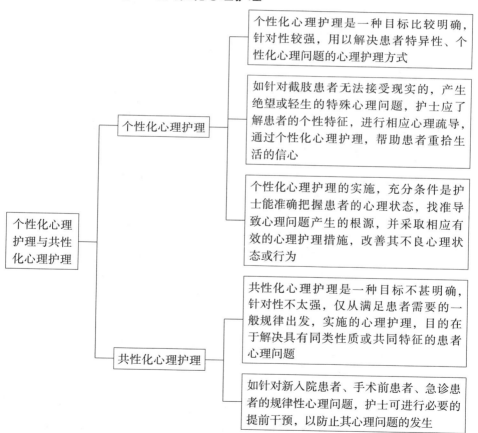

2. 个性化心理护理与共性化心理护理

无论何种形式的心理护理，仅仅是理论上的划分，在临床心理护理实践中难以截然分开，通常是综合应用多种形式。因此，护士在心理护理的具体实施过程中，不仅要具备扎实的心理学理论知识，还要设身处地地理解患者，随时调整自己的言行和护理措施，力求为患者提供最有效的心理护理。

二、心理护理基本方法

在临床护理实践中，护士常常运用一般心理护理的方法与患者交流沟通，建立良好的护患关系，主动满足患者心理需求，帮助患者适应和建立对疾病的正常反应，解决患者的心理困惑和心理问题。运用心理疏导、行为矫正训练、改善认知等专业的临床心理护理方法，针对患者存在的认知、情绪、行为等问题实施干预，是心理护理实践的核心内容，也是当前本学科领域研究和探讨的热点问题，更是提高心理护理实效性的一个重要方面。

1. 心理支持法

心理支持是心理护理最常用的方式，也是心理护理的基本方法之一，心理支持是建立在护士与患者相互沟通的基础上。

一般意义上的心理支持是指在精神上给患者不同形式、不同程度的支持和援助，主要运用心理治疗的一般原则，属于一般性心理护理方法的范畴，是临床心理护理中最基本、最常用的方法之一。心理支持的必要条件，首先是护士要通过言语和行为与患者建立良好的人际关系；其次是护士对患者存在的心理情绪方面的问题要有更深入的了解和准确的评估，否则护士将无法介入患者的内心世界并给予心理支持。

（1）一般原则：调整个体对应激原的认知评价，促进其运用现实支持资源以改变应激反应模式的角度，应遵循以下原则。

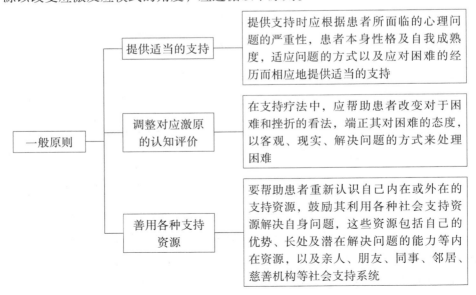

续流程

	排除面临的困难	有时人的心理问题是由外在环境诱发的，例如家庭、学校、工作单位或一般社会环境中面临的困难，帮助患者消除或减少一些困难，有利于心理问题的解决
一般原则		
	提高应对能力	不同的应对方式会导致不同的适应结果，支持疗法中应与患者一起探讨其应对困难的方式，指出其不当的行为方式，鼓励患者采取积极的、成熟的适应方式

（2）基本步骤

	收集患者资料	通过观察沟通、心理测验、健康评估等途径和手段，收集患者各方面资料，主要包括患者的情绪状况、疾病状态、遭遇的挫折和环境压力，以及生活条件、家庭情况、社会背景、人际关系和人格特点等与疾病有关的因素
		请患者倾诉对疾病的感受，对病情的认识，存在的情绪危机和心理因素，护士应悉心倾听患者诉说
基本步骤	鼓励患者倾诉	在倾听的过程中，不仅护士可以进一步了解和掌握患者存在的心理问题，患者也可以在一吐为快中宣泄负面情绪，释放内心的痛苦，由此感受到护士的真诚关心和理解，拉近心理距离
		在倾听过程中，不要随便打断患者谈话，必要时可通过非语言方式，如目光、表情、动作等给予鼓励、肯定并表示同情和理解，需要时亦可做些启发式提问
	分析与解释	根据所掌握的资料，向患者分析解释其心理、躯体问题的性质和程度、产生原因、影响因素等，说明心身效应及应对方式、人格等与疾病的关系
		分析解释时要语义明确，通俗易懂，在分析过程中，患者如有不同意见可以保留，切不可与患者辩论或争执

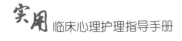
续流程

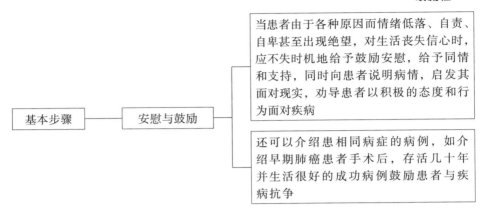

基本步骤 —— 安慰与鼓励

当患者由于各种原因而情绪低落、自责、自卑甚至出现绝望，对生活丧失信心时，应不失时机地给予鼓励安慰，给予同情和支持，同时向患者说明病情，启发其面对现实，劝导患者以积极的态度和行为面对疾病

还可以介绍患相同病症的病例，如介绍早期肺癌患者手术后，存活几十年并生活很好的成功病例鼓励患者与疾病抗争

2. 心理疏导法

心理疏导法是护士与患者沟通过程中对患者不良的心理状态进行疏通和引导，以消除心理问题，促进患者心理健康的过程。心理疏导的基本工具是语言，因此，也有人把它称为语言疗法。疏导就是有目的地将患者的心理问题和压力，通过护士的分析引导，逐步解决和消除，使患者从不愿意合作到愿意合作，从不愿意接受心理治疗到主动热切接受治疗，从消极情绪到积极情绪，从错误认识到正确认识，从逃避现实到面对现实，从不良的心理状态到健康的心理状态的转化过程。心理疏导不同于心理支持，心理支持具有广泛性，而心理疏导更具有针对性。

（1）具体方法

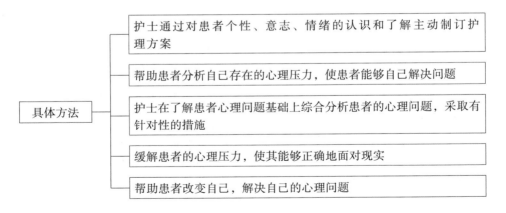

具体方法

护士通过对患者个性、意志、情绪的认识和了解主动制订护理方案

帮助患者分析自己存在的心理压力，使者能够自己解决问题

护士在了解患者心理问题基础上综合分析患者的心理问题，采取有针对性的措施

缓解患者的心理压力，使其能够正确地面对现实

帮助患者改变自己，解决自己的心理问题

（2）关键环节：心理疏导的意义是调动患者自身的潜能来解决自己的问题，因此要做到以下几点。

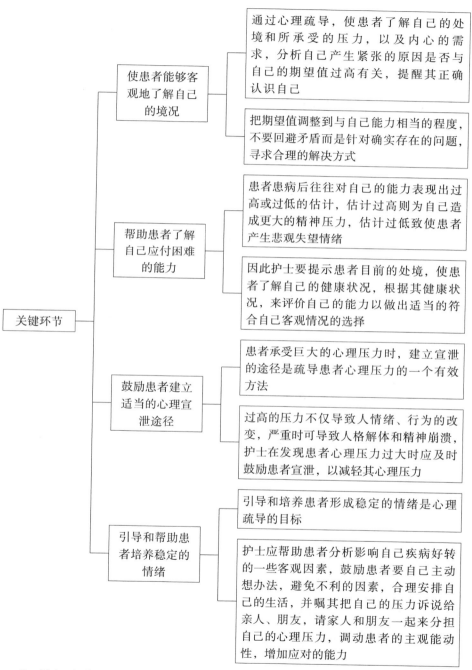

3. 认知疗法

认知是指个体在某一特定的时刻对某一事件或某一对象的认识与看法，

即人是如何思考和感受事物的。按照信息加工的观点，认知是其他信号的传递、分配、合成、储存、获取和使用的过程。认知疗法是近年来发展起来的心理疗法，主要着眼点放在患者非功能性的认识问题上，试图通过患者对自己、他人或其他事的看法和态度的改变来解决自己的心理问题。认知疗法近年来在临床心理治疗中应用日益广泛。在临床护理中，认知行为治疗有许多工作由护士协助实施。因此学习和掌握认知疗法是实施临床心理护理的重要方法和技术。

（1）认知的过程：认知通常包含以下几个重要过程。

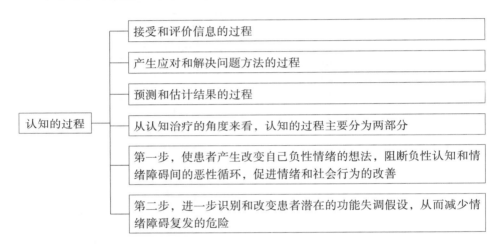

（2）基本步骤

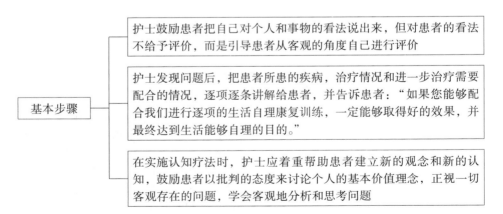

（3）护士协助患者提高认知能力：护士协助患者提高认知能力不同于专业心理医生，主要是协助心理医生或辅导患者，通过以下几个阶段进行。

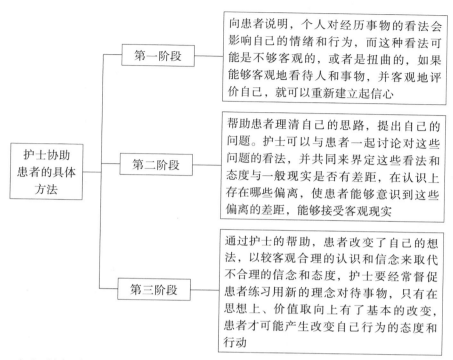

（4）认知疗法的具体方法：在实施认知疗法的过程中，护士指导患者的科学化和逻辑化思维与分析是很重要的，具体方法为以下几点。

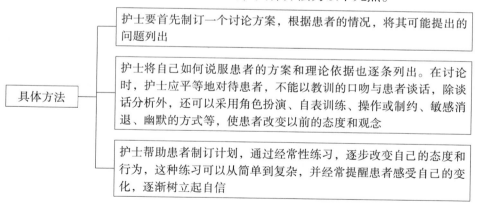

4. 行为矫正训练法

行为矫正训练是行为治疗的一种基本方式，也是临床心理护理的一种重要方法，包括一系列的矫正训练方法，如放松训练法、系统脱敏疗法、生物反馈技术、快速暴露疗法、模仿训练、自表训练和操作条件学习法。本部分重点介绍放松训练法、系统脱敏疗法和生物反馈技术。

（1）行为矫正的基本方法

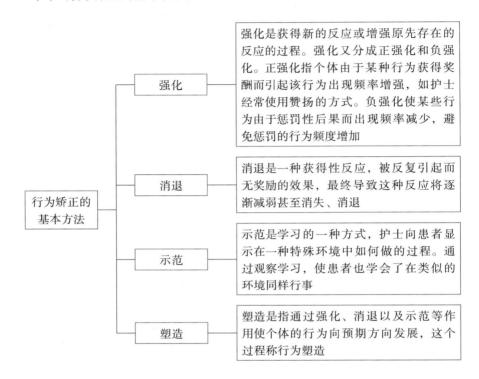

行为矫正的基本方法	强化	强化是获得新的反应或增强原先存在的反应的过程。强化又分成正强化和负强化。正强化指个体由于某种行为获得奖酬而引起该行为出现频率增强，如护士经常使用赞扬的方式。负强化使某些行为由于惩罚性后果而出现频率减少，避免惩罚的行为频度增加
	消退	消退是一种获得性反应，被反复引起而无奖励的效果，最终导致这种反应将逐渐减弱甚至消失、消退
	示范	示范是学习的一种方式，护士向患者显示在一种特殊环境中如何做的过程。通过观察学习，使患者也学会了在类似的环境同样行事
	塑造	塑造是指通过强化、消退以及示范等作用使个体的行为向预期方向发展，这个过程称行为塑造

行为矫正虽然强调通过反复训练来改变患者的行为，但护士在训练过程中不可忽视患者的认知因素，人们对周围世界的事物和情景的如何感知、如何评价，决定着人们的行为。在这种意义上，认知在行为矫正中具有重要作用。因此在行为矫正过程中，护士要特别重视在认知的基础上进行行为矫正，才会收到良好的效果。

护士在帮助患者进行行为训练时，要与患者一起研究制订训练计划、明确训练目标、认定哪些是可以强化的行为，哪些是应该减弱的行为，同时应该制订奖励和惩罚的办法，护士应该在每次训练后，对患者的行为给予肯定或否定的评价。

（2）护士辅导患者进行行为矫正的主要步骤

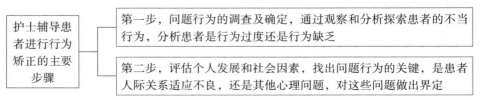

| 护士辅导患者进行行为矫正的主要步骤 | 第一步，问题行为的调查及确定，通过观察和分析探索患者的不当行为，分析患者是行为过度还是行为缺乏 |
| | 第二步，评估个人发展和社会因素，找出问题行为的关键，是患者人际关系适应不良，还是其他心理问题，对这些问题做出界定 |

续流程

护士辅导患者进行行为矫正的主要步骤	第三步，分析行为变化的发展因素，设立具体的矫正目标，护士就患者现存的主要问题进行分析，与患者共同确定需要矫正的不当行为，确立矫正目标。在设计目标时，注意目标应当具有针对性，应针对患者的个别情况，要明确具体目标
	第四步，设立评价标准，标准要符合患者的实际情况和要求。让患者感到满意，护士与患者达成一致共识，才可能共同完成任务。选择适当的应用方法，对不同的人、不同性质的问题，要用不同的方式来解决，以达到所选择的目标

5. 音乐疗法

音乐疗法是科学且系统地运用音乐的特性，通过音乐的特质对人的影响，协助个人在疾病或残障的治疗过程中达到生理、心理、情绪的整合，并通过和谐的节奏，刺激身体神经、肌肉，使人产生愉快的情绪，使患者在疾病或医疗过程中身心改变的一种治疗方式。也就是说，音乐疗法不仅仅是听音乐，而且是应该控制性地使用音乐，有比较系统、完善的理论和操作程序。在进行音乐疗法前，应该与患者进行诊断性会谈，了解患者当前的家庭社会状况、成长经历、情绪状态以及疾病状况，然后有针对性地选择适合的音乐。

（1）音乐疗法的方式

音乐疗法的方式	音乐疗法分为被动性治疗和主动性治疗两种。被动性音乐疗法活动中，患者是倾听的角色；主动性音乐疗法活动中，患者是执行者的角色，如唱歌、使用乐器等
	目前，音乐疗法多数使用 VCD、随身听等被动性音乐疗法
	但是这种单一的方式不能满足不同患者的需求。例如多发性硬化症患者，晚期呼吸肌无力导致咳嗽困难，呼吸道分泌物清除障碍，反复发生肺炎，甚至危及生命
	采取主动性音乐疗法如吟诵音节、读唱词、短语及唱简单的歌曲，对改善多发性硬化症患者呼吸肌无力方面有积极影响

（2）音乐疗法的应用：音乐疗法对众多的心身疾病治疗有效，如听放松性音乐能降低高血压患者的血压、皮肤电阻、心率，改善头痛、头昏、头胀、胸闷、心悸、失眠、焦虑等临床症状。同时，将音乐疗法广泛运用于精神病的治疗及康复医学中，可改善患者的身心状态，最终起到感情发泄，松弛交感神经紧张状态的作用，达到非语言交流的效果。

改善疾病的症状 —— 临床对照研究发现，音乐疗法能增强银屑病患者交感神经的兴奋性和提高副交感神经的张力，进而调节神经内分泌和免疫系统功能，提高银屑病的治愈率

国内外研究表明，患者倾听温馨舒缓的音乐，能缓和交感神经的过度紧张，减少和预防 ICU 综合征的发生

缓解应激反应 —— 音乐能促进人和自然界、宇宙的和谐，使人放松。此时人体自然蕴藏的免疫力就被激发出来

例如机械通气的患者常常产生紧张，而紧张又能增加氧气和能量的消耗。收听音乐这种非药物疗法既无任何不良反应又有助于患者放松，利于康复。音乐治疗也是围术期患者良好的辅助疗法

音乐疗法的应用

促进重症脑损伤患者提早清醒 —— 对重症脑损伤患者（植物人）定时播放其所熟悉的音乐，每次 1 小时，每日 3 次。能提高大脑皮质的兴奋性，促进神经系统的修复

增进临终关怀 —— 患者静听安详的音乐可使收缩压明显下降，焦虑和抑郁明显改善，在临床辅助治疗中具有推广价值

减轻化疗引起的恶心、呕吐 —— 恶心、呕吐是化疗过程中常见的不良反应。音乐配合止吐药物治疗化疗引起的恶心、呕吐，与单纯药物治疗疗效相比，作用更为显著

缓解慢性阻塞性肺疾病（COPD）引起的呼吸困难 —— COPD 患者常伴有呼吸困难，让患者从提供的音乐曲目中挑选自己喜欢的音乐，包括古典音乐、现代音乐和流行音乐，可使患者减轻呼吸困难和焦虑

缓解心绞痛的症状 —— 良好的音乐刺激可经听觉直接作用于大脑边缘系统、网状结构、下丘脑和大脑皮质，产生调节患者精神状态的引导作用，缓解患者的抑郁和焦虑

续流程

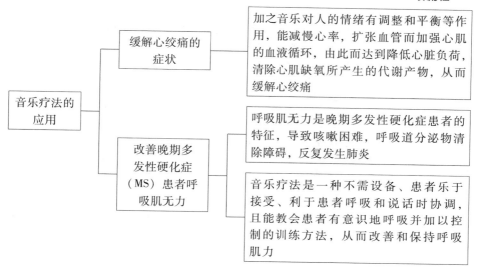

| | | 加之音乐对人的情绪有调整和平衡等作用，能减慢心率，扩张血管而加强心肌的血液循环，由此而达到降低心脏负荷，清除心肌缺氧所产生的代谢产物，从而缓解心绞痛 |

音乐疗法的应用 ── 缓解心绞痛的症状

改善晚期多发性硬化症（MS）患者呼吸肌无力

呼吸肌无力是晚期多发性硬化症患者的特征，导致咳嗽困难，呼吸道分泌物清除障碍，反复发生肺炎

音乐疗法是一种不需设备、患者乐于接受、利于患者呼吸和说话时协调，且能教会患者有意识地呼吸并加以控制的训练方法，从而改善和保持呼吸肌力

（3）音乐疗法的注意事项

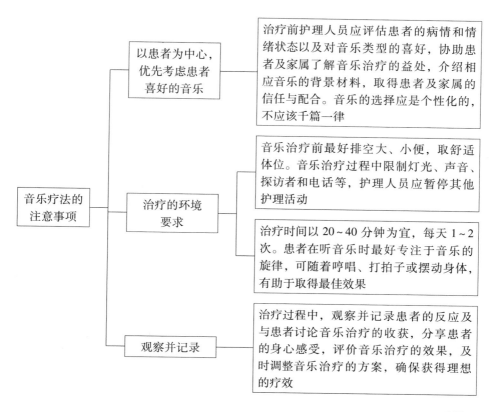

音乐疗法的注意事项

以患者为中心，优先考虑患者喜好的音乐

治疗前护理人员应评估患者的病情和情绪状态以及对音乐类型的喜好，协助患者及家属了解音乐治疗的益处，介绍相应音乐的背景材料，取得患者及家属的信任与配合。音乐的选择应是个性化的，不应该千篇一律

治疗的环境要求

音乐治疗前最好排空大、小便，取舒适体位。音乐治疗过程中限制灯光、声音、探访者和电话等，护理人员应暂停其他护理活动

治疗时间以 20~40 分钟为宜，每天 1~2次。患者在听音乐时最好专注于音乐的旋律，可随着哼唱、打拍子或摆动身体，有助于取得最佳效果

观察并记录

治疗过程中，观察并记录患者的反应及与患者讨论音乐治疗的收获，分享患者的身心感受，评价音乐治疗的效果，及时调整音乐治疗的方案，确保获得理想的疗效

6. 家庭治疗

（1）概述

概述

家庭是社会的最基本功能单位，它与每个家庭成员的关系最为密切。家庭治疗是一种以家庭为对象而实施的心理治疗方法

其目的是协调家庭各成员间的人际关系，通过交流、角色扮演、建立联盟、达到认同等方式，运用家庭各成员之间的人格、行为模式相互影响、互为连锁的效应，改进家庭心理功能，促进成员的心理健康

家庭治疗的理论基础来自系统理论，其最基本的核心思想是把要研究和处理的任何对象，都当成一个"系统"去看待，从整体上观察问题、考虑问题，在注意局部的同时，还要注意局部之间的有机联系

根据这一理论，家庭中的每个成员都不是孤立的，不同的个体之间存在着"关系"，要想更好地理解一个人，就必须了解与他有重要关系的环境和人际关系

系统论的另一个中心概念是"环形因果关系"，即系统中的每一个个体都在对他人施加影响的同时，也被系统中的其他人所影响。所以，成员个体心理问题的发生不仅仅是个人的原因，与该个体有关系的其他人或者系统也有着不容忽视的影响

（2）基本方法：家庭治疗的主要出发点是把家庭看成一个群体，目的是帮助患者的家庭成员找出使患者发病、症状持续加重的家庭因素，引导他们共同克服或消除这些障碍，使患者的病情得到减轻或改善。

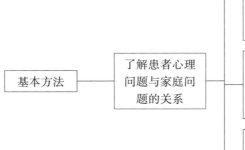

基本方法 —— 了解患者心理问题与家庭问题的关系

个人心理问题与家庭问题并存，在家庭系统内，任何成员所表现的行为，都会受家庭系统内其他成员的影响，个人的行为影响家庭系统，家庭系统也影响其家庭成员。所以，会出现个人心理问题与家庭问题并存

个人心理问题是家庭问题的主要表现，有些患者由于个人行为或心理问题就诊，但经过详细了解病史发现，患者的主要问题实际上是家庭问题

过去的家庭问题导致个体心理问题，有些患者心理问题与现在家庭无关，而主要来源于过去的家庭问题。虽然已经事过境迁，但受过去家庭问题的影响，其行为和心理仍表现异常

续流程

由于家庭由多个具有特殊关系、特殊感情，且长久生活在一起的成员组成，所以，家庭治疗时一定要合理组织，保证实施顺利进行

基本原则一——忽略理由与道德，注重感情与行为，家庭成员之间的关系是靠感情来维持的，只要家庭成员之间能互相关心、互相理解，问题就可以解决。所以，不能单靠说理追究责任，或者靠惩罚来解决问题，要注重感情与行为

基本原则二——淡化缺点，强化优点，同样一件事，从不同的角度看就会产生不同的想法，如患者抱怨家人很少来探望自己时，护士应让患者明白，家人工作认真负责，是为了维持家计，也就是说，应强调每件事的积极面，淡化其消极面，帮助家庭成员之间相互发现优点

基本原则三——治疗者只是辅导者，对于来就诊的患者，治疗者的任务只是提供辅导，最终的决定权还在于患者本人

具体组织与实施一——参加对象，参加家庭治疗的成员除与家庭功能紊乱有关的家庭成员外，还可以包括有关的社会成员，如朋友、监护人等。不要怕家丑外扬、家庭被歧视等

具体组织与实施二——交谈技巧，首先保证气氛和谐，使每个家庭成员都能自由发表意见。一般先让小孩发言，避免他们受大人发言的影响；注意每个家庭成员之间座位的近与远，以此了解他们的关系；在治疗过程中，治疗者只担任指导、启发、协调的角色，目的是防止成员之间的抱怨、争吵

基本方法 —— 家庭治疗的组织与实施

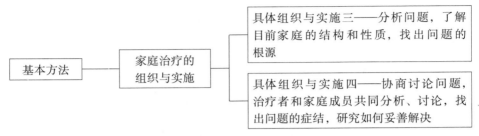

（3）应用：临床上，许多患者的心理问题从表面上看属于其个人的问题，但实际上，个人的心理问题可能是由于其家庭问题的影响而产生的。由于家庭治疗的特点是将焦点放在家庭各成员之间的人际关系上，而不过分强调成员个人的内在心理构造与状态，因而适用于解决临床各类与家庭问题有关的患者的心理问题。

第十章
护士心理与护患关系

第一节　护士心理素质

一、护士心理素质

护士心理素质又称为护士心理品质，是个体在生理条件基础上，受护士职业角色化环境影响，逐渐形成的适应护理职业的、比较稳定的、衍生的、效能的综合心理品质，包含心理能力、心理品格、心理动力、自我适应和环境适应5个方面。

护士心理素质的5个方面是紧密联系、互为基础和条件的，其中心理品格具有核心意义，有优劣之分，直接或间接制约其他方面；心理能力是心理素质的直接体现，是主干成分；心理动力是心理素质中最活跃、影响最直接也最全面的因素；自我适应和环境适应标志着个体的心理健康水平，是心理素质高低的内在和外在标志。护士心理素质表现出个体独特的精神风貌，反映个体对己、对人和对事的态度、情感和行为模式。护士应具备的心理素质有以下几个方面。

1. 良好的心理能力

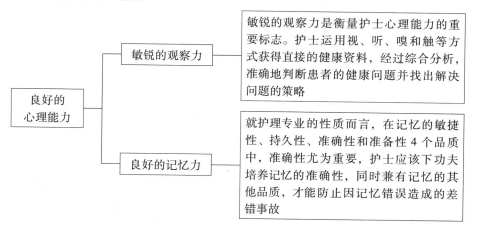

敏锐的观察力是衡量护士心理能力的重要标志。护士运用视、听、嗅和触等方式获得直接的健康资料，经过综合分析，准确地判断患者的健康问题并找出解决问题的策略

就护理专业的性质而言，在记忆的敏捷性、持久性、准确性和准备性4个品质中，准确性尤为重要，护士应该下功夫培养记忆的准确性，同时兼有记忆的其他品质，才能防止因记忆错误造成的差错事故

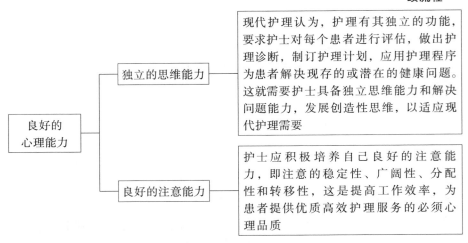

良好的心理能力 —— 独立的思维能力 —— 现代护理认为，护理有其独立的功能，要求护士对每个患者进行评估，做出护理诊断，制订护理计划，应用护理程序为患者解决现存的或潜在的健康问题。这就需要护士具备独立思维能力和解决问题能力，发展创造性思维，以适应现代护理需要

良好的注意能力 —— 护士应积极培养自己良好的注意能力，即注意的稳定性、广阔性、分配性和转移性，这是提高工作效率，为患者提供优质高效护理服务的必须心理品质

2. 高尚的心理品格

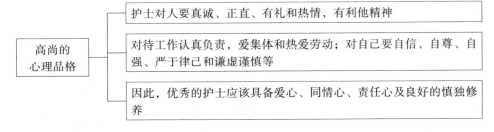

高尚的心理品格 —— 护士对人要真诚、正直、有礼和热情，有利他精神

对待工作认真负责，爱集体和热爱劳动；对自己要自信、自尊、自强、严于律己和谦虚谨慎等

因此，优秀的护士应该具备爱心、同情心、责任心及良好的慎独修养

3. 积极的心理动力

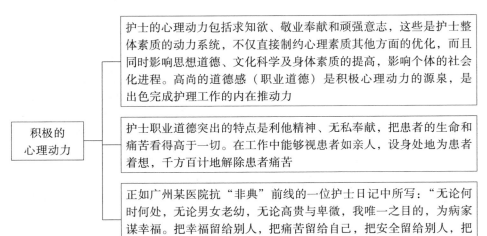

积极的心理动力 —— 护士的心理动力包括求知欲、敬业奉献和顽强意志，这些是护士整体素质的动力系统，不仅直接制约心理素质其他方面的优化，而且同时影响思想道德、文化科学及身体素质的提高，影响个体的社会化进程。高尚的道德感（职业道德）是积极心理动力的源泉，是出色完成护理工作的内在推动力

护士职业道德突出的特点是利他精神、无私奉献，把患者的生命和痛苦看得高于一切。在工作中能够视患者如亲人，设身处地为患者着想，千方百计地解除患者痛苦

正如广州某医院抗"非典"前线的一位护士日记中所写："无论何时何处，无论男女老幼，无论高贵与卑微，我唯一之目的，为病家谋幸福。把幸福留给别人，把痛苦留给自己，把安全留给别人，把危险留给自己。"这正是敬业奉献崇高道德的体现

4. 良好的适应能力

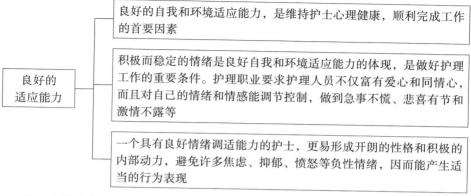

良好的
适应能力

良好的自我和环境适应能力，是维持护士心理健康，顺利完成工作的首要因素

积极而稳定的情绪是良好自我和环境适应能力的体现，是做好护理工作的重要条件。护理职业要求护理人员不仅富有爱心和同情心，而且对自己的情绪和情感能调节控制，做到急事不慌、悲喜有节和激情不露等

一个具有良好情绪调适能力的护士，更易形成开朗的性格和积极的内部动力，避免许多焦虑、抑郁、愤怒等负性情绪，因而能产生适当的行为表现

5. 过硬的专业素质

护士必须具备能够胜任护理职业的专业知识、基本能力、专业能力以及熟练的专业技术，只有这样才能在护理工作中得心应手地观察、分析和解决问题，使患者满意和信赖。

二、护士心理素质与素质的关系

心理素质各方面不仅内部存在相互的联系，而且与其他素质也存在密切关系。

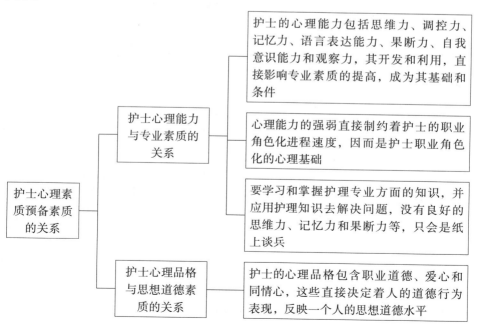

护士心理素质预备素质的关系

护士心理能力与专业素质的关系

护士的心理能力包括思维力、调控力、记忆力、语言表达能力、果断力、自我意识能力和观察力，其开发和利用，直接影响专业素质的提高，成为其基础和条件

心理能力的强弱直接制约着护士的职业角色化进程速度，因而是护士职业角色化的心理基础

要学习和掌握护理专业方面的知识，并应用护理知识去解决问题，没有良好的思维力、记忆力和果断力等，只会是纸上谈兵

护士心理品格与思想道德素质的关系

护士的心理品格包含职业道德、爱心和同情心，这些直接决定着人的道德行为表现，反映一个人的思想道德水平

续流程

护士心理素质预备素质的关系

护士心理品格与思想道德素质的关系
- 一个有良好心理品格的护士，更易接受科学的思想政治和道德的教育，形成优良的思想道德素质
- 良好的心理品格是思想道德素质优化的基础。心理品格的培育和优化，是心理素质教育与思想道德教育的共同目标和任务，也是心理素质教育与德育最直接结合点

护士心理健康状况与身体素质的关系
- 护士的心理健康包括自我适应（稳定情绪、理智性和身心协调）和环境适应（自律性、人际交往和细致吃苦），是护士整体健康素质的重要组成部分，又相互影响
- 例如，抗"非典"一线的护士因为始终处于过度紧张和焦虑状态，如不敢接触患者、什么地方都不敢碰等，这种状态会造成大脑反应迟钝、身体免疫力下降；但是经过一段时间的临床工作后，又会放松警惕，给病原微生物以可乘之机，这两种过紧、过松的心理状况，都会增加护士的感染率
- 护士的心理健康是她们整体健康水平提高的基础。只有在心理健康状况的基础上，护士才会有健康的体魄，为更好地完成护理工作奠定基础

护士心理动力与整体素质的关系
- 心理动力大小对人各方面发展起着加速或减缓作用，其指向则影响着各种素质发展的方向，并决定着人的素质发展及行为的自觉性、主动性和主观能动性
- 心理动力居于人整体素质的核心地位，成为其他素质发展的基础。例如，一个对护理事业不敬业奉献的人，将缺乏学习护理知识的热情，也就不会在此领域进行钻研，其专业方面的素质也就可想而知了

从上面的论述可知，身体素质、专业素质和心理素质三部分共同构成护士的整体素质，心理素质居于整体素质的核心，心理素质各方面分别构成其他素质发展的基础，当然，其他素质的发展也会反作用于心理素质。因此，在培养、选拔和任用护士方面，不能忽略任何一方，应从身体素质、专业素质和心理素质三个方面出发优化护理人才队伍。

三、护士心理素质的评估

迄今涉及护士心理素质研究的内容较为零散，且多为描述性研究。因此，在护理人才选拔、培养和任用方面，仍没有护士心理素质方面的客观量化指标。张俐等人在 2002~2003 年组织研制了护士心理素质量表（MQIN），该量表较为直观、全面和准确地反映了护士心理素质 5 个维度（心理能力、心理品格、自我适应、环境适应和心理动力），可广泛应用于护理领域，为护理人才的选拔、培养和任用等提供客观评定标准。

MQIN 包括 5 个维度，具体化为 19 个成分。有 134 道题，加上 8 道测谎题，共计 142 道题（详见附录）。5 个维度（19 个成分）与项目的关系见表 10。

表 10　各维度及成分与项目的关系

维度	成分	项目								合计
心理能力	思维力	2	−22	−42	62	82	101	−119	−133	
	调控力	19	−39	−59	−79	98	116	−130	139	−142
	记忆力	1	−21	41	61	81	−100	−118	−132	141
	语言表达	18	−38	58	−78	97	115	129	138	57
	果断力	−8	−28	48	68	−88	106	123	137	
	自我意识	10	−30	−50	70	−90	−109	124		
	观察力	3	23	43	−63	83	−102	−120	−134	
心理品格	职业道德	15	35	−55	75	94	−112	127		
	善良爱心	12	−32	52	−72	92	−110	125		21
	同情心	−13	−33	−53	73	93	−111	126		
自我适应	稳定情绪	−4	24	−44	64	84	103	−121	135	
	理智性	7	27	−47	67	−87	105	−122	136	22
	身心协调	17	−37	−57	77	96	114			

续　表

维度	成分	项　　目								合计
环境适应	自律性	-6	-26	46	-66	86	104			
	人际交往	14	-34	54	74					16
	细致吃苦	-9	-29	49	69	-89	107			
心理动力	求知欲	16	-36	-56	76	-95	-113	-128		
	敬业奉献	-11	31	-51	71	91	-109			18
	顽强意志	5	-25	-45	65	-85				
	测谎题	20	40	60	80	99	117	131	140	8

注："-"为反向计分题

护士心理素质量表中，每题有 3 个供选答案：1 是；2 不一定；3 不是。134 道心理素质项目是 3 级评分制，1 分=是，2 分=不一定，3 分=不是，总分 134~402，分数越高，心理素质越好，越能胜任护理工作。8 道测谎题为 2 级评分制，1 分=是，0 分=不一定或不是，分值在 8~0 之间，分值越高，越不诚实，测试结果也越不可信。

随机选取重庆市部分医院护士 1135 名［女性，年龄 18~53 岁，平均（25.27±5.57）岁］，用 MQEY 进行评测，结果为：心理能力（128.70±15.16）分、心理品格（54.18±5.70）分、自我适应（49.32±7.66）分，环境适应（36.49±5.00）分、心理动力（35.23±5.80）分、量表总分（303.92±29.41）分。与这 5 个维度及量表总分的均分分别比较，如果某人所测量的护士心理素质的 5 个维度及总分的分数越高于均分，此护士的心理素质越好，越能胜任护理工作。

四、护士心理素质的培养

根据护士心理素质 5 个方面，在培养护士时应该将心理品格塑造、心理能力培育、心理健康维护、心理动力的激发统一起来全面实施，以便形成合力，发挥出整体教育的效能，培养出适合优秀护理人才。

护士心理素质的培养 —— 塑造心理品格

通过树立献身护理事业的崇高理想，塑造良好的心理品格。有了献身护理事业的崇高理想，才能理解护理工作的价值和意义；只有理解了护理工作，才能把为患者服务作为自己的天职，爱护、关心和同情患者，能在护理工作中尽职尽责

有了献身护理事业的崇高理想，才能有高尚的职业道德。献身护理事业的崇高理想是高尚职业道德的基础。愿意为护理事业而献身，视维护人类健康为己任，才能全心全意为患者服务

续流程

护士心理
素质的培养

培养心理能力

> 良好的心理能力是合格护士的必备条件。在学习知识和护理实践中培养和开发护士的思维力、调控力和记忆力等心理能力

> 护士通过护理知识、新业务和新技术的学习，护理课题的探索和研究，对未知世界的挑战以及不断的护理临床实践，挖掘和开发着自己的心理潜能

维护心理健康

> 开展心理健康教育，提高自我适应能力。可以通过心理讲座、报刊、网络、咨询门诊等方式，开展多形式、多层次的心理健康教育，普及心理健康知识，使心理健康工作触及每个层面，使护士从中学会应对挫折的策略，提高自身心理健康水平

> 在心理健康教育中，要特别强调不合理认知对心理健康的影响，注重引导护士转换角度看问题。因此，要从好的一面看问题，对问题要乐观，学会自我调控心境，减轻或消除不良情绪，维护自己的心理健康

> 学会放松和交往技巧，提高环境适应能力。不要抱怨工作的艰辛和紧张。埋怨不能解决实际问题，只会有害心身健康。面对工作和生活中种种不尽如人意，护士应该寻找工作中的乐趣，选择积极情绪和积极的生活动力

> 每一个人都希望能在一个和谐舒心的人际环境中工作。要营造这样的环境，护士在与他人交往的过程中除了树立良好的交往动机，态度真诚、适度，善于发现和赞扬别人的长处，宽容、豁达，体谅他人的不足之外，还应该努力做有益于发展人际关系的事

激发心理动力

> 心理品格是心理动力的激活剂。通过对护士优秀心理品格的培养，激发敬业爱业的心理动机，这样才能使护士充分实现职业角色化

第二节 护患关系

一、护患关系的概念

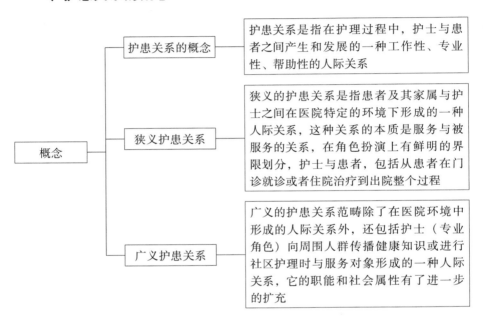

概念
├─ 护患关系的概念 ── 护患关系是指在护理过程中，护士与患者之间产生和发展的一种工作性、专业性、帮助性的人际关系
├─ 狭义护患关系 ── 狭义的护患关系是指患者及其家属与护士之间在医院特定的环境下形成的一种人际关系，这种关系的本质是服务与被服务的关系，在角色扮演上有鲜明的界限划分，护士与患者，包括从患者在门诊就诊或者住院治疗到出院整个过程
└─ 广义护患关系 ── 广义的护患关系范畴除了在医院环境中形成的人际关系外，还包括护士（专业角色）向周围人群传播健康知识或进行社区护理时与服务对象形成的一种人际关系，它的职能和社会属性有了进一步的扩充

二、护患关系的特征

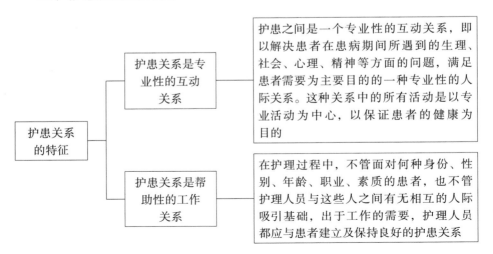

护患关系的特征
├─ 护患关系是专业性的互动关系 ── 护患之间是一个专业性的互动关系，即以解决患者在患病期间所遇到的生理、社会、心理、精神等方面的问题，满足患者需要为主要目的的一种专业性的人际关系。这种关系中的所有活动是以专业活动为中心，以保证患者的健康为目的
└─ 护患关系是帮助性的工作关系 ── 在护理过程中，不管面对何种身份、性别、年龄、职业、素质的患者，也不管护理人员与这些人之间有无相互的人际吸引基础，出于工作的需要，护理人员都应与患者建立及保持良好的护患关系

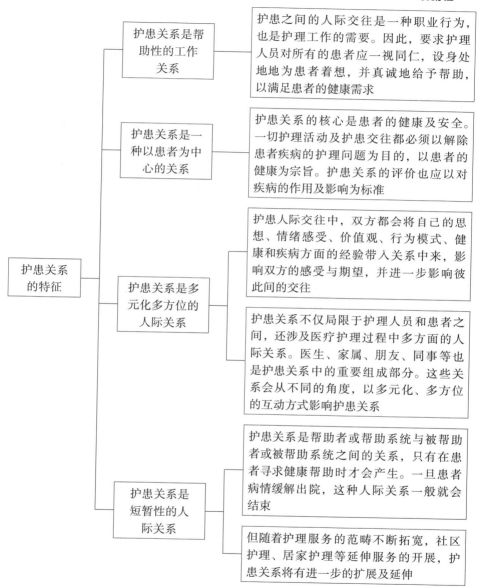

续流程

护患关系是帮助性的工作关系 —— 护患之间的人际交往是一种职业行为，也是护理工作的需要。因此，要求护理人员对所有的患者应一视同仁，设身处地地为患者着想，并真诚地给予帮助，以满足患者的健康需求

护患关系是一种以患者为中心的关系 —— 护患关系的核心是患者的健康及安全。一切护理活动及护患交往都必须以解除患者疾病的护理问题为目的，以患者的健康为宗旨。护患关系的评价也应以对疾病的作用及影响为标准

护患关系的特征

护患关系是多元化多方位的人际关系 —— 护患人际交往中，双方都会将自己的思想、情绪感受、价值观、行为模式、健康和疾病方面的经验带入关系中来，影响双方的感受与期望，并进一步影响彼此间的交往

护患关系不仅局限于护理人员和患者之间，还涉及医疗护理过程中多方面的人际关系。医生、家属、朋友、同事等也是护关系中的重要组成部分。这些关系会从不同的角度，以多元化、多方位的互动方式影响护患关系

护患关系是短暂性的人际关系 —— 护患关系是帮助者或帮助系统与被帮助者或被帮助系统之间的关系，只有在患者寻求健康帮助时才会产生。一旦患者病情缓解出院，这种人际关系一般就会结束

但随着护理服务的范畴不断拓宽，社区护理、居家护理等延伸服务的开展，护患关系将有进一步的扩展及延伸

三、护患关系的建立与发展过程

护患关系是一种特殊的人际关系，它的建立与发展源于更好地满足患者的健康需求。在护患关系的形成过程中，护理人员的行为对护患关系的建立与发展起着决定性作用。在整体护理模式下，良好的护患关系的建立与发展

过程大体可分为以下 3 个阶段。

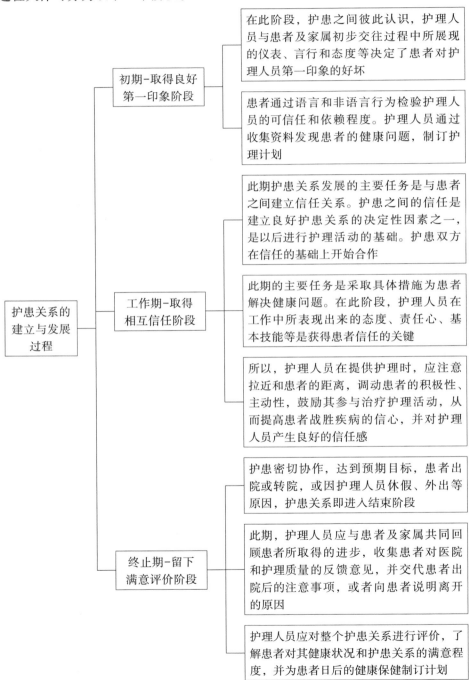

护患关系的建立与发展过程

初期-取得良好第一印象阶段

- 在此阶段，护患之间彼此认识，护理人员与患者及家属初步交往过程中所展现的仪表、言行和态度等决定了患者对护理人员第一印象的好坏
- 患者通过语言和非语言行为检验护理人员的可信任和依赖程度。护理人员通过收集资料发现患者的健康问题，制订护理计划

工作期-取得相互信任阶段

- 此期护患关系发展的主要任务是与患者之间建立信任关系。护患之间的信任是建立良好护患关系的决定性因素之一，是以后进行护理活动的基础。护患双方在信任的基础上开始合作
- 此期的主要任务是采取具体措施为患者解决健康问题。在此阶段，护理人员在工作中所表现出来的态度、责任心、基本技能等是获得患者信任的关键
- 所以，护理人员在提供护理时，应注意拉近和患者的距离，调动患者的积极性、主动性，鼓励其参与治疗护理活动，从而提高患者战胜疾病的信心，并对护理人员产生良好的信任感

终止期-留下满意评价阶段

- 护患密切协作，达到预期目标，患者出院或转院，或因护理人员休假、外出等原因，护患关系即进入结束阶段
- 此期，护理人员应与患者及家属共同回顾患者所取得的进步，收集患者对医院和护理质量的反馈意见，并交代患者出院后的注意事项，或者向患者说明离开的原因
- 护理人员应对整个护患关系进行评价，了解患者对其健康状况和护患关系的满意程度，并为患者日后的健康保健制订计划

四、护患关系的行为模式

依据护理人员和患者双方在交往中各自所发挥主导作用的程度不同，护患关系的行为模式划分为以下 3 种。3 种护患关系行为模式各有特点，指导-合作型模式与共同参与型模式更能发挥患者自觉能动性，有利于提高护理效率。因此，只要患者能表达自己的意见，护士就应该尊重患者权利，鼓励他们共同参与护理活动。

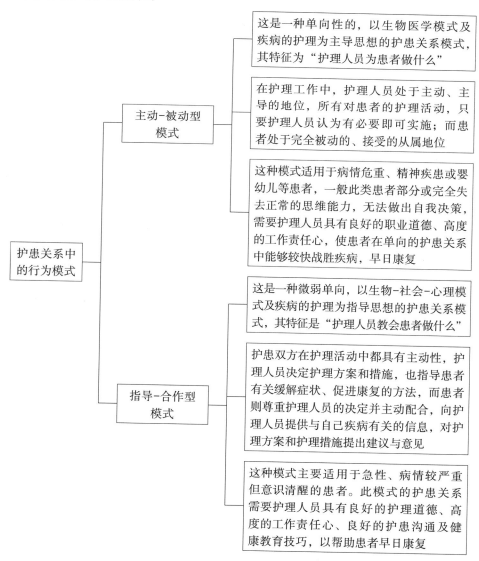

护患关系中的行为模式

主动-被动型模式
- 这是一种单向性的，以生物医学模式及疾病的护理为主导思想的护患关系模式，其特征为"护理人员为患者做什么"
- 在护理工作中，护理人员处于主动、主导的地位，所有对患者的护理活动，只要护理人员认为有必要即可实施；而患者处于完全被动的、接受的从属地位
- 这种模式适用于病情危重、精神疾患或婴幼儿等患者，一般此类患者部分或完全失去正常的思维能力，无法做出自我决策，需要护理人员具有良好的职业道德、高度的工作责任心，使患者在单向的护患关系中能够较快战胜疾病，早日康复

指导-合作型模式
- 这是一种微弱单向，以生物-社会-心理模式及疾病的护理为指导思想的护患关系模式，其特征是"护理人员教会患者做什么"
- 护患双方在护理活动中都具有主动性，护理人员决定护理方案和措施，也指导患者有关缓解症状、促进康复的方法，而患者则尊重护理人员的决定并主动配合，向护理人员提供与自己疾病有关的信息，对护理方案和护理措施提出建议与意见
- 这种模式主要适用于急性、病情较严重但意识清醒的患者。此模式的护患关系需要护理人员具有良好的护理道德、高度的工作责任心、良好的护患沟通及健康教育技巧，以帮助患者早日康复

续流程

护患关系中的行为模式 —— 共同参与型模式

- 这是一种"双向性"的,以生物医学-社会心理模式及健康为中心的护患关系模式。其特征为"护士帮助患者自我恢复",双方为心理等位关系,这种模式以平等合作为基础。护患双方具有大致平等的权利。双方相互尊重,相互学习,相互协商,共同参与护理决策和实施

- 在此模式中,护士尊重和维护患者权利,患者不是被动接受护理,而是积极主动参与护理过程,与护士共同制订有关护理措施,实现了护患之间的双向作用。在这种模式中护患双方是平等的,护患双方对护理目标、方法及结果都较为满意

- 此模式适用于慢性病或受过良好教育的患者。他们对自身健康状况有比较充分的了解,把自己看作是战胜疾病的主体,有强烈的参与意识

- 此类疾病的护理常会涉及帮助患者改变以往的生活习惯、生活方式、人际关系等。因此,护士不仅要了解疾病的护理,而且要了解疾病对患者的生理、社会心理、精神等方面的影响,设身处地为患者着想,使患者在功能受限的情况下有良好的生活质量

第三节　护患沟通

一、护患沟通的概念

沟通的概念

- "沟通"译自英文"communication"一词,意指信息的传递、交流等,也有人译为"传播"

- 但从人际互动或社会互动的角度来讲,将其译为"沟通"更能体现交流、互动、双向过程的含义

- 护患沟通是指护士与患者之间的信息交流及相互作用的过程,所交流的内容是与患者护理及康复直接或间接相关的信息,同时也包括双方的思想、感情、愿望及要求等方面

二、护患沟通的过程

沟通或称交流，是遵循一定规则互通信息的过程，包括信息背景、信息发出者、信息接收者、信息、信息传递途径、反馈以及环境7个部分。

沟通的必要条件是信息的发出者和接收者之间的相互依赖关系。沟通过程是一个动态的、连续的、不断变化的双向互动过程。沟通包括内容和关系两个方面，内容方面包括沟通中的信息含义，关系方面则包括互动中的相互关系。信息发出者和信息接收者的态度、知识、沟通技巧、文化背景和社会经济背景等都会影响到人际沟通中的互动关系。

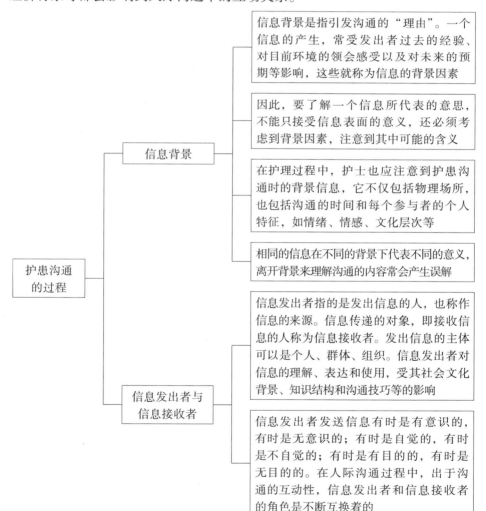

信息背景是指引发沟通的"理由"。一个信息的产生，常受发出者过去的经验、对目前环境的领会感受以及对未来的预期等影响，这些就称为信息的背景因素

因此，要了解一个信息所代表的意思，不能只接受信息表面的意义，还必须考虑到背景因素，注意到其中可能的含义

在护理过程中，护士也应注意到护患沟通时的背景信息，它不仅包括物理场所，也包括沟通的时间和每个参与者的个人特征，如情绪、情感、文化层次等

相同的信息在不同的背景下代表不同的意义，离开背景来理解沟通的内容常会产生误解

信息发出者指的是发出信息的人，也称作信息的来源。信息传递的对象，即接收信息的人称为信息接收者。发出信息的主体可以是个人、群体、组织。信息发出者对信息的理解、表达和使用，受其社会文化背景、知识结构和沟通技巧等的影响

信息发出者发送信息有时是有意识的，有时是无意识的；有时是自觉的，有时是不自觉的；有时是有目的的，有时是无目的的。在人际沟通过程中，出于沟通的互动性，信息发出者和信息接收者的角色是不断互换着的

续流程

护患沟通的过程

- 信息发出者与信息接收者 —— 信息发出者在发送信息的过程中必须借助语言、声音、文字、图形、表情、动作等方面将信息进行编码，并发送出去，而信息接收者在接到这些信息后，必须将其转化成思想或感情，解释其含义，才能完成接收信息的工作。因此，信息发出者又称为编码者，信息接收者又称为解码者

- 信息 —— 信息是指信息发出者希望传达并能被接收者的感觉器官所接受的思想、感情、意见和观点等，包括语言和非语言的行为以及这些行为所传递的所有信息。信息是沟通活动得以进行的最基本的因素，是沟通的灵魂

- 信息传递途径
  - 信息传递途径是指信息传递的渠道或手段，是连接发出者和接收者的桥梁，它可以包括视觉、味觉、嗅觉、听觉和触觉等多种感知方式。在护患沟通中，护士在传递信息时应根据实际情况将这些途径综合运用，较好地帮助患者理解信息
  - 如面部表情信息是通过视觉途径传递给信息接收者的，语言信息是通过听觉途径传递的，在交流时护士把手放在患者的肩上是使用触觉渠道把关切和安慰等信息传递给患者的

- 反馈
  - 反馈是指从信息接收者返回到信息发出者的信息，即信息接收者对信息发出者的反应。信息接收者是接收信息的主体，信息接收者对信息的判断、理解接收及反馈同样受其态度、社会文化背景、知识结构和沟通技巧等的影响
  - 在成功的沟通中，接收者所表现出的有意或无意的行动和发出者的意愿应是一致的。只有当信息发出者所发出的信息和信息接收者所接收到的信息相同时，沟通才是最有效的

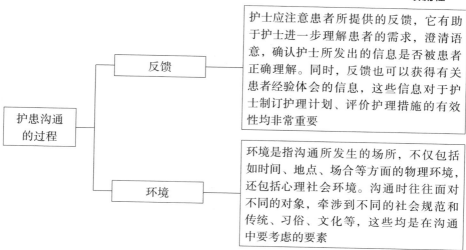

续流程

护患沟通的过程

反馈 —— 护士应注意患者所提供的反馈，它有助于护士进一步理解患者的需求，澄清语意，确认护士所发出的信息是否被患者正确理解。同时，反馈也可以获得有关患者经验体会的信息，这些信息对于护士制订护理计划、评价护理措施的有效性均非常重要

环境 —— 环境是指沟通所发生的场所，不仅包括如时间、地点、场合等方面的物理环境，还包括心理社会环境。沟通时往往面对不同的对象，牵涉到不同的社会规范和传统、习俗、文化等，这些均是在沟通中要考虑的要素

三、护患沟通的特点

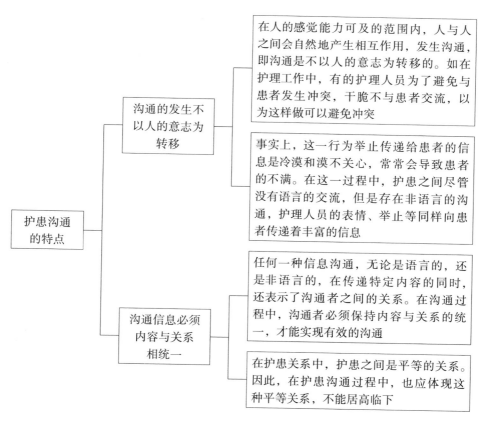

护患沟通的特点

沟通的发生不以人的意志为转移 —— 在人的感觉能力可及的范围内，人与人之间会自然地产生相互作用，发生沟通，即沟通是不以人的意志为转移的。如在护理工作中，有的护理人员为了避免与患者发生冲突，干脆不与患者交流，以为这样做可以避免冲突

事实上，这一行为举止传递给患者的信息是冷漠和漠不关心，常常会导致患者的不满。在这一过程中，护患之间尽管没有语言的交流，但是存在非语言的沟通，护理人员的表情、举止等同样向患者传递着丰富的信息

沟通信息必须内容与关系相统一 —— 任何一种信息沟通，无论是语言的，还是非语言的，在传递特定内容的同时，还表示了沟通者之间的关系。在沟通过程中，沟通者必须保持内容与关系的统一，才能实现有效的沟通

在护患关系中，护患之间是平等的关系。因此，在护患沟通过程中，也应体现这种平等关系，不能居高临下

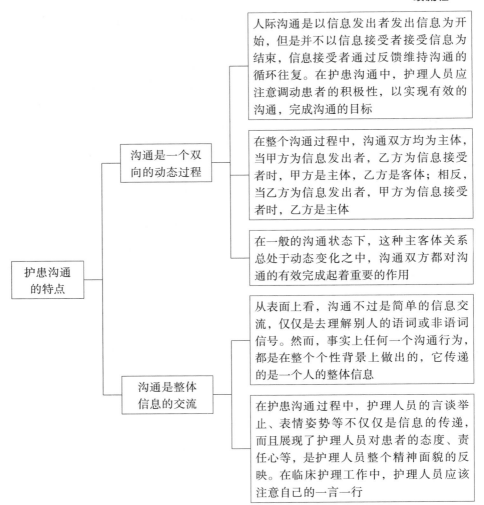

续流程

护患沟通
的特点
- 沟通是一个双向的动态过程
  - 人际沟通是以信息发出者发出信息为开始，但是并不以信息接受者接受信息为结束，信息接受者通过反馈维持沟通的循环往复。在护患沟通中，护理人员应注意调动患者的积极性，以实现有效的沟通，完成沟通的目标
  - 在整个沟通过程中，沟通双方均为主体，当甲方为信息发出者，乙方为信息接受者时，甲方是主体，乙方是客体；相反，当乙方为信息发出者，甲方为信息接受者时，乙方是主体
  - 在一般的沟通状态下，这种主客体关系总处于动态变化之中，沟通双方都对沟通的有效完成起着重要的作用
- 沟通是整体信息的交流
  - 从表面上看，沟通不过是简单的信息交流，仅仅是去理解别人的语词或非语词信号。然而，事实上任何一个沟通行为，都是在整个个性背景上做出的，它传递的是一个人的整体信息
  - 在护患沟通过程中，护理人员的言谈举止、表情姿势等不仅仅是信息的传递，而且展现了护理人员对患者的态度、责任心等，是护理人员整个精神面貌的反映。在临床护理工作中，护理人员应该注意自己的一言一行

四、护患沟通的方式

1. 语言性沟通

使用语言、文字或符号进行的沟通称为语言性沟通。语言是人类用来交流最常见、最重要的工具，在护理工作中尤其如此。语言性沟通一般根据语言及文化的不同而具有不同的语言结构系统。语言沟通可分为书面语言及口头语言两种。

（1）书面语言

书面语言指以文字及符号为传递信息工具的交流方法，如报告、信件、文件、书本、报纸、网络阅读等都是书面沟通方式。书面沟通不受时空限制，具有标准性及权威性，便于保存、查阅或核查

书面语言

书面语言可用于护患沟通和医护人员内部沟通，用于护患沟通过程的书面语言常见于一些健康宣传资料和指导性文字，此类文字应力求准确，通俗、精练，以帮助读者迅速掌握内容要点

医护人员内部沟通使用的书面语言主要是文件记录等，由于文件具有法律性和历史性因素，而且是在专业人员内部交流，此类文件除要求内容准确外，还要求用词和格式的规范

（2）口头语言

口头语言指以语言为传递信息工具的交流方法。口头语言沟通在护理工作中应用得更为广泛，除在内容和时间的选择上较为随意外，语言使用更加贴近日常生活，包括交谈、演讲、汇报、电话、讨论等形式

口头语言

口头语言要特别注意类语言的应用。类语言包括伴随沟通所产生的声音，包括音质、音域及音调的控制、嘴形的控制，发声的清浊、节奏、共鸣、语速、语调、语气等的使用。类语言可以影响沟通过程中人的兴趣及注意力。不同的类语言可以表达不同的情感及态度

使用语言沟通时，要力求表达准确，注意选择准确的词汇、语气、标点符号，注意逻辑性及条理性，必要时加上强调性的说明，以突出重点

2. 非语言性沟通

概括地说，非语言性沟通信息交流是通过身体运动，空间运用，利用声音和触觉产生的。这是一种不使用词语，而在沟通中借助动作、手势、眼神、表情等来帮助表达思想、感情、兴趣、观点、目标及用意的方式。美国心理学家艾伯特·梅拉比安曾经提出过一个公式：信息的全部表达＝7%语调＋38%声音＋55%表情。这说明语言表达在沟通过程中只起方向性、规定性的作用，而非语言更能准确地反映出人的思想及感情。非语言性沟通虽不包括语言，但可以是有声的或无声的，可以是有意识或无意识的。有关学者曾指出，"如果将注意力完全集中在人类的语言交流上，那么许多交流过程将从眼前消失"。人仍之所以对非语言性沟通如此重视，是因为人们认识到在整个沟通过程中非语言性行为所发挥的关键作用。

非语言性沟通的目的主要是表达情感，调节互动，验证语言信息，维持自我形象，维持相互关系，使互动中的双方能有效地分享信息。非语言性沟通的形式有体语、反应时间、空间效应、环境等因素。

（1）体语：体语主要是指人体运动所表达的信息，包括人的躯体外观、仪表、步态、面部表情、目光接触、眼睛运动、手势和触摸等，它体现了一个人沟通时特定的态度及当时所包含的特定意义。护士必须善于利用非语言性沟通来促进用语言表达的交流。非语言的表现一般比语言的表达更接近事实或真实的感受，因为非语言的表达较难掩饰或歪曲。有时非语言表达的信息较为模糊，沟通时需要应用语言来澄清或证实。

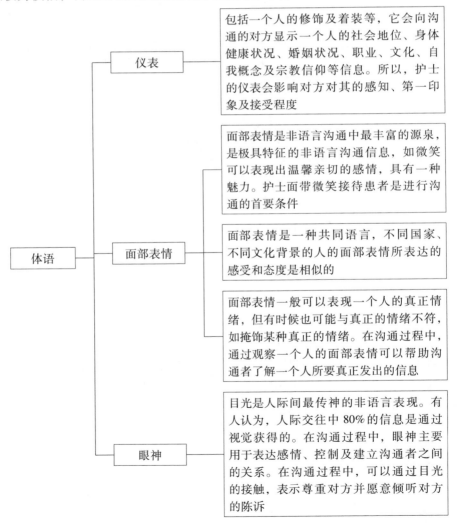

续流程

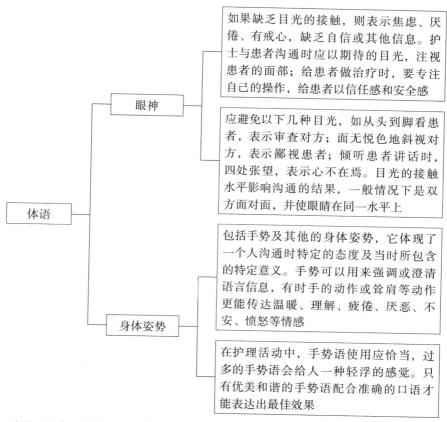

体语
- 眼神
  - 如果缺乏目光的接触，则表示焦虑、厌倦、有戒心，缺乏自信或其他信息。护士与患者沟通时应以期待的目光，注视患者的面部；给患者做治疗时，要专注自己的操作，给患者以信任感和安全感
  - 应避免以下几种目光，如从头到脚看患者，表示审查对方；面无悦色地斜视对方，表示鄙视患者；倾听患者讲话时，四处张望，表示心不在焉。目光的接触水平影响沟通的结果，一般情况下是双方面对面，并使眼睛在同一水平上
- 身体姿势
  - 包括手势及其他的身体姿势，它体现了一个人沟通时特定的态度及当时所包含的特定意义。手势可以用来强调或澄清语言信息，有时手的动作或耸肩等动作更能传达温暖、理解、疲倦、厌恶、不安、愤怒等情感
  - 在护理活动中，手势语使用应恰当，过多的手势语会给人一种轻浮的感觉。只有优美和谐的手势语配合准确的口语才能表达出最佳效果

（2）反应时间与空间效应

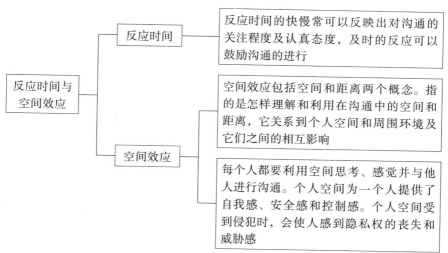

反应时间与空间效应
- 反应时间
  - 反应时间的快慢常可以反映出对沟通的关注程度及认真态度，及时的反应可以鼓励沟通的进行
- 空间效应
  - 空间效应包括空间和距离两个概念。指的是怎样理解和利用在沟通中的空间和距离，它关系到个人空间和周围环境及它们之间的相互影响
  - 每个人都要利用空间思考、感觉并与他人进行沟通。个人空间为一个人提供了自我感、安全感和控制感。个人空间受到侵犯时，会使人感到隐私权的丧失和威胁感

续流程

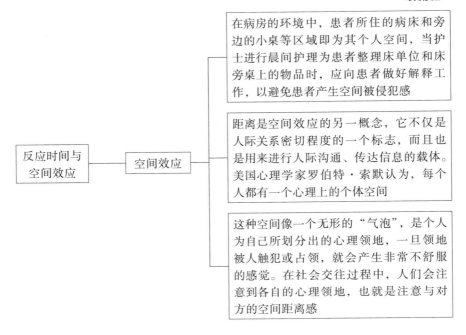

反应时间与空间效应 — 空间效应

在病房的环境中，患者所住的病床和旁边的小桌等区域即为其个人空间，当护士进行晨间护理为患者整理床单位和床旁桌上的物品时，应向患者做好解释工作，以避免患者产生空间被侵犯感

距离是空间效应的另一概念，它不仅是人际关系密切程度的一个标志，而且也是用来进行人际沟通、传达信息的载体。美国心理学家罗伯特·索默认为，每个人都有一个心理上的个体空间

这种空间像一个无形的"气泡"，是个人为自己所划分出的心理领地，一旦领地被人触犯或占领，就会产生非常不舒服的感觉。在社会交往过程中，人们会注意到各自的心理领地，也就是注意与对方的空间距离感

（3）环境因素

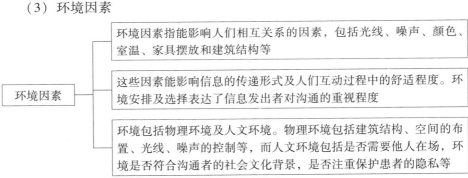

环境因素

环境因素指能影响人们相互关系的因素，包括光线、噪声、颜色、室温、家具摆放和建筑结构等

这些因素能影响信息的传递形式及人们互动过程中的舒适程度。环境安排及选择表达了信息发出者对沟通的重视程度

环境包括物理环境及人文环境。物理环境包括建筑结构、空间的布置、光线、噪声的控制等，而人文环境包括是否需要他人在场，环境是否符合沟通者的社会文化背景，是否注重保护患者的隐私等

五、护患沟通的目的

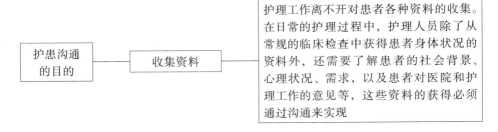

护患沟通的目的 — 收集资料

护理工作离不开对患者各种资料的收集。在日常的护理过程中，护理人员除了从常规的临床检查中获得患者身体状况的资料外，还需要了解患者的社会背景、心理状况、需求，以及患者对医院和护理工作的意见等，这些资料的获得必须通过沟通来实现

续流程

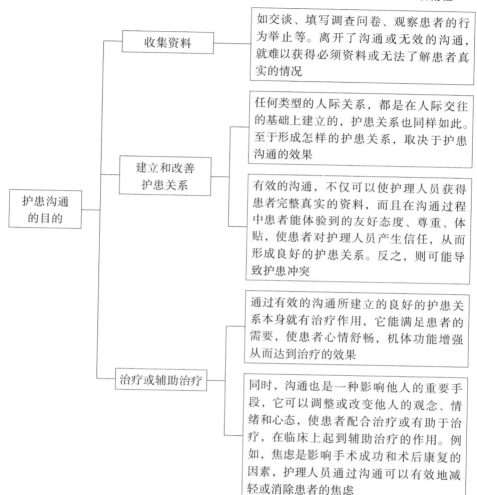

六、护患沟通的常用技巧

1. 语言沟通技巧与训练

语言是护理人员与患者进行沟通最基本、最重要的工具，是沟通护理人员与患者思想、情感的重要媒介。护理人员对患者的语言可治病也可致病。理想的语言可促进护患沟通，增进护患关系，有利于整体护理水平的提高和患者的身心健康。因此护理人员的语言艺术、语言修养至关重要。护理人员与患者交流时应注意以下几个方面。

语言沟通技巧与训练

语言通俗易懂、简单明确

护患共同参与护理活动是一种理想的活动形式。护理目标、计划、措施的制订和落实均需要患者的参与，用于交流的语言应能相互理解，用词应简单明了，避免过于专业化的术语和医院常用的省略句

应尽可能把一些医学术语变成通俗易懂的语言，以便理解、接受。对于有严格要求的注意事项，必须准确无误地再三交代清楚，绝不含糊，如服药的剂量、时间、用法等

使用礼貌性语言，尊重患者人格

"请""谢谢""对不起"等礼貌用语，可以反映一个人的素质；同时，使用礼貌性语言，会减少护患关系中的纠纷

如给患者送口服药，不应大声喊"吃药了"，而应以亲切和蔼的声音说"请您吃药"；早上进病房时可先问患者"夜间睡得好吧？吃早饭了吗？"等关怀的话语，让患者感到亲切，有同情心

使用安慰性语言

患者求医问药来到陌生的环境，对护理人员首先的期待是被同情，和蔼可亲的态度，渴望得到体贴和温暖。病危、预后不佳的患者更是焦虑万分，更需要语言的慰藉

安慰性的语言可以增强患者战胜疾病的信心，减轻焦虑和恐惧。如对疗效不明显的患者在晨间护理时说："您今天看上去气色好多了。"对于急诊患者或家属说："请您放心，我们正在尽一切努力积极抢救，希望转危为安。"这样，患者从语言信息中得到理解、安慰，感受到安全感

安慰性的语言并不是说假话去欺骗患者，而是在语言上讲究婉转，让交流的对象能够接受，在临床护理工作中，护理人员用语言来安慰患者，可使遭受疾病折磨的患者感到亲人般的关怀

续流程

语言的科学性指从语言上实事求是，对疾病的解释和病情判断要有根据，回答患者提出的问题要合理，切不可因为患者不懂自身疾病的有关知识而胡编乱造，临时应付

特别是对于病情的判断，若病情很重时，切不可为了暂时安慰家属而把病情说得很轻，向家属保证或许诺没问题或很容易治好等。这样一旦病情恶化、生命不可挽回时，家属一时无法理解和接受现实而易导致对医疗效果的争议

讲究语言的科学性、针对性和道德性

语言的针对性指语言应根据患者的个体差异而采取不同的沟通技巧，如根据年龄、性别、职业、受教育程度、社会家庭文化背景等。对于老人，语言不应唠叨，宜恭敬；对于青年人，宜风趣、幽默点；小儿则可以夸奖、活泼点；对于急危重患者，语言宜精炼、少而沉稳；对于慢性病患者，语言宜鼓励、多一些支持等

语言沟通技巧与训练

同时，护理人员还应加强语言的道德修养，绝不能随便和患者开玩笑，对患者生理缺陷不要当众提出疑问，不要在患者面前议论其他患者，对患者的特殊病情治疗要保密，以职业道德来规范护理人员的言语活动。要做到认真听、有耐心，患者有指责性语言时不要急于辩解，不要随便打断患者的讲话，向患者解释时不要过于强调客观原因

掌握交谈的技巧

倾听的技巧，积极有效的倾听是沟通技巧的核心部分。护理人员要使自己成为有效的倾听者，首先，在倾听过程中应全神贯注；其次，是核实患者的意见，将理解的意思或了解的内容复述，让对方核实，对一些未理解的部分采用澄清方式予以核实

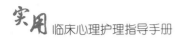
续流程

		沉默的使用，沉默是沟通的一种技巧，运用得当可起到很有价值的作用。在患者焦虑时，护理人员可告诉患者："您不想说，可以不说，我可以陪您待一会。"这样可以使患者感到舒适和温暖，患者在沉默中能体会到护理人员在替她分担忧愁，能感受到护理人员与她的情感交流
语言沟通技巧与训练	掌握交谈的技巧	护理人员在与患者进行语言交流时，要注意选择患者易接受的、美好的语言，应时刻注意调整自己的情绪状态，努力克制自己，避免因自己不好的情绪状态影响说话的语调，从而传递一些影响沟通的信息，使用恰当的移情和安慰，使用简明扼要的词句可以减少一些不必要的混淆

2. 非语言性沟通技巧与训练

美国心理学家艾伯特·梅拉比安认为，语言表达在沟通中起方向性和决定性作用，而非语言才能准确反映出人的思想感情。人与人之间的交往中，有 60%~70% 是非语言沟通方式，非语言交流的重要性由此可想而知。在医疗护理工作中，非语言沟通在一些特定的环境下显得尤为重要，如咽喉疾患、严重脑血栓等患者不能用语言向医护人员、家属表达他的要求，只能依靠表情、姿势或手势来反映他的感受。所以，在护患交流中，护理人员尤其要注意加强非语言沟通的技巧，以此弥补在某些状态下语言交流的不足。

		在人际沟通中，来自面部表情的信息，更容易为人们所理解和察觉，它是人们理解对方情绪状态最有效的一种途径，是非语言沟通中最丰富的源泉。护理人员的表情是护理人员的仪表、行为、举止在面部的集中体现
非语言性沟通技巧与训练	注重表情	护理人员面对患者时，必须控制有关惊慌、紧张、厌恶、害怕接触的表情，以避免患者误将这些表情与自己病情情况相联系

续流程

非语言性沟通技巧与训练

- 注重表情
  - 同样，护理人员也应从观察患者表情的变化中获得信息。当护患间达到真正的沟通，患者高兴时医护人员也会不自觉地露出微笑；患者伤感时，医护人员则会不自觉的表露同情
  - 微笑是人间最美好的语言，自然而真诚的微笑具有多方面的魅力，能使患者消除陌生感，增加对护理人员的信任感、安全感。护理人员的微笑应发自内心，以微笑面对患者，在微笑中为患者创造出一种愉快、安全和可信赖的氛围
  - 医护人员温和的眼神可使新入院的患者消除顾虑，亲切的目光可使孤独的患者得到亲人般的温暖，镇静自若的眼神可使危重患者获得安全感，凝视的眼神可使患者感到时刻在受到关注，而安详的眼神则可使濒死患者放松对死亡的戒备

- 体态
  - 体态体现在人的举手投足中，优雅的体态是一个人健康、有教养、充满自信的表达。护理人员工作时体态是否得体，可以反映其职业修养和护理效应
  - 护理人员应加强形体语言沟通技巧的培训，对护理人员体态的基本要求是"秀雅合适、端庄稳重、自然得体、优美大方。"站立坐行都应体现护理人员的职业素养，使患者感到亲切、可信、放心

- 注重仪表修饰
  - 在人际交往中，仪态服饰是一种"无声的语言"。社会对医护人员的仪表、举止提出了较为严格的要求。护理人员的仪表，应以庄重、典雅为美，医护人员应衣着整洁，容貌修饰自然大方，举止端庄，保持精神焕发

续流程

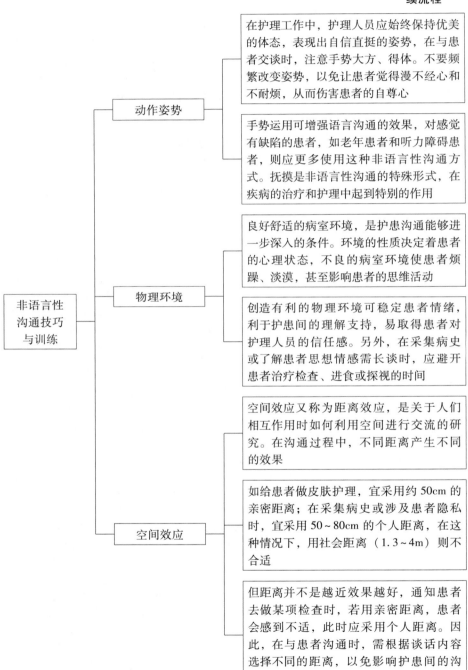

动作姿势

在护理工作中，护理人员应始终保持优美的体态，表现出自信直挺的姿势，在与患者交谈时，注意手势大方、得体。不要频繁改变姿势，以免让患者觉得漫不经心和不耐烦，从而伤害患者的自尊心

手势运用可增强语言沟通的效果，对感觉有缺陷的患者，如老年患者和听力障碍患者，则应更多使用这种非语言性沟通方式。抚摸是非语言性沟通的特殊形式，在疾病的治疗和护理中起到特别的作用

非语言性沟通技巧与训练

物理环境

良好舒适的病室环境，是护患沟通能够进一步深入的条件。环境的性质决定着患者的心理状态，不良的病室环境使患者烦躁、淡漠，甚至影响患者的思维活动

创造有利的物理环境可稳定患者情绪，利于护患间的理解支持，易取得患者对护理人员的信任感。另外，在采集病史或了解患者思想情感需长谈时，应避开患者治疗检查、进食或探视的时间

空间效应

空间效应又称为距离效应，是关于人们相互作用时如何利用空间进行交流的研究。在沟通过程中，不同距离产生不同的效果

如给患者做皮肤护理，宜采用约50cm的亲密距离；在采集病史或涉及患者隐私时，宜采用50~80cm的个人距离，在这种情况下，用社会距离（1.3~4m）则不合适

但距离并不是越近效果越好，通知患者去做某项检查时，若用亲密距离，患者会感到不适，此时应采用个人距离。因此，在与患者沟通时，需根据谈话内容选择不同的距离，以免影响护患间的沟通效果

七、影响护患沟通的因素

在人际交往过程中影响有效沟通的因素很多，既有来自于信息发出者和信息接收者的个人因素，也有沟通的环境或情境的影响，还与沟通种类、沟通技巧有关。

1. 个人因素

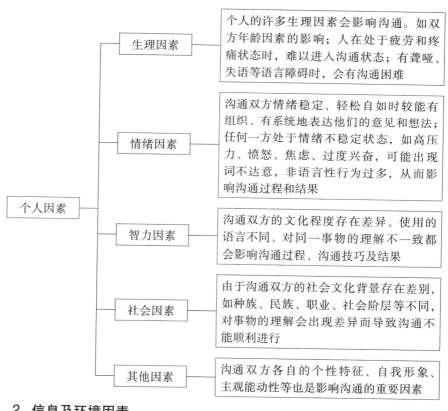

个人因素

生理因素 —— 个人的许多生理因素会影响沟通。如双方年龄因素的影响；人在处于疲劳和疼痛状态时，难以进入沟通状态；有聋哑、失语等语言障碍时，会有沟通困难

情绪因素 —— 沟通双方情绪稳定、轻松自如时较能有组织、有系统地表达他们的意见和想法；任何一方处于情绪不稳定状态，如高压力、愤怒、焦虑、过度兴奋，可能出现词不达意，非语言性行为过多，从而影响沟通过程和结果

智力因素 —— 沟通双方的文化程度存在差异、使用的语言不同、对同一事物的理解不一致都会影响沟通过程、沟通技巧及结果

社会因素 —— 由于沟通双方的社会文化背景存在差别，如种族、民族、职业、社会阶层等不同，对事物的理解会出现差异而导致沟通不能顺利进行

其他因素 —— 沟通双方各自的个性特征、自我形象、主观能动性等也是影响沟通的重要因素

2. 信息及环境因素

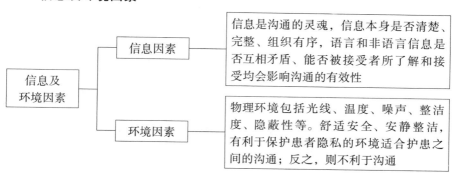

信息及环境因素

信息因素 —— 信息是沟通的灵魂，信息本身是否清楚、完整、组织有序，语言和非语言信息是否互相矛盾、能否被接受者所了解和接受均会影响沟通的有效性

环境因素 —— 物理环境包括光线、温度、噪声、整洁度、隐蔽性等。舒适安全、安静整洁，有利于保护患者隐私的环境适合护患之间的沟通；反之，则不利于沟通

续流程

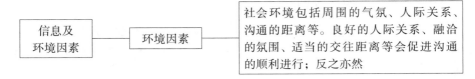

信息及环境因素 —— 环境因素 —— 社会环境包括周围的气氛、人际关系、沟通的距离等。良好的人际关系、融洽的氛围、适当的交往距离等会促进沟通的顺利进行；反之亦然

3. 不沟通方式

在沟通过程中，不当的沟通方式会导致信息传递受阻，甚至信息被曲解等沟通无效的现象。护士在工作中也会不知不觉地阻断正常沟通的进行。这些情况的发生可能与下列不当沟通方式有关。

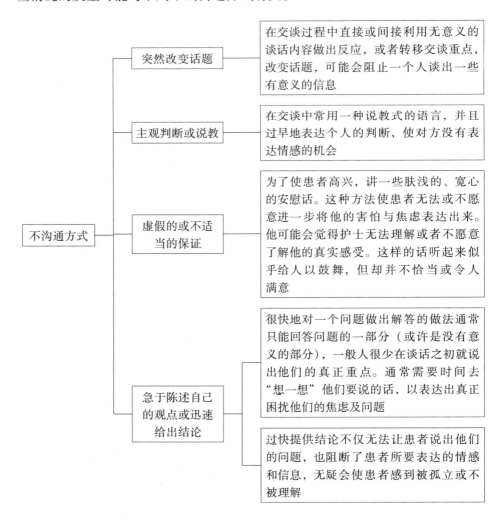

不沟通方式

突然改变话题 —— 在交谈过程中直接或间接利用无意义的谈话内容做出反应，或者转移交谈重点，改变话题，可能会阻止一个人谈出一些有意义的信息

主观判断或说教 —— 在交谈中常用一种说教式的语言，并且过早地表达个人的判断，使对方没有表达情感的机会

虚假的或不适当的保证 —— 为了使患者高兴，讲一些肤浅的、宽心的安慰话。这种方法使患者无法或不愿意进一步将他的害怕与焦虑表达出来。他可能会觉得护士无法理解或者不愿意了解他的真实感受。这样的话听起来似乎给人以鼓舞，但却并不恰当或令人满意

急于陈述自己的观点或迅速给出结论 —— 很快地对一个问题做出解答的做法通常只能回答问题的一部分（或许是没有意义的部分），一般人很少在谈话之初就说出他们的真正重点。通常需要时间去"想一想"他们要说的话，以表达出真正困扰他们的焦虑及问题

—— 过快提供结论不仅无法让患者说出他们的问题，也阻断了患者所要表达的情感和信息，无疑会使患者感到被孤立或不被理解

续流程

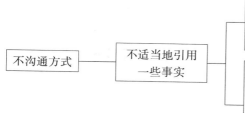

| 不沟通方式 | 不适当地引用一些事实 | 太快地提供给患者事实可能会妨碍患者将他的真实感觉表达出来，引用与之无关的事实会使对方产生不被理解的感觉 |
| | | 在沟通过程中很容易发生信息传递受阻或曲解的现象，使患者无法表达真正的感觉。在这种情况下，护士应以真诚的态度、适当的沟通技巧来解除沟通被破坏的局面 |

　　沟通既是一种科学的工作方法，也是一门艺术，是护理工作中的一个重要的环节。良好的护患沟通，可使患者正确理解护士的服务职能，增加对护士的信任感，而患者的信任和理解又可增强护士的自我价值感，从而拉近护患双方的距离，逐步建立起相互尊重、理解、信任、支持、平等、合作的护患关系。从而更有效地满足患者的身心需要，使患者真正接受科学的、整体的、全方位的现代护理。

第十一章
临床常见心身疾病的心理护理

第一节　冠心病患者的心理护理

一、冠心病概述

冠心病概述 ——

- 冠状动脉粥样硬化性心脏病指冠状动脉发生粥样硬化引起管腔狭窄或闭塞，导致心肌缺血、缺氧或坏死而引起的心脏病，简称冠心病，也称缺血性心脏病

- 冠状动脉粥样硬化性心脏病是动脉粥样硬化导致器官病变的最常见类型，也是严重危害人类健康的常见病

- 本病出现症状或致残、致死后果多发生在 40 岁以后，男性发病早于女性

- 冠心病属于心身疾病，据现代大量研究证明，心理、社会因素可诱发或加重冠心病，行为应激可触发各种心律失常，甚至猝死。冠心病患者的心理状态直接影响着病情发展。因此，有针对性地实施心理治疗非常重要

二、冠心病患者的心理特点

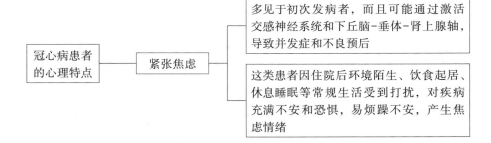

冠心病患者的心理特点 —— 紧张焦虑 ——

- 多见于初次发病者，而且可能通过激活交感神经系统和下丘脑-垂体-肾上腺轴，导致并发症和不良预后

- 这类患者因住院后环境陌生、饮食起居、休息睡眠等常规生活受到打扰，对疾病充满不安和恐惧，易烦躁不安，产生焦虑情绪

续流程

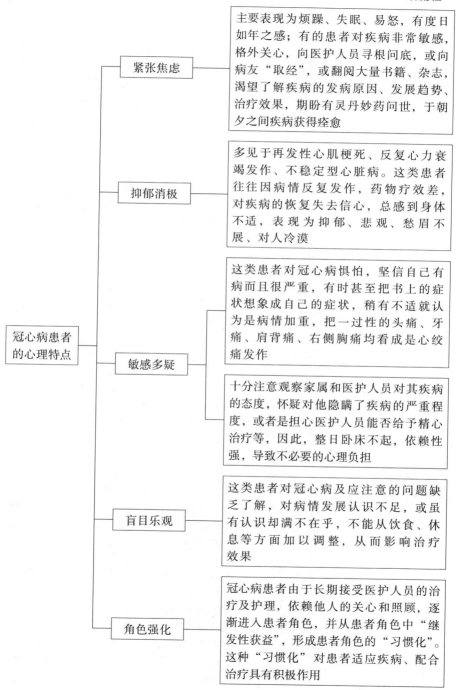

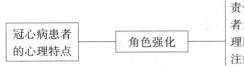

续流程

| 冠心病患者的心理特点 | 角色强化 | 但是，由于免除了原来社会角色承担的责任与任务，因而可导致患者安于"患者角色"，将医护人员和家人的照顾视为理所当然，担忧离开医护人员的密切关注病情则会恶化，他们情感脆弱，生活自理能力下降。这种心态不利于疾病治疗与康复 |

三、冠心病患者的心理影响因素

		弗里德曼和罗森曼开创了对心脏病和 A 型行为模式之间关系的几十年的系统研究。A 型行为模式是一种动作-情绪复合体，可以见于任何人
冠心病患者的心理影响因素	性格因素	当个体处于积极参与一种慢性的、不断的竞争，要以最少的时间取得最大的成就，并为此而与他人的努力作对比时，这种特征就表现出来
		这不是精神疾病，也不是烦恼，或害怕，或恐惧，或强迫的复合体，而是一种社会可接受的（实际上是受赞许的）冲突形式。具有这种行为模式的人，也是倾向于呈现无端的，但特别合理的敌意
		A 型行为模式即有时间紧迫感、缺乏耐心、不安全状态、做事小心、总感到时间不够用、永无暇日、强烈的竞争意识和攻击性、不懈努力且不停地去实现并不明确的目标、急于求成等
	心理应激	国内外大量的临床实践和实验室资料证明了心理应激与冠心病的关系。心理应激是促发冠心病的重要因素，也是心绞痛和心肌梗死急性发作的重要诱因和促发因素，而改变精神状态和行为方式则可以预防冠心病发作和改善疾病预后

续流程

现实生活中，我们时刻被大大小小的应激原包围着。大到天灾人祸，小到上班迟到、丢失钱包、与上级或同事发生冲突和摩擦等。Elion 把在应激情境，如考试、竞争、紧张时产生极度心血管反应者称为"热反应者"，认为这类人患冠心病的危险性最大

应激反应要么使人在需要增加供血时，冠状动脉反而收缩，降低了对心脏的供血量；要么激活某种血液凝固机制，加速猝死的发生等，因此，日积月累的应激过程会加剧对心脏和血管的损害，甚至导致悲剧的发生

另外要强调的是疾病本身也是应激，就收住于 CCU 的患者来讲，会有身心的反应出现。我们应该考虑医院是否存在应激环境，包括硬件和软件的双重干扰

冠心病患者的心理影响因素 ── 心理应激

四、冠心病患者的心理护理

1. 冠心病患者的心理评估

可根据心理应激的思路，评估影响冠心病发生、发展及转归的危险因素。

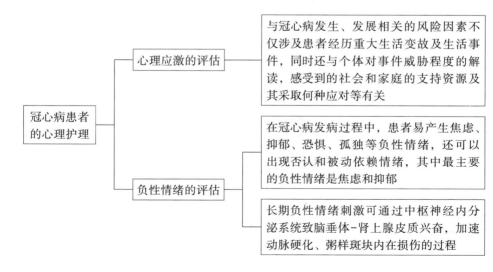

与冠心病发生、发展相关的风险因素不仅涉及患者经历重大生活变故及生活事件，同时还与个体对事件威胁程度的解读，感受到的社会和家庭的支持资源及其采取何种应对等有关

在冠心病发病过程中，患者易产生焦虑、抑郁、恐惧、孤独等负性情绪，还可以出现否认和被动依赖情绪，其中最主要的负性情绪是焦虑和抑郁

长期负性情绪刺激可通过中枢神经内分泌系统致脑垂体-肾上腺皮质兴奋，加速动脉硬化、粥样斑块内在损伤的过程

冠心病患者的心理护理 ── 心理应激的评估 / 负性情绪的评估

续流程

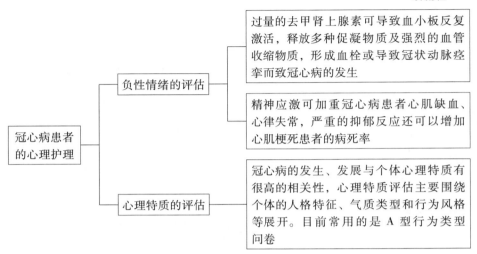

冠心病患者的心理护理 — 负性情绪的评估

过量的去甲肾上腺素可导致血小板反复激活，释放多种促凝物质及强烈的血管收缩物质，形成血栓或导致冠状动脉痉挛而致冠心病的发生

精神应激可加重冠心病患者心肌缺血、心律失常，严重的抑郁反应还可以增加心肌梗死患者的病死率

心理特质的评估：冠心病的发生、发展与个体心理特质有很高的相关性，心理特质评估主要围绕个体的人格特征、气质类型和行为风格等展开。目前常用的是 A 型行为类型问卷

2. 冠心病患者的心理健康教育

收集患者健康问题，评估患者的身体状态、心理状态、社会背景、文化程度、生活习惯、经济状况，并查阅问诊病历，有针对地制订护理和健康教育计划。

确定健康教育方式，尽量符合个体化患者的需要采用多种方式进行指导。如文字卡片与口头讲解相结合，提问与讨论相结合，示教与自学相结合。

指导患者合理的饮食、起居，劳逸结合；矫正嗜烟或酒、过食等不良行为；忌看易致激动的电影、书籍等，避免情绪激动、精神紧张。

3. 冠心病患者的心理护理

（1）纠正不合理认知：目前，有些人认为冠心病就等于不治之症，这种认知会严重影响康复信心。因此，改善其不合理认知，对于患者保持良好的情绪非常重要。

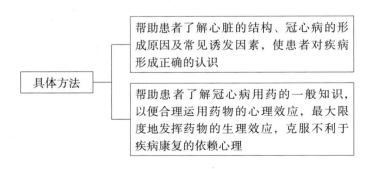

具体方法

帮助患者了解心脏的结构、冠心病的形成原因及常见诱发因素，使者对疾病形成正确的认识

帮助患者了解冠心病用药的一般知识，以便合理运用药物的心理效应，最大限度地发挥药物的生理效应，克服不利于疾病康复的依赖心理

（2）实施行为矫正：冠心病患者的 A 型行为特征一般会获得社会赏识，故正常情况下不易改变。但患上冠心病后，意识到竞争和敌意等行为可加重心悸、胸闷、乏力等症状，则可使患者产生改变原有行为的动机，也会使行为矫正训练收到效果。

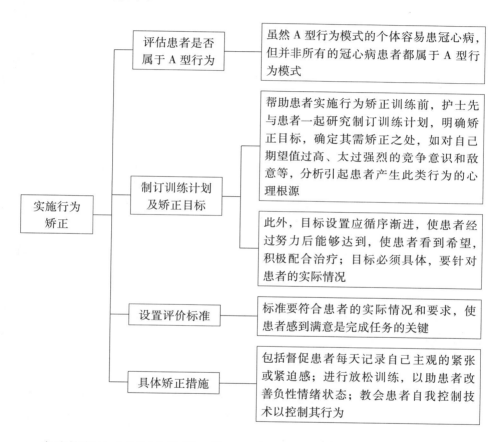

自我控制技术分两个阶段：第一，自我监督阶段，要求患者记录其紧张感在什么情况下发生以及与什么因素有关等。通过一段时间的记录，使患者逐渐认识到紧迫感对冠心病的危害性。第二，自我强化阶段，通过自我奖励或惩罚，强化其适应行为，减弱易诱发冠心病发作的危险因素。

此外，护士应清楚地告诉患者及亲友：行为矫正训练效果的好坏关键是患者本人，护士只能提出建议. 真正的实施还必须通过患者自己；要求患者亲友一起参加，为患者提供社会支持，也有利于督促患者行为的改变。

Rosenman 曾制订了针对匆忙症和好胜心过强特征的自我训练方法，将此方法具体应用于临床，着重强调以下几个方面：

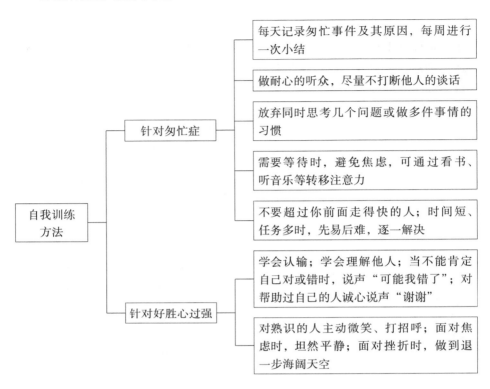

（3）稳定情绪：负性情绪会使冠心病突发的危险大大增加。所以，稳定患者的情绪至关重要。

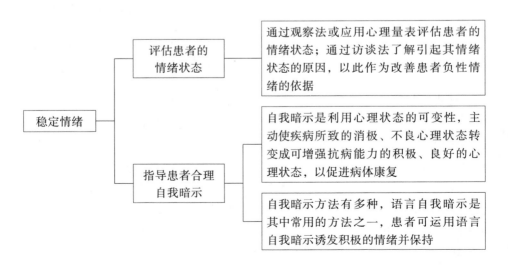

续流程

```
            ┌─ 指导患者处理      ┌─────────────────────────────────┐
            │   各种关系    ──── │针对患者的 A 型行为模式，指导患者凡│
稳定情绪 ────┤                   │事不要过分追求十全十美；以平和的心│
            │                   │态对待各种竞争，合理调整期望值；生│
            │                   │活中按照有进有退，有所为有所不为的│
            │                   │原则，以免心理压力过大而引发负性  │
            │                   │情绪                             │
            │                   └─────────────────────────────────┘
            │
            └─ 指导患者消除      ┌─────────────────────────────────┐
                负性情绪   ──── │采用向知己、亲友倾诉，写日记，听音│
                               │乐或自吟自唱等方法消除消极情绪    │
                               └─────────────────────────────────┘
```

第二节　高血压患者的心理护理

一、高血压概述

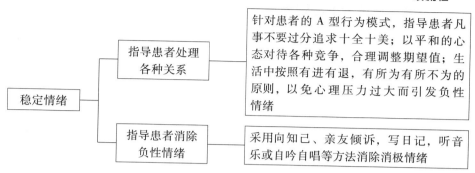

```
            ┌────────────────────────────────────────────┐
            │高血压分为原发性高血压和继发性高血压，本节  │
            │主要介绍原发性高血压                        │
            ├────────────────────────────────────────────┤
            │原发性高血压是以体循环动脉压升高为主要临床  │
            │表现的心血管综合征，通常简称为高血压        │
            ├────────────────────────────────────────────┤
            │高血压常与其他心血管病危险因素共存，是重要  │
            │的心血管疾病的危险因素，可损害重要器官，如  │
            │心、脑、肾的结构和功能，最终导致这些器官的  │
高血压概述 ──┤衰竭                                        │
            ├────────────────────────────────────────────┤
            │高血压病程较长，进展一般较缓慢，不同阶      │
            │段始动、维持和加速机制不同。因此，高血      │
            │压是多因素、多环节、多阶段和个体差异性      │
            │较大的疾病                                  │
            ├────────────────────────────────────────────┤
            │患者对高血压知识的缺乏，易产生焦虑、抑郁等  │
            │心理障碍。除遗传因素外，环境致病因素很多    │
            ├────────────────────────────────────────────┤
            │不良的情绪和恶劣环境不仅降低了患者的生活质  │
            │量，而且在一定程度上影响了高血压的发展和预  │
            │后，所以做好患者的心理护理尤为重要          │
            └────────────────────────────────────────────┘
```

二、高血压患者的心理特点

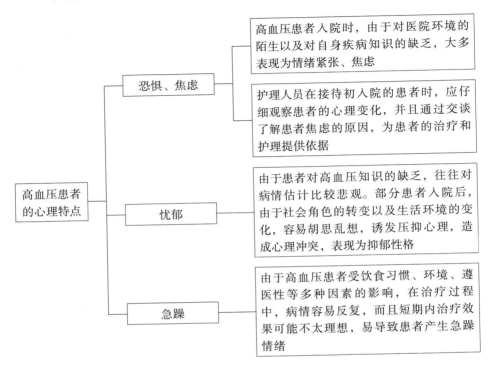

高血压患者
的心理特点

恐惧、焦虑
- 高血压患者入院时，由于对医院环境的陌生以及对自身疾病知识的缺乏，大多表现为情绪紧张、焦虑
- 护理人员在接待初入院的患者时，应仔细观察患者的心理变化，并且通过交谈了解患者焦虑的原因，为患者的治疗和护理提供依据

忧郁
- 由于患者对高血压知识的缺乏，往往对病情估计比较悲观。部分患者入院后，由于社会角色的转变以及生活环境的变化，容易胡思乱想，诱发压抑心理，造成心理冲突，表现为抑郁性格

急躁
- 由于高血压患者受饮食习惯、环境、遵医性等多种因素的影响，在治疗过程中，病情容易反复，而且短期内治疗效果可能不太理想，易导致患者产生急躁情绪

三、高血压患者的心理影响因素

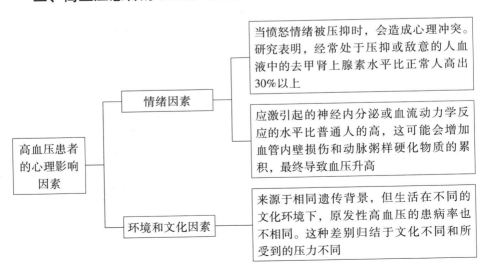

高血压患者
的心理影响
因素

情绪因素
- 当愤怒情绪被压抑时，会造成心理冲突。研究表明，经常处于压抑或敌意的人血液中的去甲肾上腺素水平比正常人高出30%以上
- 应激引起的神经内分泌或血流动力学反应的水平比普通人的高，这可能会增加血管内壁损伤和动脉粥样硬化物质的累积，最终导致血压升高

环境和文化因素
- 来源于相同遗传背景，但生活在不同的文化环境下，原发性高血压的患病率也不相同。这种差别归结于文化不同和所受到的压力不同

续流程

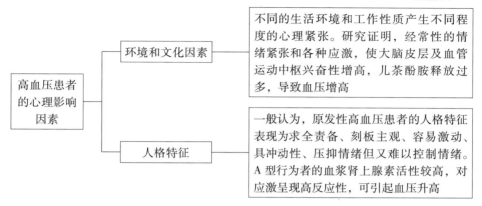

四、高血压患者的心理护理

1. 高血压患者的心理评估

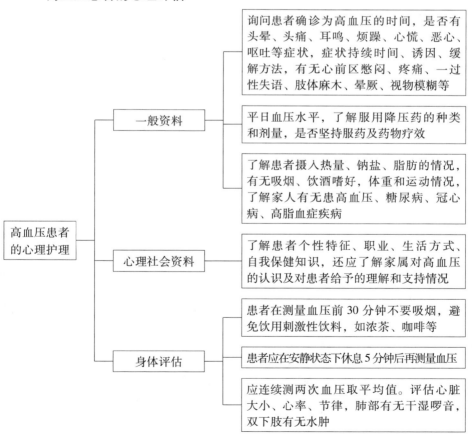

2. 高血压患者心理健康教育

高血压患者心理健康教育

- 健康教育与原发性高血压的治疗密切相关。由于高血压的病因尚未明确，可能与职业、环境、遗传、饮食、肥胖等因素有关，因此，需长期服药治疗。一旦确诊后患者心理负担加重，我们一定要加强护理干预

- 护理干预是指导患者掌握有关疾病预防知识，提高自我保健和自我护理能力的非药物治疗手段，它以建立良好的护患关系为基础

- 良好地护患关系是能否让患者自动参与到制订的干预计划中来，使患者自动与护士沟通。明确自己已掌握了什么样的知识，还有哪些方面的知识需要进一步了解

- 综合采用多种教育形式和方法，包括口头讲述、小册子、书籍、短信、网络、专家讲座等，向患者及家属解释引起高血压的危险因素及治疗的重要性等相关疾病知识

3. 高血压患者的心理护理

高血压患者的心理护理

- 加强高血压防治知识的宣教，培养患者健康的心理状态
  - 护理人员要耐心细致地向患者讲解高血压的发病原因、临床表现、治疗原则及高血压对人体损害的长期性、危害性等基本知识
  - 鼓励患者以积极向上、乐观的情绪对待疾病，提高患者治疗的依从性。同时向患者解释药物作用及注意事项
  - 通过宣教，使患者认识到高血压疾病的特点，并积极配合医护人员的治疗和护理
  - 加强相关知识教育，可改变患者不良的生活方式和习惯，使血压维持在稳定状态，从而减少甚至避免心、脑、肾、眼并发症的发生，降低医疗费用，提高患者生活质量

- 针对患者不同的心理特点，进行有效的心理疏导
  - 一个人的心理情绪和行为习惯等对高血压控制有着重要作用。对恐惧心理患者，护理人员应在患者入院时，向其介绍医院及病房的环境设施，减少其陌生感

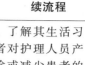

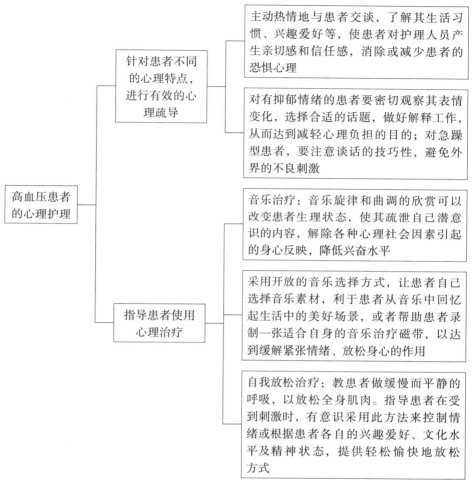

第三节 支气管哮喘患者的心理护理

一、支气管哮喘概述

支气管哮喘简称哮喘，是由多种细胞（如嗜酸性粒细胞、肥大细胞、T淋巴细胞、中性粒细胞、平滑肌细胞、气道上皮细胞等）和细胞组分参与的气道慢性炎症性疾病，主要特征包括气道慢性炎症，气道对多种刺激因素呈现的高反应性，广泛多变的可逆性气流受限以及随病程延长而导致的一系列气道结构的改变，即气道重构。

二、支气管哮喘患者的心理特点

支气管哮喘是一种复杂的、具有多基因遗传倾向的疾病，所以患者的心理是复杂的、多种多样的，常见的有以下几种。

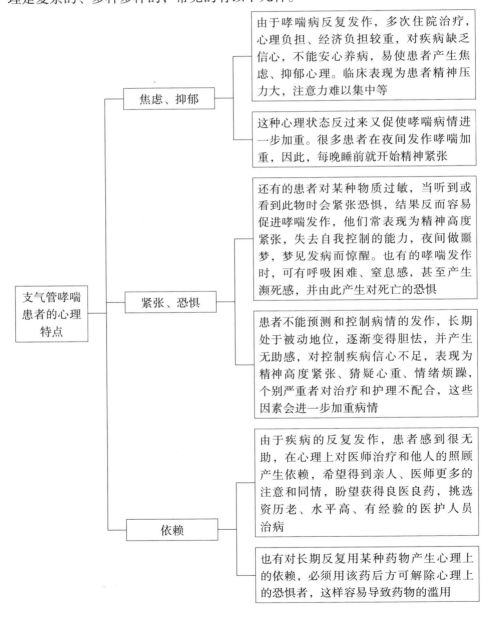

支气管哮喘患者的心理特点

焦虑、抑郁

由于哮喘病反复发作，多次住院治疗，心理负担、经济负担较重，对疾病缺乏信心，不能安心养病，易使患者产生焦虑、抑郁心理。临床表现为患者精神压力大，注意力难以集中等

这种心理状态反过来又促使哮喘病情进一步加重。很多患者在夜间发作哮喘加重，因此，每晚睡前就开始精神紧张

紧张、恐惧

还有的患者对某种物质过敏，当听到或看到此物时会紧张恐惧，结果反而容易促进哮喘发作，他们常表现为精神高度紧张，失去自我控制的能力，夜间做噩梦，梦见发病而惊醒。也有的哮喘发作时，可有呼吸困难、窒息感，甚至产生濒死感，并由此产生对死亡的恐惧

患者不能预测和控制病情的发作，长期处于被动地位，逐渐变得胆怯，并产生无助感，对控制疾病信心不足，表现为精神高度紧张、猜疑心重、情绪烦躁，个别严重者对治疗和护理不配合，这些因素会进一步加重病情

依赖

由于疾病的反复发作，患者感到很无助，在心理上对医师治疗和他人的照顾产生依赖，希望得到亲人、医师更多的注意和同情，盼望获得良医良药，挑选资历老、水平高、有经验的医护人员治病

也有对长期反复用某种药物产生心理上的依赖，必须用该药后方可解除心理上的恐惧者，这样容易导致药物的滥用

三、支气管哮喘患者的心理影响因素

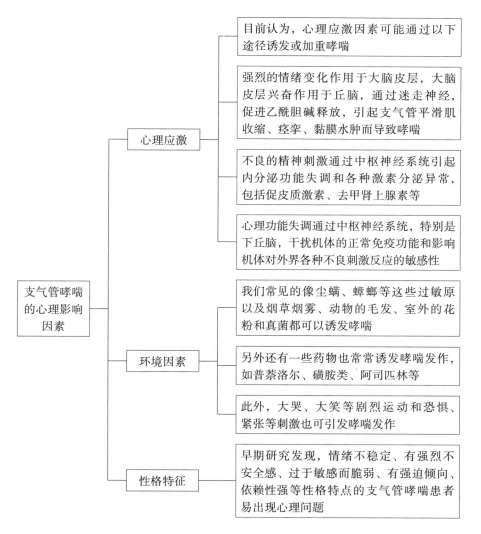

支气管哮喘的心理影响因素

心理应激
- 目前认为，心理应激因素可能通过以下途径诱发或加重哮喘
- 强烈的情绪变化作用于大脑皮层，大脑皮层兴奋作用于丘脑，通过迷走神经，促进乙酰胆碱释放，引起支气管平滑肌收缩、痉挛、黏膜水肿而导致哮喘
- 不良的精神刺激通过中枢神经系统引起内分泌功能失调和各种激素分泌异常，包括促皮质激素、去甲肾上腺素等
- 心理功能失调通过中枢神经系统，特别是下丘脑，干扰机体的正常免疫功能和影响机体对外界各种不良刺激反应的敏感性

环境因素
- 我们常见的像尘螨、蟑螂等这些过敏原以及烟草烟雾、动物的毛发、室外的花粉和真菌都可以诱发哮喘
- 另外还有一些药物也常常诱发哮喘发作，如普萘洛尔、磺胺类、阿司匹林等
- 此外，大哭、大笑等剧烈运动和恐惧、紧张等刺激也可引发哮喘发作

性格特征
- 早期研究发现，情绪不稳定、有强烈不安全感、过于敏感而脆弱、有强迫倾向、依赖性强等性格特点的支气管哮喘患者易出现心理问题

四、支气管哮喘患者的心理护理

1. 支气管哮喘患者的心理评估

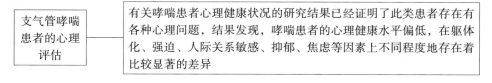

支气管哮喘患者的心理评估
- 有关哮喘患者心理健康状况的研究结果已经证明了此类患者存在有各种心理问题，结果发现，哮喘患者的心理健康水平偏低，在躯体化、强迫、人际关系敏感、抑郁、焦虑等因素上不同程度地存在着比较显著的差异

续流程

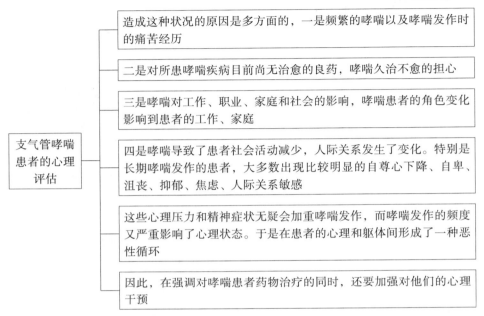

造成这种状况的原因是多方面的，一是频繁的哮喘以及哮喘发作时的痛苦经历

二是对所患哮喘疾病目前尚无治愈的良药，哮喘久治不愈的担心

三是哮喘对工作、职业、家庭和社会的影响，哮喘患者的角色变化影响到患者的工作、家庭

四是哮喘导致了患者社会活动减少，人际关系发生了变化。特别是长期哮喘发作的患者，大多数出现比较明显的自尊心下降、自卑、沮丧、抑郁、焦虑、人际关系敏感

这些心理压力和精神症状无疑会加重哮喘发作，而哮喘发作的频度又严重影响了心理状态。于是在患者的心理和躯体间形成了一种恶性循环

因此，在强调对哮喘患者药物治疗的同时，还要加强对他们的心理干预

支气管哮喘患者的心理评估

2. 支气管哮喘患者的健康教育

目前对支气管哮喘尚无特效根治方法，病情易反复发作。患者发作时不但肉体上承受一定的痛苦，而且还要承受社会、家庭以及经济上的压力，易产生病理心理和不良心理状态。所以做好患者及家属的健康教育十分重要。

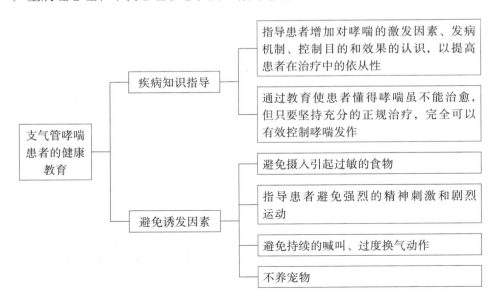

支气管哮喘患者的健康教育

疾病知识指导

指导患者增加对哮喘的激发因素、发病机制、控制目的和效果的认识，以提高患者在治疗中的依从性

通过教育使患者懂得哮喘虽不能治愈，但只要坚持充分的正规治疗，完全可以有效控制哮喘发作

避免诱发因素

避免摄入引起过敏的食物

指导患者避免强烈的精神刺激和剧烈运动

避免持续的喊叫、过度换气动作

不养宠物

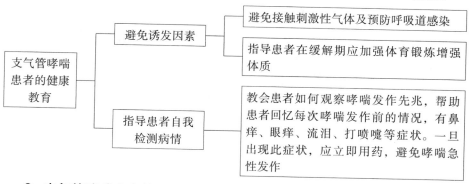

续流程

3. 支气管哮喘患者的心理护理

发作期患者最典型的心理问题是紧张和烦躁。

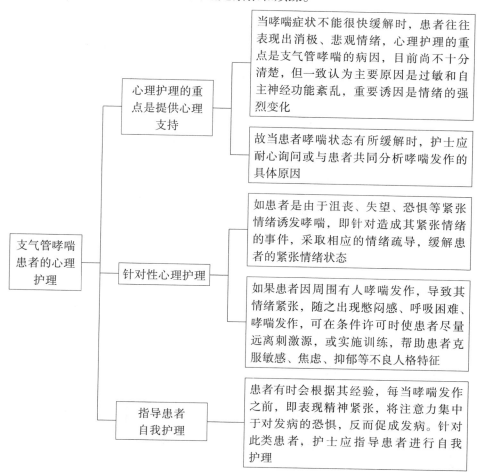

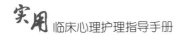

续流程

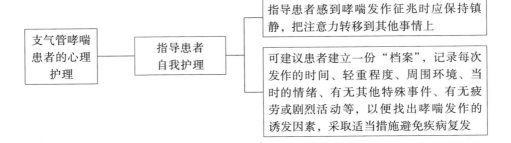

支气管哮喘患者的心理护理 —— 指导患者自我护理 —— 指导患者感到哮喘发作征兆时应保持镇静，把注意力转移到其他事情上

可建议患者建立一份"档案"，记录每次发作的时间、轻重程度、周围环境、当时的情绪、有无其他特殊事件、有无疲劳或剧烈活动等，以便找出哮喘发作的诱发因素，采取适当措施避免疾病复发

第四节　消化性溃疡患者的心理护理

一、消化性溃疡概述

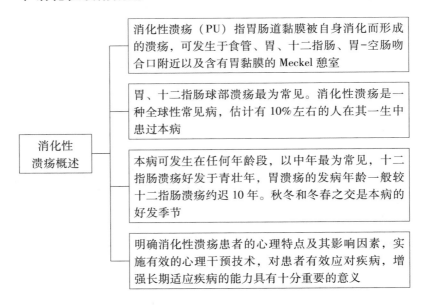

消化性溃疡概述 —— 消化性溃疡（PU）指胃肠道黏膜被自身消化而形成的溃疡，可发生于食管、胃、十二指肠、胃-空肠吻合口附近以及含有胃黏膜的 Meckel 憩室

胃、十二指肠球部溃疡最为常见。消化性溃疡是一种全球性常见病，估计有 10% 左右的人在其一生中患过本病

本病可发生在任何年龄段，以中年最为常见，十二指肠溃疡好发于青壮年，胃溃疡的发病年龄一般较十二指肠溃疡约迟 10 年。秋冬和冬春之交是本病的好发季节

明确消化性溃疡患者的心理特点及其影响因素，实施有效的心理干预技术，对患者有效应对疾病，增强长期适应疾病的能力具有十分重要的意义

二、消化性溃疡患者的心理特点

消化性溃疡是最常见的疾病之一，而胃肠道可能是我们身体里最"情绪化"的器官了。近年来有很多学者对消化性溃疡做了研究，有研究者发现抑郁时胃运动减慢，分泌减少。焦虑时胃运动也是减慢的，而分泌则升高，是一个典型的心身疾病。

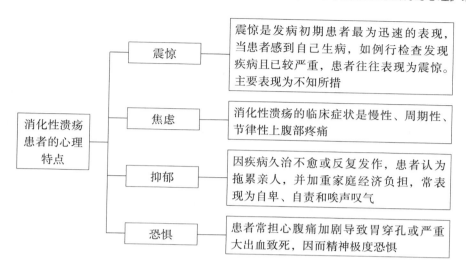

三、消化性溃疡患者的心理影响因素

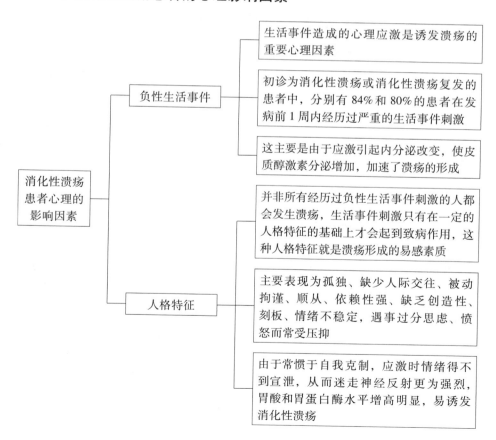

续流程

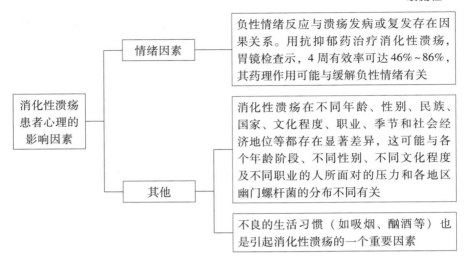

消化性溃疡患者心理的影响因素

情绪因素 —— 负性情绪反应与溃疡发病或复发存在因果关系。用抗抑郁药治疗消化性溃疡，胃镜检查示，4 周有效率可达 46%～86%，其药理作用可能与缓解负性情绪有关

其他 —— 消化性溃疡在不同年龄、性别、民族、国家、文化程度、职业、季节和社会经济地位等都存在显著差异，这可能与各个年龄阶段、不同性别、不同文化程度及不同职业的人所面对的压力和各地区幽门螺杆菌的分布不同有关

不良的生活习惯（如吸烟、酗酒等）也是引起消化性溃疡的一个重要因素

四、消化性溃疡患者的心理护理

1. 消化性溃疡患者的心理评估

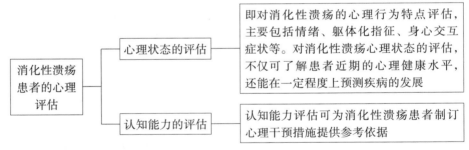

消化性溃疡患者的心理评估

心理状态的评估 —— 即对消化性溃疡的心理行为特点评估，主要包括情绪、躯体化指征、身心交互症状等。对消化性溃疡心理状态的评估，不仅可了解患者近期的心理健康水平，还能在一定程度上预测疾病的发展

认知能力的评估 —— 认知能力评估可为消化性溃疡患者制订心理干预措施提供参考依据

2. 消化性溃疡患者的心理健康教育

心理健康教育的实施，可有效改变以往单纯的表面性宣传的做法，使患者体验到来自医护人员及家庭成员的关心。提高患者住院适应能力和自我保健、自我保护能力，为缩短住院日、减少医疗纠纷、降低保健治疗费用发挥积极作用。所以，根据消化性溃疡的特点采取针对性的心理健康教育。

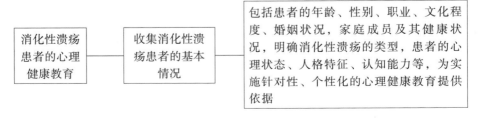

消化性溃疡患者的心理健康教育

收集消化性溃疡患者的基本情况 —— 包括患者的年龄、性别、职业、文化程度、婚姻状况，家庭成员及其健康状况，明确消化性溃疡的类型，患者的心理状态、人格特征、认知能力等，为实施针对性、个性化的心理健康教育提供依据

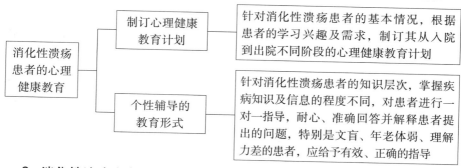

3. 消化性溃疡患者的心理护理

研究发现，单用抗溃疡药物治疗溃疡病复发率为 29%，而合并心理治疗者其复发率可降至 16%。采用身心并重的综合治疗措施，往往能收到更好的效果。因此，应重视患者的心理护理。

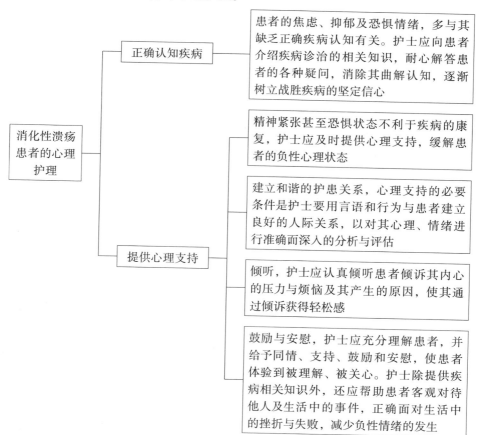

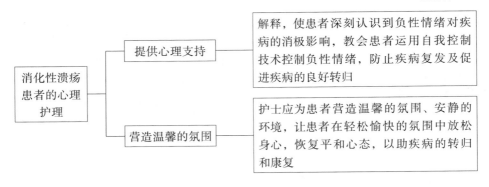

续流程

第五节 糖尿病患者的心理护理

一、糖尿病概述

糖尿病（diabetes mellitus，DM）是一组由多病因引起的以高血糖为特征的代谢性疾病，是由于胰岛素分泌和（或）作用缺陷所引起，长期糖类以及脂肪、蛋白质代谢紊乱可引起多系统损害，导致眼、肾、神经、心脏、血管等组织器官慢性进行性病变、功能减退及衰竭；病情严重或应激时可发生急性严重代谢紊乱。所以，糖尿病是严重威胁人类健康的世界性疾病，WHO 将每年的 11 月 4 日定为世界糖尿病日。由于糖尿病的病程长，病情反复，患者心理问题多，因此，心理治疗不可忽视。

二、糖尿病患者的心理特点

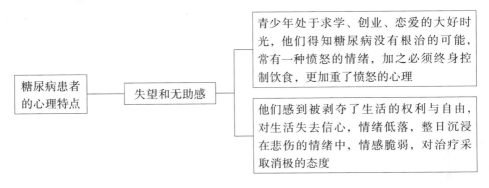

续流程

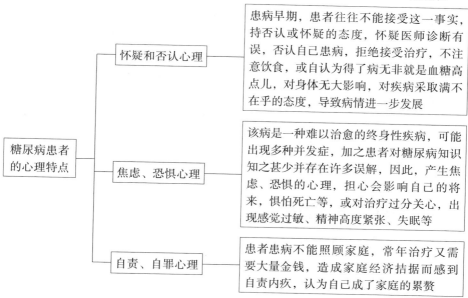

糖尿病患者的心理特点

怀疑和否认心理：患病早期，患者往往不能接受这一事实，持否认或怀疑的态度，怀疑医师诊断有误，否认自己患病，拒绝接受治疗，不注意饮食，或自认为得了病无非就是血糖高点儿，对身体无大影响，对疾病采取满不在乎的态度，导致病情进一步发展

焦虑、恐惧心理：该病是一种难以治愈的终身性疾病，可能出现多种并发症，加之患者对糖尿病知识知之甚少并存在许多误解，因此，产生焦虑、恐惧的心理，担心会影响自己的将来，惧怕死亡等，或对治疗过分关心，出现感觉过敏、精神高度紧张、失眠等

自责、自罪心理：患者患病不能照顾家庭，常年治疗又需要大量金钱，造成家庭经济拮据而感到自责内疚，认为自己成了家庭的累赘

三、糖尿病患者的心理影响因素

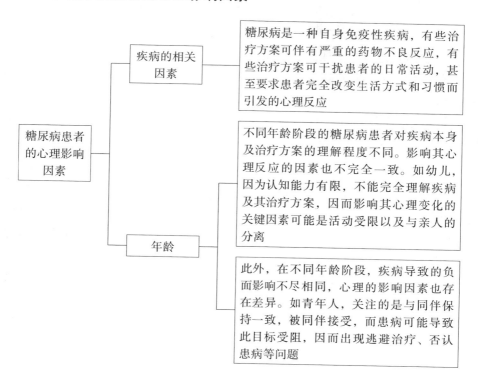

糖尿病患者的心理影响因素

疾病的相关因素：糖尿病是一种自身免疫性疾病，有些治疗方案可伴有严重的药物不良反应，有些治疗方案可干扰患者的日常活动，甚至要求患者完全改变生活方式和习惯而引发的心理反应

年龄：不同年龄阶段的糖尿病患者对疾病本身及治疗方案的理解程度不同。影响其心理反应的因素也不完全一致。如幼儿，因为认知能力有限，不能完全理解疾病及其治疗方案，因而影响其心理变化的关键因素可能是活动受限以及与亲人的分离

此外，在不同年龄阶段，疾病导致的负面影响不尽相同，心理的影响因素也存在差异。如青年人，关注的是与同伴保持一致，被同伴接受，而患病可能导致此目标受阻，因而出现逃避治疗、否认患病等问题

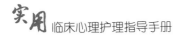

续流程

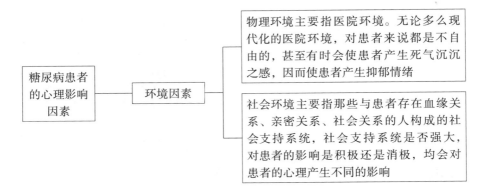

| 糖尿病患者的心理影响因素 | 环境因素 | 物理环境主要指医院环境。无论多么现代化的医院环境，对患者来说都是不自由的，甚至有时会使患者产生死气沉沉之感，因而使患者产生抑郁情绪 |
| | | 社会环境主要指那些与患者存在血缘关系、亲密关系、社会关系的人构成的社会支持系统，社会支持系统是否强大，对患者的影响是积极还是消极，均会对患者的心理产生不同的影响 |

四、糖尿病患者的心理护理

1. 糖尿病患者的心理评估

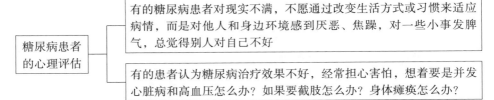

| 糖尿病患者的心理评估 | 有的糖尿病患者对现实不满，不愿通过改变生活方式或习惯来适应病情，而是对他人和身边环境感到厌恶、焦躁，对一些小事发脾气，总觉得别人对自己不好 |
| | 有的患者认为糖尿病治疗效果不好，经常担心害怕，想着要是并发心脏病和高血压怎么办？如果要截肢怎么办？身体瘫痪怎么办？ |

2. 糖尿病患者的心理健康教育

心理健康教育的实施，可有效改变以往单纯的表面宣传的做法，使患者体验到医务人员及家庭成员的关心。提高患者住院适应能力和自我保健、自我保护能力，为缩短住院日、减少医疗纠纷、降低保健治疗费用发挥积极作用。所以，需根据糖尿病患者的特点采取针对性的心理健康教育。

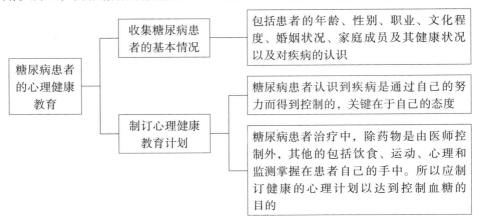

糖尿病患者的心理健康教育	收集糖尿病患者的基本情况	包括患者的年龄、性别、职业、文化程度、婚姻状况、家庭成员及其健康状况以及对疾病的认识
	制订心理健康教育计划	糖尿病患者认识到疾病是通过自己的努力而得到控制的，关键在于自己的态度
		糖尿病患者治疗中，除药物是由医师控制外，其他的包括饮食、运动、心理和监测掌握在患者自己的手中。所以应制订健康的心理计划以达到控制血糖的目的

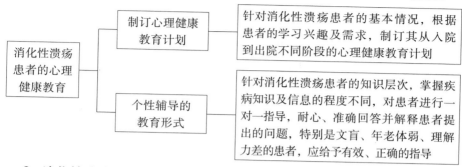

3. 消化性溃疡患者的心理护理

研究发现，单用抗溃疡药物治疗溃疡病复发率为 29%，而合并心理治疗者其复发率可降至 16%。采用身心并重的综合治疗措施，往往能收到更好的效果。因此，应重视患者的心理护理。

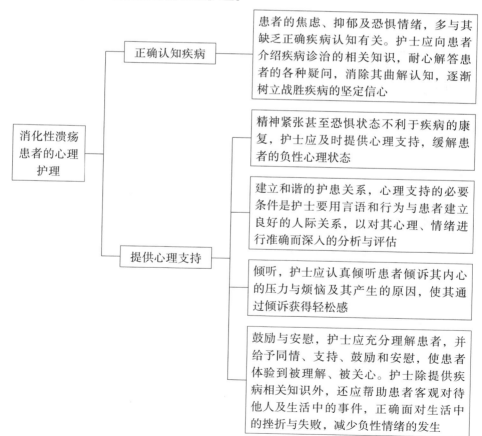

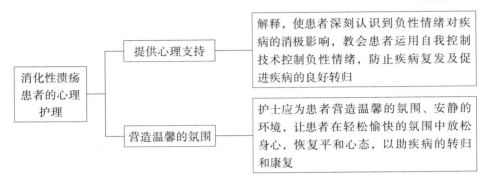

续流程

消化性溃疡患者的心理护理 ── 提供心理支持 ── 解释，使患者深刻认识到负性情绪对疾病的消极影响，教会患者运用自我控制技术控制负性情绪，防止疾病复发及促进疾病的良好转归

营造温馨的氛围 ── 护士应为患者营造温馨的氛围、安静的环境，让患者在轻松愉快的氛围中放松身心，恢复平和心态，以助疾病的转归和康复

第五节　糖尿病患者的心理护理

一、糖尿病概述

糖尿病（diabetes mellitus，DM）是一组由多病因引起的以高血糖为特征的代谢性疾病，是由于胰岛素分泌和（或）作用缺陷所引起，长期糖类以及脂肪、蛋白质代谢紊乱可引起多系统损害，导致眼、肾、神经、心脏、血管等组织器官慢性进行性病变、功能减退及衰竭；病情严重或应激时可发生急性严重代谢紊乱。所以，糖尿病是严重威胁人类健康的世界性疾病，WHO 将每年的 11 月 4 日定为世界糖尿病日。由于糖尿病的病程长，病情反复，患者心理问题多，因此，心理治疗不可忽视。

二、糖尿病患者的心理特点

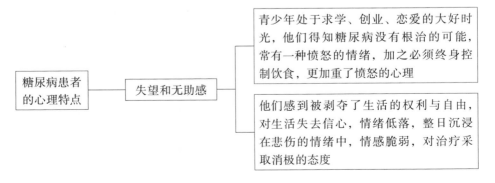

糖尿病患者的心理特点 ── 失望和无助感 ── 青少年处于求学、创业、恋爱的大好时光，他们得知糖尿病没有根治的可能，常有一种愤怒的情绪，加之必须终身控制饮食，更加重了愤怒的心理

他们感到被剥夺了生活的权利与自由，对生活失去信心，情绪低落，整日沉浸在悲伤的情绪中，情感脆弱，对治疗采取消极的态度

续流程

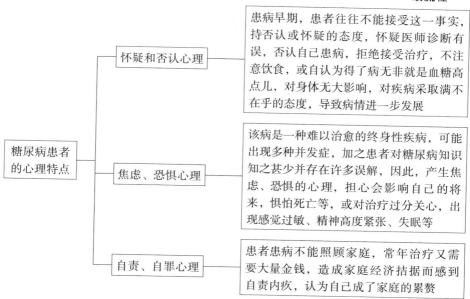

糖尿病患者的心理特点

- 怀疑和否认心理 —— 患病早期，患者往往不能接受这一事实，持否认或怀疑的态度，怀疑医师诊断有误，否认自己患病，拒绝接受治疗，不注意饮食，或自认为得了病无非就是血糖高点儿，对身体无大影响，对疾病采取满不在乎的态度，导致病情进一步发展

- 焦虑、恐惧心理 —— 该病是一种难以治愈的终身性疾病，可能出现多种并发症，加之患者对糖尿病知识知之甚少并存在许多误解，因此，产生焦虑、恐惧的心理，担心会影响自己的将来，惧怕死亡等，或对治疗过分关心，出现感觉过敏、精神高度紧张、失眠等

- 自责、自罪心理 —— 患者患病不能照顾家庭，常年治疗又需要大量金钱，造成家庭经济拮据而感到自责内疚，认为自己成了家庭的累赘

三、糖尿病患者的心理影响因素

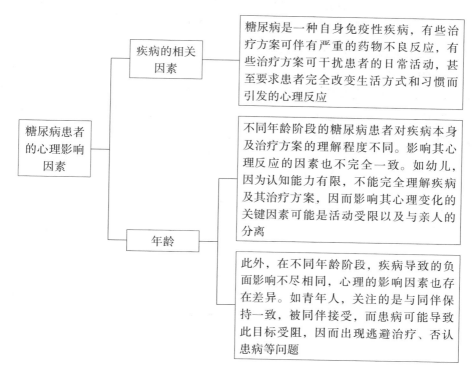

糖尿病患者的心理影响因素

- 疾病的相关因素 —— 糖尿病是一种自身免疫性疾病，有些治疗方案可伴有严重的药物不良反应，有些治疗方案可干扰患者的日常活动，甚至要求患者完全改变生活方式和习惯而引发的心理反应

- 年龄
  - 不同年龄阶段的糖尿病患者对疾病本身及治疗方案的理解程度不同。影响其心理反应的因素也不完全一致。如幼儿，因为认知能力有限，不能完全理解疾病及其治疗方案，因而影响其心理变化的关键因素可能是活动受限以及与亲人的分离
  - 此外，在不同年龄阶段，疾病导致的负面影响不尽相同，心理的影响因素也存在差异。如青年人，关注的是与同伴保持一致，被同伴接受，而患病可能导致此目标受阻，因而出现逃避治疗、否认患病等问题

续流程

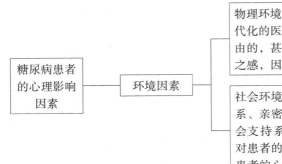

物理环境主要指医院环境。无论多么现代化的医院环境，对患者来说都是不自由的，甚至有时会使患者产生死气沉沉之感，因而使患者产生抑郁情绪

社会环境主要指那些与患者存在血缘关系、亲密关系、社会关系的人构成的社会支持系统，社会支持系统是否强大，对患者的影响是积极还是消极，均会对患者的心理产生不同的影响

四、糖尿病患者的心理护理

1. 糖尿病患者的心理评估

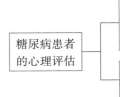

有的糖尿病患者对现实不满，不愿通过改变生活方式或习惯来适应病情，而是对他人和身边环境感到厌恶、焦躁，对一些小事发脾气，总觉得别人对自己不好

有的患者认为糖尿病治疗效果不好，经常担心害怕，想着要是并发心脏病和高血压怎么办？如果要截肢怎么办？身体瘫痪怎么办？

2. 糖尿病患者的心理健康教育

心理健康教育的实施，可有效改变以往单纯的表面宣传的做法，使患者体验到医务人员及家庭成员的关心。提高患者住院适应能力和自我保健、自我保护能力，为缩短住院日、减少医疗纠纷、降低保健治疗费用发挥积极作用。所以，需根据糖尿病患者的特点采取针对性的心理健康教育。

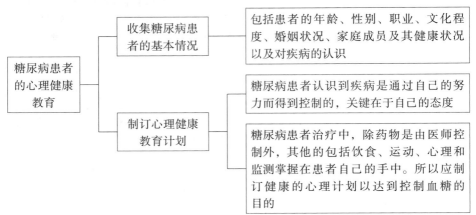

包括患者的年龄、性别、职业、文化程度、婚姻状况、家庭成员及其健康状况以及对疾病的认识

糖尿病患者认识到疾病是通过自己的努力而得到控制的，关键在于自己的态度

糖尿病患者治疗中，除药物是由医师控制外，其他的包括饮食、运动、心理和监测掌握在患者自己的手中。所以应制订健康的心理计划以达到控制血糖的目的

续流程

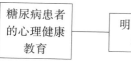

| 糖尿病患者的心理健康教育 | 明确心理健康教育内容 | 在轻松愉快的氛围中，对糖尿病患者的教育针对糖尿病的病因、发病机制、临床症状、并发症、生活起居、饮食、锻炼、自测血糖技术、治疗依从性等一系列内容进行教育 |

3. 糖尿病患者的心理护理

糖尿病患者的心理护理	情绪疏导	情绪可影响糖尿病患者的血糖控制，重视糖尿病患者的情绪疏导有利于疾病转归
		真诚交流：针对具体病情，护士以鼓励性语言与患者交流，帮助其解除心理顾虑，充分调动患者主观能动性
		鼓励患者倾诉：护士应鼓励患者倾诉心中的压力与烦恼。一是鼓励患者向护士倾诉，护士做一个耐心、值得信赖的倾听者；二是鼓励患者向其朋友和亲人倾诉，以得到他们的理解与支持；三是鼓励患者向专业心理咨询人员倾诉
		转移注意力：有些患者在确诊患糖尿病之后，将全部注意力集中在糖尿病上，陷入深深的苦恼和忧愁之中。对于此类患者，护士可用言语诱导，转移其注意力；或鼓励患者多参加户外活动，促其转移对疾病的高度关注
		提供积极信息：给患者提供效果好转的病案，使患者明白只要系统治疗就能控制血糖、预防并发症的发生；此外，及时向患者反馈病情好转的信息，使其看到希望，心情舒畅
		效果评估：在整个教育过程中，通过护患交流、知识问答等形式评估教育效果，同时及时发现问题，及时采取相关措施，保证健康教育的连贯性和实效性

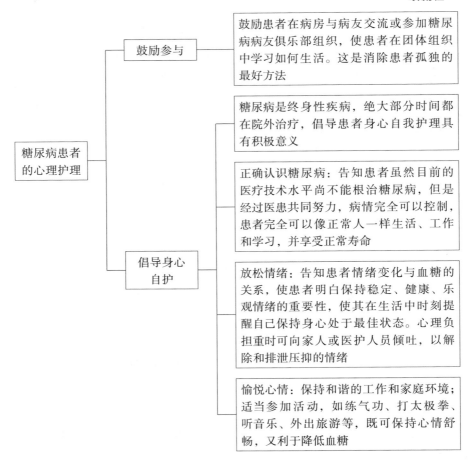

第六节　甲状腺功能亢进症患者的心理护理

一、甲状腺功能亢进症概述

续流程

甲状腺功能
亢进症概述
—— 同时还可以表现出情绪易激动、冷漠和焦虑等，不仅使患者心理上承受较大负担，而且影响临床治疗结果

—— 为了改善患者心理状态，保证治疗效果，我们对甲亢患者的心理特点进行分析并采取针对性心理疏导

—— 同时甲亢作为一种心身疾病，心理社会因素在甲亢发病、治疗、预后中的作用和影响是十分明显的。护理的目标是为满足人类需要而促使个体达到身体和精神、生理和心理的和谐一致

—— 因此，对甲亢患者的心理进行分析，有针对性实施心理治疗，做好患者的心理护理非常重要，对疾病的治疗和预后起到积极的作用

二、甲状腺功能亢进患者的心理特点

甲亢患者的
心理特点 —— 焦虑、恐惧
—— 由于甲亢病程较长，易反复发作，患者易产生焦虑感。出现焦虑的甲亢患者，对身体的微小不适容易过分关注，焦虑心理持续时间长或作用过大，都会对患者的身心健康带来很大危害

—— 因甲亢患者自主神经系统功能失常，交感神经兴奋性增高，出现神经过敏、焦躁易怒、紧张不安、多言好动、怕热多汗等表现，甲亢大多是年轻的女性，患者多伴有甲状腺肿大和突眼，以致自我形象紊乱，而患者正处于求学、创业或恋爱的时期，她们对自己的疾病顾虑甚多，比较悲观

—— 且患者住院后对环境陌生、饮食起居、休息睡眠等常规生活受到扰乱，对疾病充满不安和恐惧，易烦躁不安，产生紧张焦虑情绪。这种内在情绪、态度或观念可剧烈持久影响神经、内分泌、免疫等，造成紊乱，从而引起一系列生理变化和组织器官质性改变

续流程

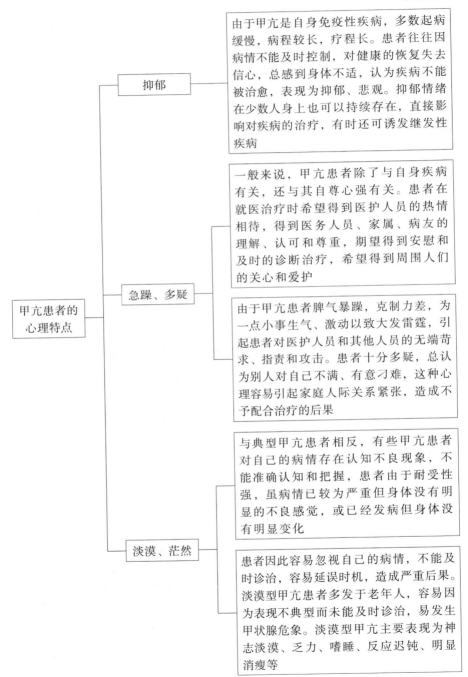

甲亢患者的心理特点

抑郁

由于甲亢是自身免疫性疾病，多数起病缓慢，病程较长，疗程长。患者往往因病情不能及时控制，对健康的恢复失去信心，总感到身体不适，认为疾病不能被治愈，表现为抑郁、悲观。抑郁情绪在少数人身上也可以持续存在，直接影响对疾病的治疗，有时还可诱发继发性疾病

急躁、多疑

一般来说，甲亢患者除了与自身疾病有关，还与其自尊心强有关。患者在就医治疗时希望得到医护人员的热情相待，得到医务人员、家属、病友的理解、认可和尊重，期望得到安慰和及时的诊断治疗，希望得到周围人们的关心和爱护

由于甲亢患者脾气暴躁，克制力差，为一点小事生气、激动以致大发雷霆，引起患者对医护人员和其他人员的无端苛求、指责和攻击。患者十分多疑，总认为别人对自己不满、有意刁难，这种心理容易引起家庭人际关系紧张，造成不予配合治疗的后果

淡漠、茫然

与典型甲亢患者相反，有些甲亢患者对自己的病情存在认知不良现象，不能准确认知和把握，患者由于耐受性强，虽病情已较为严重但身体没有明显的不良感觉，或已经发病但身体没有明显变化

患者因此容易忽视自己的病情，不能及时诊治，容易延误时机，造成严重后果。淡漠型甲亢患者多发于老年人，容易因为表现不典型而未能及时诊治，易发生甲状腺危象。淡漠型甲亢主要表现为神志淡漠、乏力、嗜睡、反应迟钝、明显消瘦等

三、甲状腺功能亢进患者的心理影响因素

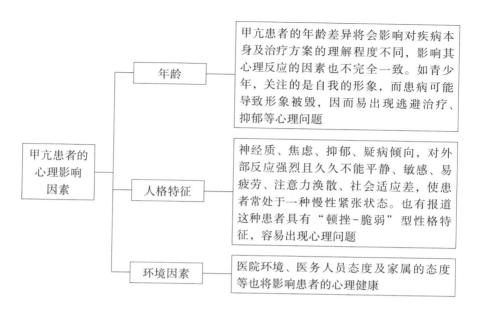

甲亢患者的心理影响因素

| | 年龄 | 甲亢患者的年龄差异将会影响对疾病本身及治疗方案的理解程度不同，影响其心理反应的因素也不完全一致。如青少年，关注的是自我的形象，而患病可能导致形象被毁，因而易出现逃避治疗、抑郁等心理问题 |

人格特征：神经质、焦虑、抑郁、疑病倾向，对外部反应强烈且久久不能平静、敏感、易疲劳、注意力涣散、社会适应差，使患者常处于一种慢性紧张状态。也有报道这种患者具有"顿挫－脆弱"型性格特征，容易出现心理问题

环境因素：医院环境、医务人员态度及家属的态度等也将影响患者的心理健康

四、甲状腺功能亢进患者的心理护理

1. 甲亢患者的心理评估

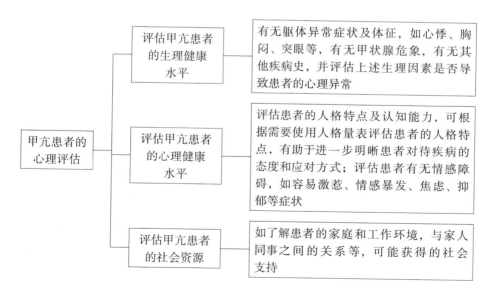

甲亢患者的心理评估

评估甲亢患者的生理健康水平：有无躯体异常症状及体征，如心悸、胸闷、突眼等，有无甲状腺危象，有无其他疾病史，并评估上述生理因素是否导致患者的心理异常

评估甲亢患者的心理健康水平：评估患者的人格特点及认知能力，可根据需要使用人格量表评估患者的人格特点，有助于进一步明晰患者对待疾病的态度和应对方式；评估患者有无情感障碍，如容易激惹、情感暴发、焦虑、抑郁等症状

评估甲亢患者的社会资源：如了解患者的家庭和工作环境，与家人同事之间的关系等，可能获得的社会支持

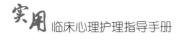

2. 甲亢患者的心理健康教育

甲亢患者的 心理健康 教育	指导患者合理地安排工作和休息，保持身心愉快，避免过度劳累和精神刺激。鼓励家属与患者建立良好家庭关系，以减轻患者的精神压力
	用通俗易懂的语言向患者及家属介绍甲亢相关疾病知识，眼睛的保护和饮食方法，若出现高热、恶心、呕吐、腹泻、突眼加重等警惕甲状腺危象可能，应及时就诊，从而减轻患者及家属的负性情绪，如焦虑、抑郁等

3. 甲亢患者的心理护理

甲亢患者的 心理护理	讲解疾病相关知识，帮助患者调整心理健康水平，医护人员用通俗易懂的语言耐心地解释疾病相关知识，提高患者对疾病的认知水平，让患者及其亲属了解其情绪、性格改变是暂时的，可因治疗而得到改善
	主动和患者交谈，介绍病区环境、规章制度、床位医师、责任护士等，消除陌生感
	鼓励患者表达出内心的感受，理解和同情患者，认真回答患者提出的与甲亢病有关的各种问题，尽量满足患者的合理要求，主动做患者的朋友
	向患者讲解焦虑和恐惧不利于治疗和康复，给患者提供一个安静舒适的环境，提高睡眠质量
	诊疗信息是患者最关心的也是对患者情绪影响最大的因素，因此，应将患者的化验结果、治疗结果及时提供给患者，对不良反应逐一讲解处理办法，消除患者顾虑，使其充满信心和希望
	治疗上采取行之有效的措施，缓解症状，使患者获得安全感。充分调动患者的主观能动性，减轻紧张焦虑和恐惧心理，并指导患者学会自我调节、放松来消除不良情绪
	尊重患者的人格和权利，指导患者正确处理生活事件，建立相互尊重、相互合作良好的护患关系，取得患者的信任与配合，指导和帮助患者正确处理生活中突发事件
	在日常护理工作中，保持安静和轻松的病室环境，护理人员体谅患者的不良情绪，关心体贴患者，尊重患者的人格和权利

续流程

用安慰性、解释性、同情性和征求性语言和患者交流，消除一切引起患者激动的因素，提醒家属避免提供兴奋、刺激的信息，向患者家属和病友解释患者急躁易怒的行为是暂时性的，会因有效治疗而改善，并且使家属和病友谅解其不当行为，减少冲突，以免患者情绪恶化

合理安排生活，满足患者基本生理及安全需要。忌饮酒、咖啡、浓茶等，以减少不良刺激，帮助患者合理安排作息时间，白天适当活动，夜间充足睡眠

甲亢患者的心理护理

鼓励患者适当进行户外活动和体育锻炼或参加有兴趣的集体活动、听音乐等，采用肌肉放松训练进行自我调控，提高心理免疫与应激能力，使体内甲状腺素水平保持相对稳定，促进甲亢患者的康复

提高患者主观能动性，遵医嘱正确治疗，在护理工作中要热情地关怀和安排好患者的治疗和生活，主动与其交谈，以引导他们关心周围事物，提高患者治疗疾病的主观能动性

同时进行家庭心理干预，解除家属的思想顾虑，做好家属的心理指导，争取家属的配合支持，多陪伴患者，及时给予心理疏导，使其感到家庭给予的温暖，并增加配合治疗的动力

第七节　肿瘤患者的心理护理

一、肿瘤概述

肿瘤是机体在各种致癌因素作用下，局部组织的某一细胞在基因水平上失去了对其生长的正常调控，导致其克隆性异常增生而形成的新生物

根据肿瘤生物学特性及其对机体危害性的大小分为良性肿瘤和恶性肿瘤两类

肿瘤概述

良性肿瘤较少出现全身症状，不向周围组织浸润，也不向全身转移，手术切除后不易复发，对机体危害小，患者预后较好

恶性肿瘤生长迅速，并向周围组织浸润，常有全身转移，全身症状明显，晚期患者多出现恶病质，手术切除后复发率高，病死率高，是危害人类健康最严重的疾病之一，给患者造成极大的心理压力

二、肿瘤患者的心理特点

癌症一直以其高病死率使几乎所有人"谈癌色变"。尽管随着医疗技术的不断进步，癌症患者的存活率和临床治愈率明显提高，但患者仍因面临死亡威胁而承受着巨大的心理压力。了解癌症患者心理反应特点，对实施有效的心理护理具有重要的意义。根据患者对其疾病的了解程度，可将患者的心理特点划分为 3 个阶段。

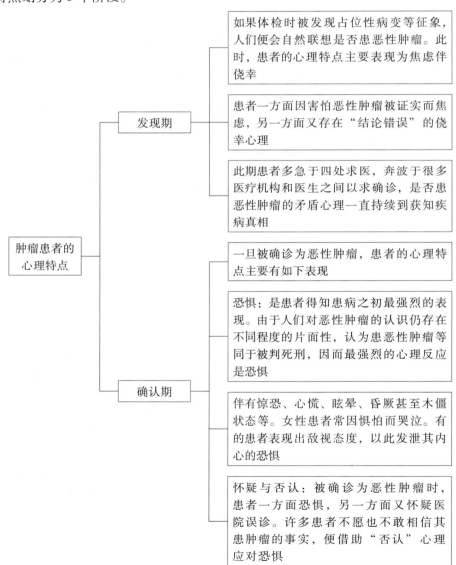

肿瘤患者的心理特点

发现期
- 如果体检时被发现占位性病变等征象，人们便会自然联想是否患恶性肿瘤。此时，患者的心理特点主要表现为焦虑伴侥幸
- 患者一方面因害怕恶性肿瘤被证实而焦虑，另一方面又存在"结论错误"的侥幸心理
- 此期患者多急于四处求医，奔波于很多医疗机构和医生之间以求确诊，是否患恶性肿瘤的矛盾心理一直持续到获知疾病真相

确认期
- 一旦被确诊为恶性肿瘤，患者的心理特点主要有如下表现
- 恐惧：是患者得知患病之初最强烈的表现。由于人们对恶性肿瘤的认识仍存在不同程度的片面性，认为患恶性肿瘤等同于被判死刑，因而最强烈的心理反应是恐惧
- 伴有惊恐、心慌、眩晕、昏厥甚至木僵状态等。女性患者常因惧怕而哭泣。有的患者表现出敌视态度，以此发泄其内心的恐惧
- 怀疑与否认：被确诊为恶性肿瘤时，患者一方面恐惧，另一方面又怀疑医院误诊。许多患者不愿也不敢相信其患肿瘤的事实，便借助"否认"心理应对恐惧

续流程

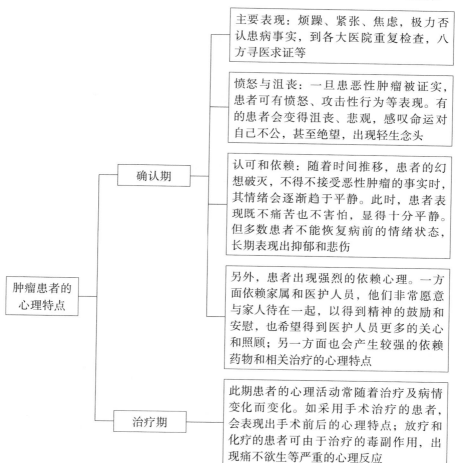

三、肿瘤患者的心理影响因素

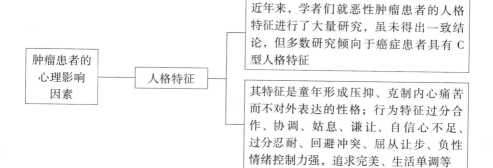

续流程

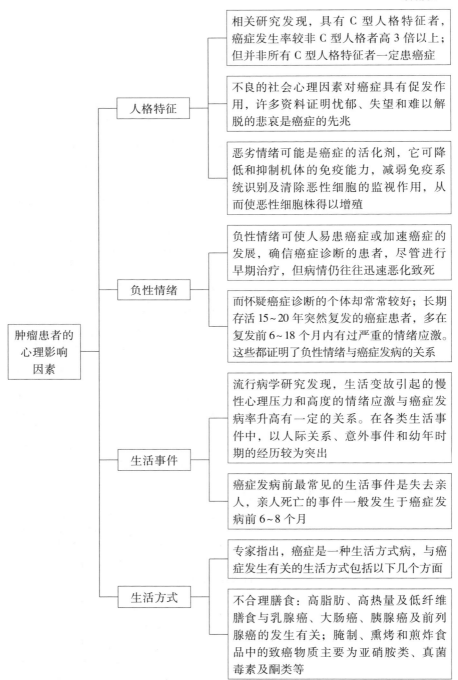

肿瘤患者的心理影响因素

人格特征

相关研究发现，具有 C 型人格特征者，癌症发生率较非 C 型人格者高 3 倍以上；但并非所有 C 型人格特征者一定患癌症

不良的社会心理因素对癌症具有促发作用，许多资料证明忧郁、失望和难以解脱的悲哀是癌症的先兆

恶劣情绪可能是癌症的活化剂，它可降低和抑制机体的免疫能力，减弱免疫系统识别及清除恶性细胞的监视作用，从而使恶性细胞株得以增殖

负性情绪

负性情绪可使人易患癌症或加速癌症的发展，确信癌症诊断的患者，尽管进行早期治疗，但病情仍往往迅速恶化致死

而怀疑癌症诊断的个体却常常较好；长期存活 15~20 年突然复发的癌症患者，多在复发前 6~18 个月内有过严重的情绪应激。这些都证明了负性情绪与癌症发病的关系

生活事件

流行病学研究发现，生活变故引起的慢性心理压力和高度的情绪应激与癌症发病率升高有一定的关系。在各类生活事件中，以人际关系、意外事件和幼年时期的经历较为突出

癌症发病前最常见的生活事件是失去亲人，亲人死亡的事件一般发生于癌症发病前 6~8 个月

生活方式

专家指出，癌症是一种生活方式病，与癌症发生有关的生活方式包括以下几个方面

不合理膳食：高脂肪、高热量及低纤维膳食与乳腺癌、大肠癌、胰腺癌及前列腺癌的发生有关；腌制、熏烤和煎炸食品中的致癌物质主要为亚硝胺类、真菌毒素及酮类等

续流程

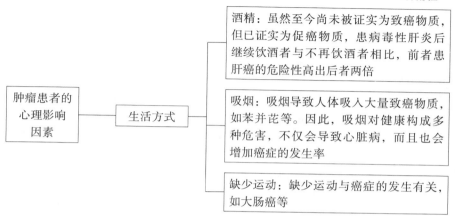

肿瘤患者的心理影响因素	生活方式	酒精：虽然至今尚未被证实为致癌物质，但已证实为促癌物质，患病毒性肝炎后继续饮酒者与不再饮酒者相比，前者患肝癌的危险性高出后者两倍
		吸烟：吸烟导致人体吸入大量致癌物质，如苯并芘等。因此，吸烟对健康构成多种危害，不仅会导致心脏病，而且也会增加癌症的发生率
		缺少运动：缺少运动与癌症的发生有关，如大肠癌等

四、肿瘤患者的心理护理

1. 肿瘤患者的心理评估

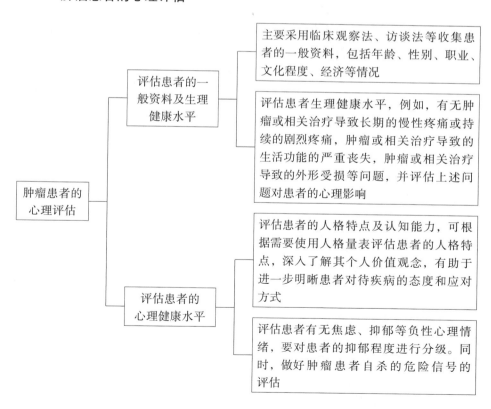

肿瘤患者的心理评估	评估患者的一般资料及生理健康水平	主要采用临床观察法、访谈法等收集患者的一般资料，包括年龄、性别、职业、文化程度、经济等情况
		评估患者生理健康水平，例如，有无肿瘤或相关治疗导致长期的慢性疼痛或持续的剧烈疼痛，肿瘤或相关治疗导致的生活功能的严重丧失，肿瘤或相关治疗导致的外形受损等问题，并评估上述问题对患者的心理影响
	评估患者的心理健康水平	评估患者的人格特点及认知能力，可根据需要使用人格量表评估患者的人格特点，深入了解其个人价值观念，有助于进一步明晰患者对待疾病的态度和应对方式
		评估患者有无焦虑、抑郁等负性心理情绪，要对患者的抑郁程度进行分级。同时，做好肿瘤患者自杀的危险信号的评估

续流程

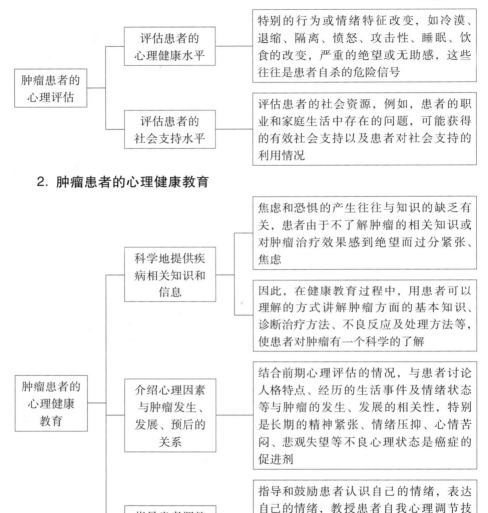

2. 肿瘤患者的心理健康教育

3. 肿瘤患者的心理护理

许多研究表明，恶性肿瘤患者的心理活动、情绪好坏、生活态度等，对病症的转归与康复起着至关重要的作用。治疗恶性肿瘤不仅为延长患者的生命，更需重视提高患者的生活质量。因此，恶性肿瘤患者的心理护理应引起医护人员的高度重视。

肿瘤患者的心理护理
├─ 慎重告知诊断
│   ├─ 研究表明，对已确诊为恶性肿瘤的患者采取保密做法弊多利少
│   ├─ 因保密的做法不利于患者建立足够的精神准备，无法有效地激发、调动其机体抵御癌细胞的能力；但考虑到患者的机体已受癌细胞侵害，为避免其再受精神打击，保密的动机无可非议
│   └─ 故在实际工作中，护士需因人而异，根据患者的人格特征、适应能力、病情轻重、病程及对恶性肿瘤的认识等，慎重决定如何告知患者真相及告知的时间及方法
├─ 协助行为矫正
│   └─ 护士在了解患者生活方式、行为习惯的基础上，与患者共同分析其生活方式、行为与肿瘤发生、发展、治疗、转归的关系，使患者识别不健康生活方式及行为的危害性并努力矫正
└─ 积极心理暗示
    ├─ 晚期恶性肿瘤患者常受到持续、顽固性疼痛的折磨，盼望有特效药物减轻其痛苦
    ├─ 为避免患者产生药物依赖，护士可运用言语暗示法，如告诉患者"这种药物止痛效果很好，你的疼痛会很快减轻的……"通过言语暗示不仅可以发挥药物的心理效应，减轻患者的疼痛，也可避免药物成瘾
    ├─ 此外，护士应告诉患者虽已身患癌症，但其免疫系统仍在与癌症进行斗争。这不仅可使患者由消极被动治疗转变为积极主动治疗，而且还可提高患者战胜疾病的勇气和信心
    └─ 如指导患者运用自我暗示法，想象"自己体内的抗癌大军——免疫杀伤细胞正在主动攻击肿瘤细胞，肿块在慢慢缩小"

续流程

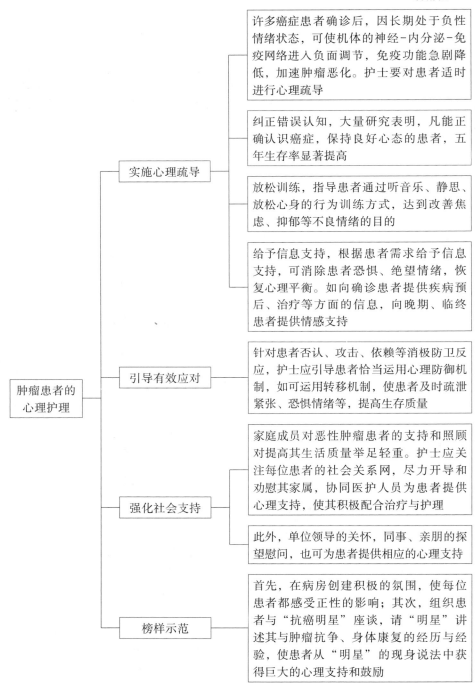

肿瘤患者的心理护理

实施心理疏导
- 许多癌症患者确诊后，因长期处于负性情绪状态，可使机体的神经-内分泌-免疫网络进入负面调节，免疫功能急剧降低，加速肿瘤恶化。护士要对患者适时进行心理疏导
- 纠正错误认知，大量研究表明，凡能正确认识癌症，保持良好心态的患者，五年生存率显著提高
- 放松训练，指导患者通过听音乐、静思、放松心身的行为训练方式，达到改善焦虑、抑郁等不良情绪的目的
- 给予信息支持，根据患者需求给予信息支持，可消除患者恐惧、绝望情绪，恢复心理平衡。如向确诊患者提供疾病预后、治疗等方面的信息，向晚期、临终患者提供情感支持

引导有效应对
- 针对患者否认、攻击、依赖等消极防卫反应，护士应引导患者恰当运用心理防御机制，如可运用转移机制，使患者及时疏泄紧张、恐惧情绪等，提高生存质量

强化社会支持
- 家庭成员对恶性肿瘤患者的支持和照顾对提高其生活质量举足轻重。护士应关注每位患者的社会关系网，尽力开导和劝慰其家属，协同医护人员为患者提供心理支持，使其积极配合治疗与护理
- 此外，单位领导的关怀，同事、亲朋的探望慰问，也可为患者提供相应的心理支持

榜样示范
- 首先，在病房创建积极的氛围，使每位患者都感受正性的影响；其次，组织患者与"抗癌明星"座谈，请"明星"讲述其与肿瘤抗争、身体康复的经历与经验，使患者从"明星"的现身说法中获得巨大的心理支持和鼓励

续流程

| 肿瘤患者的心理护理 | 榜样示范 | 此外，鼓励病友间的讨论和交流，以助患者获得良好的心境。还可引导患者结合自身情况积极参与讨论，说出面临的问题，使患者在群体抗癌中得到心理支持与安慰 |

第十二章
特殊患者的心理护理

第一节　急危重症患者的心理护理

　　急危重症患者指那些发病急、病情重需要紧急抢救和需要时刻监测生命体征的患者。由于大多数急危重症患者面临的是身体的伤残以及生命的威胁，患者的心理处于高度应激状态。因此，良好的心理护理就显得尤为重要。良好的心理护理不仅能够缓和其紧张情绪，促进病情良好转归，而且有助于建立良好的护患关系。

　　近些年来，随着急危重症护理科学的形成和发展，人们越来越认识到急危重症患者心理护理的必要性。急危重症患者的心理活动是复杂多样的，突然袭来的天灾、人祸或不良事件带来的超强紧张性刺激，使患者心理处于应激状态，比较经常出现的是濒死感，伴随着绝望、恐惧、无助、愤怒等极度消极的情绪，会严重影响患者的治疗。因此，护士要善于分析每个急危重症患者的心理状态，以便有针对性地做好心理护理。

一、急危重症患者的主要心理问题

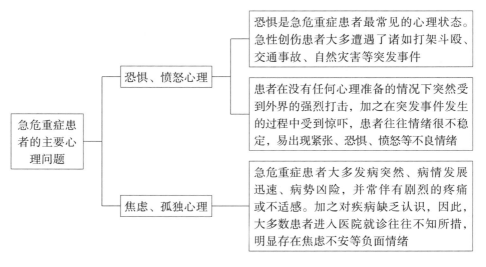

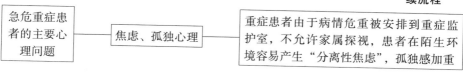

续流程

| 急危重症患者的主要心理问题 | 焦虑、孤独心理 | 重症患者由于病情危重被安排到重症监护室，不允许家属探视，患者在陌生环境容易产生"分离性焦虑"，孤独感加重 |

二、急危重症患者的护理干预措施

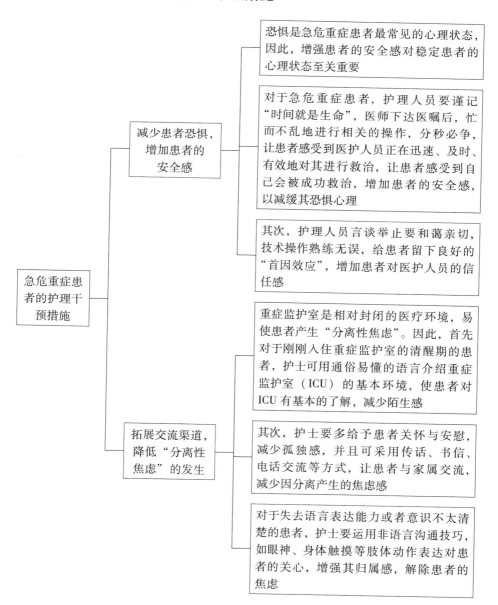

急危重症患者的护理干预措施

减少患者恐惧，增加患者的安全感

- 恐惧是急危重症患者最常见的心理状态，因此，增强患者的安全感对稳定患者的心理状态至关重要

- 对于急危重症患者，护理人员要谨记"时间就是生命"，医师下达医嘱后，忙而不乱地进行相关的操作，分秒必争，让患者感受到医护人员正在迅速、及时、有效地对其进行救治，让患者感受到自己会被成功救治，增加患者的安全感，以减缓其恐惧心理

- 其次，护理人员言谈举止要和蔼亲切，技术操作熟练无误，给患者留下良好的"首因效应"，增加患者对医护人员的信任感

拓展交流渠道，降低"分离性焦虑"的发生

- 重症监护室是相对封闭的医疗环境，易使患者产生"分离性焦虑"。因此，首先对于刚刚入住重症监护室的清醒期的患者，护士可用通俗易懂的语言介绍重症监护室（ICU）的基本环境，使患者对ICU有基本的了解，减少陌生感

- 其次，护士要多给予患者关怀与安慰，减少孤独感，并且可采用传话、书信、电话交流等方式，让患者与家属交流，减少因分离产生的焦虑感

- 对于失去语言表达能力或者意识不太清楚的患者，护士要运用非语言沟通技巧，如眼神、身体触摸等肢体动作表达对患者的关心，增强其归属感，解除患者的焦虑

续流程

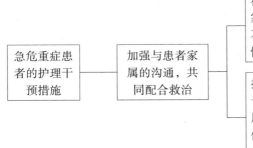

急危重症患者的护理干预措施	加强与患者家属的沟通，共同配合救治	在对急危重症患者实施救治的过程中，家属常因突遇变故，情绪状态变得极其不稳定，甚至在急诊室大喊大叫，将恐惧、愤怒的情绪转移到护理人员身上
		护理人员应加强与患者家属的沟通，给予家属适当的安慰和心理支持，并向家属做好必要的病情介绍，稳定家属情绪，使他们主动配合治疗，以促进救治的顺利进行

三、急危重症患者的暗示治疗

暗示疗法是心理学中一种常用而又有效的方法，主要是利用言语、动作或其他方式，使被治疗者在不知不觉中受到积极暗示的影响，从而不加主观意志地接受某种观点、信念、态度或指令，以解除其心理上的压力和负担，实现消除疾病症状或实现某种治疗方法效果的目的。暗示疗法分为两类：他人暗示和自我暗示。其中他人暗示疗法，对于急诊患者来说意义重大。

他人暗示疗法，主要是通过医师在救治者心目中的威望，把某种观念暗示给救治者，从而改善人的心理状态，调节人的行为并且恢复机体的生理功能，达到治疗疾病的目的。

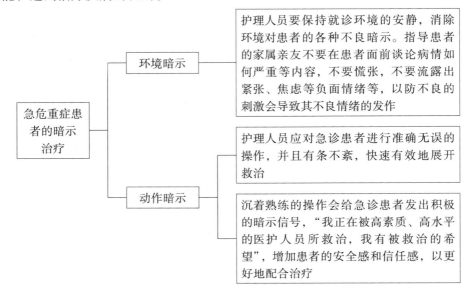

急危重症患者的暗示治疗	环境暗示	护理人员要保持就诊环境的安静，消除环境对患者的各种不良暗示。指导患者的家属亲友不要在患者面前谈论病情如何严重等内容，不要慌张，不要流露出紧张、焦虑等负面情绪等，以防不良的刺激会导致其不良情绪的发作
	动作暗示	护理人员应对急诊患者进行准确无误的操作，并且有条不紊，快速有效地展开救治
		沉着熟练的操作会给急诊患者发出积极的暗示信号，"我正在被高素质、高水平的医护人员所救治，我有被救治的希望"，增加患者的安全感和信任感，以更好地配合治疗

第二节　传染病患者的心理护理

传染病是由各种致病性的病原体所引起的具有传染性的疾病。因为疾病的传染性特点，患者往往承受较大的心理压力，心理反应错综复杂。因此，在临床治疗传染病的过程中，心理护理不容忽视。

传染病患者因为其疾病的特殊性，常出现恐惧、自卑、孤独、焦虑、抑郁、多疑等心理，甚至出现心理障碍。因此，做好传染病患者的心理护理，解决患者的心理问题，对促进患者的健康具有重要的意义。

一、传染病患者的常见心理问题

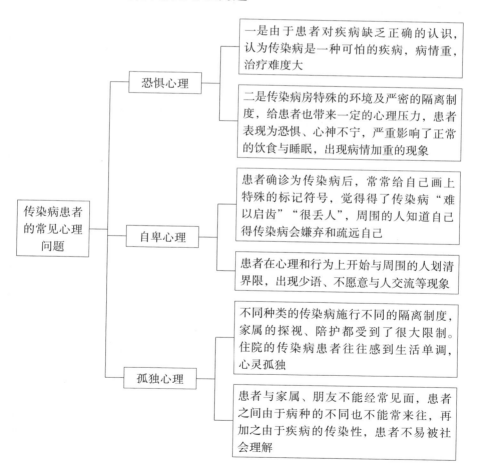

续流程

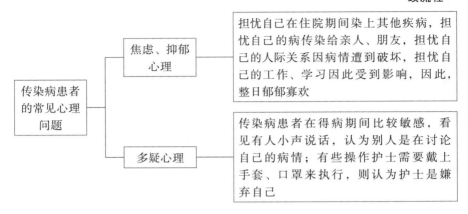

传染病患者的常见心理问题 → 焦虑、抑郁心理：担忧自己在住院期间染上其他疾病，担忧自己的病传染给亲人、朋友，担忧自己的人际关系因病情遭到破坏，担忧自己的工作、学习因此受到影响，因此，整日郁郁寡欢

传染病患者的常见心理问题 → 多疑心理：传染病患者在得病期间比较敏感，看见有人小声说话，认为别人是在讨论自己的病情；有些操作护士需要戴上手套、口罩来执行，则认为护士是嫌弃自己

二、传染病患者的护理干预措施

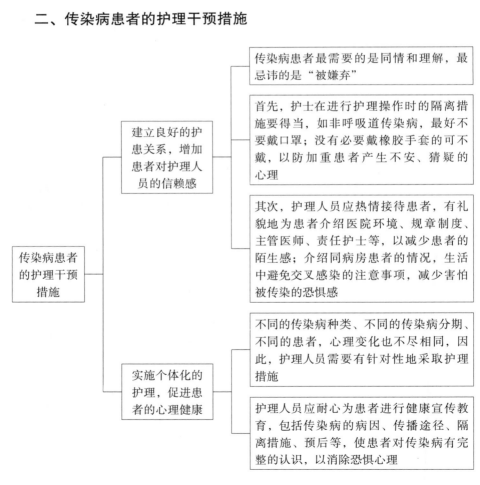

传染病患者的护理干预措施

建立良好的护患关系，增加患者对护理人员的信赖感：
- 传染病患者最需要的是同情和理解，最忌讳的是"被嫌弃"
- 首先，护士在进行护理操作时的隔离措施要得当，如非呼吸道传染病，最好不要戴口罩；没有必要戴橡胶手套的可不戴，以防加重患者产生不安、猜疑的心理
- 其次，护理人员应热情接待患者，有礼貌地为患者介绍医院环境、规章制度、主管医师、责任护士等，以减少患者的陌生感；介绍同病房患者的情况，生活中避免交叉感染的注意事项，减少害怕被传染的恐惧感

实施个体化的护理，促进患者的心理健康：
- 不同的传染病种类、不同的传染病分期、不同的患者，心理变化也不尽相同，因此，护理人员需要有针对性地采取护理措施
- 护理人员应耐心为患者进行健康宣传教育，包括传染病的病因、传播途径、隔离措施、预后等，使患者对传染病有完整的认识，以消除恐惧心理

续流程

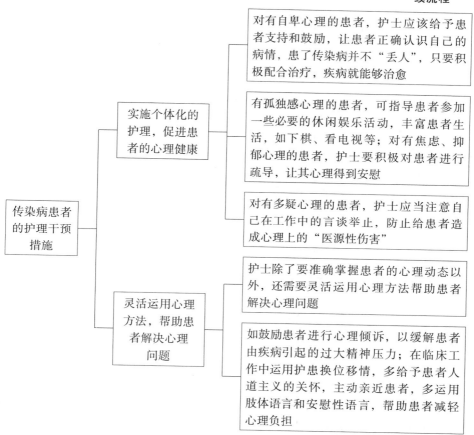

传染病患者的护理干预措施
　├ 实施个体化的护理，促进患者的心理健康
　│　├ 对有自卑心理的患者，护士应该给予患者支持和鼓励，让患者正确认识自己的病情，患了传染病并不"丢人"，只要积极配合治疗，疾病就能够治愈
　│　├ 有孤独感心理的患者，可指导患者参加一些必要的休闲娱乐活动，丰富患者生活，如下棋、看电视等；对有焦虑、抑郁心理的患者，护士要积极对患者进行疏导，让其心理得到安慰
　│　└ 对有多疑心理的患者，护士应当注意自己在工作中的言谈举止，防止给患者造成心理上的"医源性伤害"
　└ 灵活运用心理方法，帮助患者解决心理问题
　　　├ 护士除了要准确掌握患者的心理动态以外，还需要灵活运用心理方法帮助患者解决心理问题
　　　└ 如鼓励患者进行心理倾诉，以缓解患者由疾病引起的过大精神压力；在临床工作中运用护患换位移情，多给予患者人道主义的关怀，主动亲近患者，多运用肢体语言和安慰性语言，帮助患者减轻心理负担

三、传染病患者的心理治疗

ABC 理性情绪疗法就是以理性控制非理性，以理性思维方式来替代非理性思维方式，帮助患者改变认知，以减少由非理性信念所带来的情绪困扰和随之出现的异常行为。

传染病患者的心理治疗
　├ 在此理论中，A 代表诱发性事件或者外在的环境，B 表示对诱发性事件或外在环境的态度，C 表示自己产生的情绪和行为的结果
　└ ABC 理性情绪疗法的创始人艾利斯认为，人们情绪改变的直接原因并不是客观事件，而是对客观事件的认识、评价引起的。因此，清除情绪障碍最根本的方法，即改变自己不合理的认知

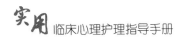

续流程

传染病患者
的心理治疗

传染病患者常常对自己所患的疾病缺乏正确的认知，因此，产生了恐惧、自卑、抑郁等负性情绪。护理人员可运用艾利斯 ABC 理性情绪疗法，帮助患者走出传染病的阴影，促进患者的心理健康。如护士应与患者沟通交流，建立传染病患者的 ABC 框架

A（事件）：患者患上了传染病；B（不合理信念）：患者认为得了传染病，容易将疾病传染给别人，会遭受到家属和社会的嫌弃；C（不良的情绪和行为）：传染病患者变得自卑，不愿意与人交往，进而自闭、抑郁

从与患者交流构建的 ABC 框架中，护理人员可了解到患者犯了心理学上的"双目镜把戏"中不合理地放大事物的错误

护士应帮助患者建立合理的信念，修正不合理的信念，可通过健康宣传教育，让患者了解到传染病是具有传染性，但是易感人群只有通过一定的传播途径才能够传播

所以只要传染病患者、接触人群采取适当的隔离措施，就可以避免疾病的发生

第三节　慢性非传染性疾病患者的心理护理

慢性非传染性疾病，简称慢性病，是对一类不具有传染性，起病隐匿，病程长且病情迁延不愈，长期积累形成疾病形态损害的疾病的总称。由于慢性病病程长、见效慢、易反复的特点，慢性病患者的心理健康水平往往也受到影响。如何提高慢性病患者的心理健康水平，也成为当今心理护理的重要内容。

一、慢性疼痛的概述

慢性疼痛
的概述

慢性疼痛作为一种特殊的慢性病，目前尚无统一的定义

国际疼痛研究协会（IASP）将慢性疼痛定义为"超过正常的组织愈合时间（一般为 3 个月）的疼痛"

慢性疼痛不仅是生理上的改变，也是受心理、生理、社会等多重因素影响的独特主观感受，常伴有焦虑、抑郁等心理上的改变

慢性疼痛已经成为现代人类健康的主要问题之一，严重干扰了患者的心理状态

二、慢性疼痛患者的心理护理

慢性疼痛患者躯体长时间处于不适感之中，伴有明显的焦虑、抑郁。加之有些患者慢性疼痛的原因不明确，加重了患者的无助感

给予患者恰当的反馈，建立信任的护患关系

护理人员不能以自己的体验来评判患者的感受，无视患者的疼痛，认为患者"无病呻吟"，这样患者会认为自己的疼痛无人理解，加重患者的疼痛感受和心理负担

护理人员要耐心倾听患者对疼痛的诉说，让他们充分地宣泄表达，并且在适当的时机给予相应的反馈，让患者了解护理人员理解他们的疼痛，减轻患者的心理压力，以建立信任的护患关系

护理人员应对患者进行有针对性的心理安慰与鼓励，增强患者对疼痛的耐受性，提高患者对痛刺激的耐受能力

慢性疼痛患者的心理护理

护理操作轻柔缓慢，减少不必要的疼痛刺激

在进行护理操作时，态度应和蔼亲切，镇静沉着，动作应稳重敏捷，精细准确。这不仅能减轻给患者带来的身体上的不良痛刺激，而且能减轻患者的焦虑、紧张等异常心理

在护患沟通交流中，应对患者进行积极的心理暗示，消除患者对疼痛的恐惧与焦虑，减少负面情绪带来的心理上的不良痛刺激

分散患者的注意力，提高患者疼痛耐受性

疼痛患者长时间处于疼痛中，活动明显减少，这样反而加重了患者的心理负担

此时多与患者沟通，鼓励患者积极参与到丰富多彩的活动中来，如读书看报、下棋、做游戏等，转移其注意力，减轻对疼痛等异常刺激的感受。其中，引导想象法可有效分散其注意力，减轻患者对疼痛的感受

续流程

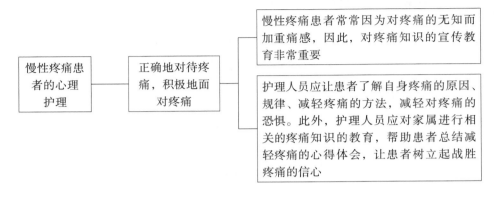

第四节　精神病患者的心理护理

精神病指严重的心理障碍，患者的认识、情感、意志、动作行为等心理活动均可出现持久的、明显的异常，严重影响患者的学习、工作、生活，甚至伴有自杀或攻击、伤害他人的动作行为。精神病患者经过一段时间的治疗后，病情得到控制。但部分精神病患者病情易反复发作的现象普遍发生，给患者及其家属带来很大困扰。

研究表明，精神病的复发大多发生在疾病的恢复期，因此，做好精神病患者恢复期的心理护理对于恢复患者的正常生活，减少复发，解除他们的心理障碍至关重要。下面让我们了解一下精神病患者恢复期的心理问题及护理干预策略。

一、精神病患者的常见心理问题

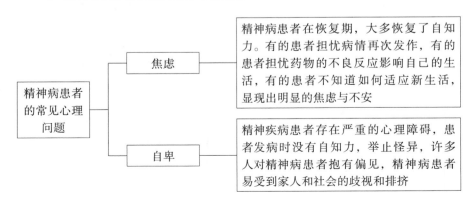

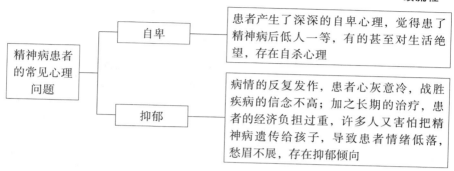

续流程

二、精神病患者的心理护理干预措施

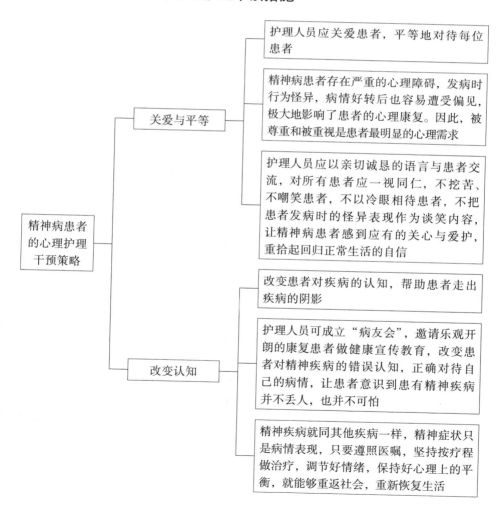

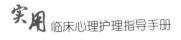

续流程

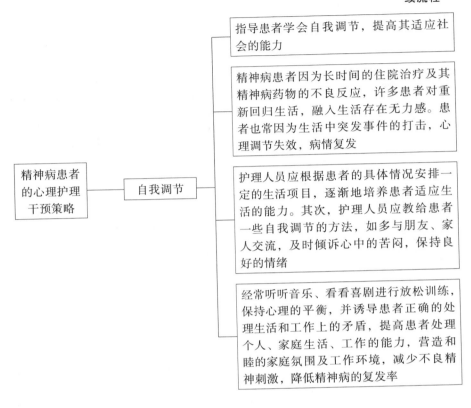

精神病患者的心理护理干预策略 — 自我调节

- 指导患者学会自我调节，提高其适应社会的能力
- 精神病患者因为长时间的住院治疗及其精神病药物的不良反应，许多患者对重新回归生活，融入生活存在无力感。患者也常因为生活中突发事件的打击，心理调节失效，病情复发
- 护理人员应根据患者的具体情况安排一定的生活项目，逐渐地培养患者适应生活的能力。其次，护理人员应教给患者一些自我调节的方法，如多与朋友、家人交流，及时倾诉心中的苦闷，保持良好的情绪
- 经常听听音乐、看看喜剧进行放松训练，保持心理的平衡，并诱导患者正确的处理生活和工作上的矛盾，提高患者处理个人、家庭生活、工作的能力，营造和睦的家庭氛围及工作环境，减少不良精神刺激，降低精神病的复发率

第五节　康复患者的心理护理

在疾病的康复期，疾病造成的组织器官的器质性改变已基本修复，患者的身体功能逐渐恢复健康并日益好转，但有的疾病仍会留有部分后遗症，出现失用性残疾等情况。此阶段康复期的心理护理在整个疾病的护理过程中起着举足轻重的作用。

脑卒中作为急性脑循环障碍导致的局限性或弥漫性脑功能缺损的临床疾病，通常包括脑出血、脑梗死、蛛网膜下腔出血。该病发病率高，致残率高，是当今社会危害人类健康的三大疾病之一，其康复尤其需引起医护人员的重视。脑卒中康复过程缓慢，患者多因心理上的异常改变而影响康复进程。为促使患者的康复，护理人员有必要了解脑卒中康复期患者的心理变化及干预措施。

一、脑卒中康复期患者的常见心理类型

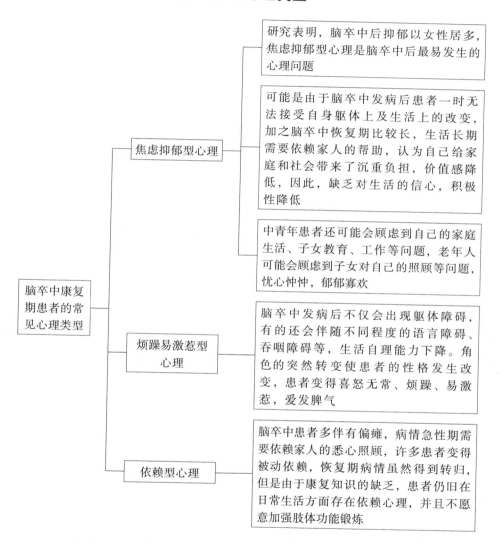

脑卒中康复期患者的常见心理类型

焦虑抑郁型心理
- 研究表明，脑卒中后抑郁以女性居多，焦虑抑郁型心理是脑卒中后最易发生的心理问题
- 可能是由于脑卒中发病后患者一时无法接受自身躯体上及生活上的改变，加之脑卒中恢复期比较长，生活长期需要依赖家人的帮助，认为自己给家庭和社会带来了沉重负担，价值感降低，因此，缺乏对生活的信心，积极性降低
- 中青年患者还可能会顾虑到自己的家庭生活、子女教育、工作等问题，老年人可能会顾虑到子女对自己的照顾等问题，忧心忡忡，郁郁寡欢

烦躁易激惹型心理
- 脑卒中发病后不仅会出现躯体障碍，有的还会伴随不同程度的语言障碍、吞咽障碍等，生活自理能力下降。角色的突然转变使患者的性格发生改变，患者变得喜怒无常、烦躁、易激惹，爱发脾气

依赖型心理
- 脑卒中患者多伴有偏瘫，病情急性期需要依赖家人的悉心照顾，许多患者变得被动依赖，恢复期病情虽然得到转归，但是由于康复知识的缺乏，患者仍旧在日常生活方面存在依赖心理，并且不愿意加强肢体功能锻炼

二、脑卒中康复期患者的护理干预措施

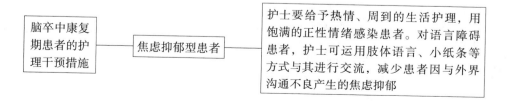

脑卒中康复期患者的护理干预措施

焦虑抑郁型患者
- 护士要给予热情、周到的生活护理，用饱满的正性情绪感染患者。对语言障碍患者，护士可运用肢体语言、小纸条等方式与其进行交流，减少患者因与外界沟通不良产生的焦虑抑郁

续流程

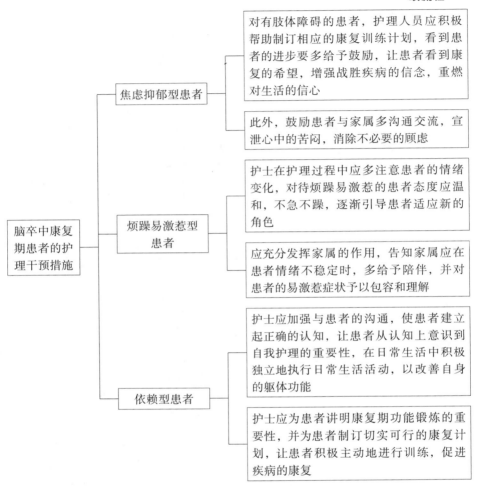

对有肢体障碍的患者，护理人员应积极帮助制订相应的康复训练计划，看到患者的进步要多给予鼓励，让患者看到康复的希望，增强战胜疾病的信念，重燃对生活的信心

此外，鼓励患者与家属多沟通交流，宣泄心中的苦闷，消除不必要的顾虑

护士在护理过程中应多注意患者的情绪变化，对待烦躁易激惹的患者态度应温和，不急不躁，逐渐引导患者适应新的角色

应充分发挥家属的作用，告知家属应在患者情绪不稳定时，多给予陪伴，并对患者的易激惹症状予以包容和理解

护士应加强与患者的沟通，使患者建立起正确的认知，让患者从认知上意识到自我护理的重要性，在日常生活中积极独立地执行日常生活活动，以改善自身的躯体功能

护士应为患者讲明康复期功能锻炼的重要性，并为患者制订切实可行的康复计划，让患者积极主动地进行训练，促进疾病的康复

脑卒中康复期患者的护理干预措施

焦虑抑郁型患者

烦躁易激惹型患者

依赖型患者

三、脑卒中康复期患者的心理治疗

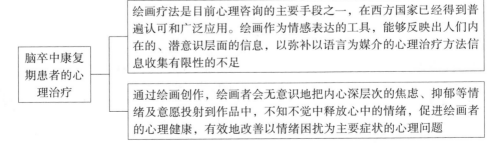

脑卒中康复期患者的心理治疗

绘画疗法是目前心理咨询的主要手段之一，在西方国家已经得到普遍认可和广泛应用。绘画作为情感表达的工具，能够反映出人们内在的、潜意识层面的信息，以弥补以语言为媒介的心理治疗方法信息收集有限性的不足

通过绘画创作，绘画者会无意识地把内心深层次的焦虑、抑郁等情绪及意愿投射到作品中，不知不觉中释放心中的情绪，促进绘画者的心理健康，有效地改善以情绪困扰为主要症状的心理问题

续流程

脑卒中康复期患者常伴有偏瘫和语言障碍，自我形象的改变常常导致患者出现易激惹、抑郁等心理问题。护理人员可以鼓励患者进行绘画创作，并且通过患者的绘画，及早发现患者的心理问题

画面过大，表明患者情绪不稳定，有攻击性倾向，或者是患者因患病后的无助感使其存在对外界的防御，情绪容易躁动，易激惹

画面过小，表明患者的自我认知存在一定的问题，患者的自我评价比较低，与患病后自我形象改变有关。此时的患者可能情绪比较低落、抑郁，面对疾病存在退缩的倾向

脑卒中康复期患者的心理治疗

通过患者不知不觉的绘画表达，护理人员就可以掌握患者的心理特点及分型，采取有针对性的措施

脑卒中患者大部分都有神经性的损伤，造成了患者认知功能的下降。研究表明，通过绘面创作，患者的注意力、思维能力、想象力得到了训练，不协调认知得以纠正，能够促进绘画者认知功能的恢复，显著地改善患者的认知功能

第六节　临终患者的心理护理

临终患者，所有被诊断为只有有限生命（几个月或更少）的患者统称为临终患者。临终患者处于生命的最后阶段，这段时期药物治疗的作用已经不再明显，临终护理被放在重要的位置，其中患者的心理护理成为临终护理的核心。

临终护理是向临终患者及其家属提供一种全面的照料，包括生理、心理、社会等方面，使患者生命得到尊重，生命质量得到提高，安宁、舒适地走完人生的最后旅程的护理过程。临终患者的心理护理决定着临终护理质量的高低。护理人员应及时了解患者的心理动态变化，以合理的措施提高患者人生最后阶段的生命质量。

一、临终患者的心理变化阶段

研究表明，临终患者一般需要经历心理变化的 5 个阶段。

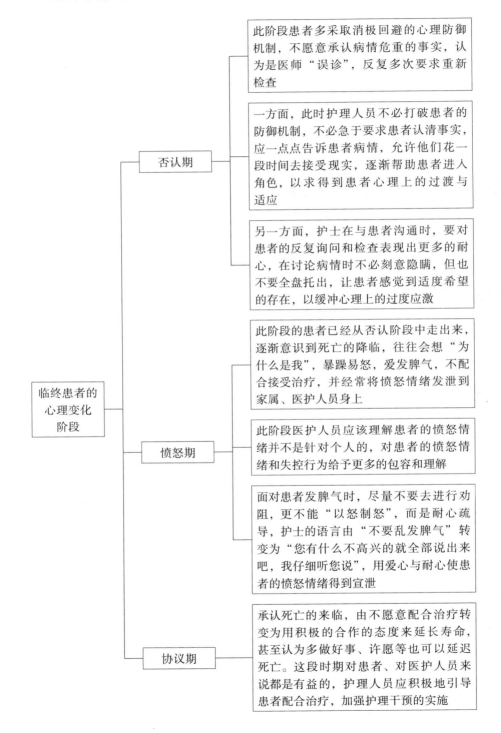

临终患者的心理变化阶段

否认期

此阶段患者多采取消极回避的心理防御机制，不愿意承认病情危重的事实，认为是医师"误诊"，反复多次要求重新检查

一方面，此时护理人员不必打破患者的防御机制，不必急于要求患者认清事实，应一点点告诉患者病情，允许他们花一段时间去接受现实，逐渐帮助患者进入角色，以求得到患者心理上的过渡与适应

另一方面，护士在与患者沟通时，要对患者的反复询问和检查表现出更多的耐心，在讨论病情时不必刻意隐瞒，但也不要全盘托出，让患者感觉到适度希望的存在，以缓冲心理上的过度应激

愤怒期

此阶段的患者已经从否认阶段中走出来，逐渐意识到死亡的降临，往往会想"为什么是我"，暴躁易怒，爱发脾气，不配合接受治疗，并经常将愤怒情绪发泄到家属、医护人员身上

此阶段医护人员应该理解患者的愤怒情绪并不是针对个人的，对患者的愤怒情绪和失控行为给予更多的包容和理解

面对患者发脾气时，尽量不要去进行劝阻，更不能"以怒制怒"，而是耐心疏导，护士的语言由"不要乱发脾气"转变为"您有什么不高兴的就全部说出来吧，我仔细听您说"，用爱心与耐心使患者的愤怒情绪得到宣泄

协议期

承认死亡的来临，由不愿意配合治疗转变为用积极的合作的态度来延长寿命，甚至认为多做好事、许愿等也可以延迟死亡。这段时期对患者、对医护人员来说都是有益的，护理人员应积极地引导患者配合治疗，加强护理干预的实施

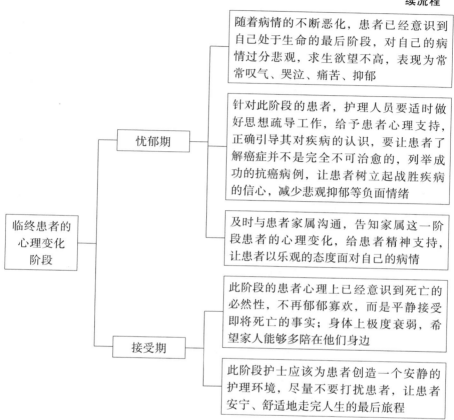

续流程

二、临终患者的心理干预

续流程

临终患者的
心理干预

第二次活动主题"说出心灵的故事",鼓励患者进行情感的倾诉,引导癌症患者说出自己内心的真实感受和患癌后遇到的困扰。主要目的是发泄患者的消极情绪,发现患者内心存在的问题,并有针对性地进行疏导,鼓励患者用积极的心态面对问题

第三次活动主题为"心灵对对碰",根据上一活动发现的心理问题,小组成员以自己癌患经验对出现相同问题的成员"献计献策",成员之间相互地鼓励安慰,树立战胜疾病的信心。此外,还可以让成员感受到帮助别人的快乐,让患者感受到自己的价值感

第四次活动主题为"战神归来",邀请"抗癌明星"患者给大家讲述自己的抗癌经验,给予患者充分的心理支持,鼓励患者用积极向上的心态直面自己的病情

让抗癌战士对患者进行健康教育,告诉患者如何减轻焦虑、抑郁心理,如何面对化疗后自己身体的改变,如何正确地看待生死,解决癌症患者经常遇到的困惑

第五次活动主题为"明天会更好",让小组成员在轻松的音乐背景下深呼吸做放松训练,并鼓励患者将对未来的期待写到纸上.粘贴到"梦想墙"上,大家相互鼓励打气,将与疾病的战斗进行到底